广东省科技计划资助出版项目
编号：2015A070710011

广州市科技计划资助出版项目
编号：2014Y2-00177

广州市医药卫生科技资助项目
编号：20161A011102

中华医学会健康科普工程

人体健康力
科学提升之道
健康医学与心身整合

吴会东 著

中国中医药出版社
·北 京·

图书在版编目（CIP）数据

人体健康力科学提升之道：健康医学与心身整合 / 吴会东著 . —北京：中国中医药
出版社，2019.6

ISBN 978 – 7 – 5132 – 5444 – 1

Ⅰ . ①人…　Ⅱ . ①吴…　Ⅲ . ①健身运动—养生（中医）—研究　Ⅳ . ① R161.1

中国版本图书馆 CIP 数据核字（2018）第 301925 号

中国中医药出版社出版

北京经济技术开发区科创十三街 31 号院二区 8 号楼
邮政编码　100176
传真　010-64405750
赵县文教彩印厂印刷
各地新华书店经销

开本 787 × 1092　1/16　印张 18.75　字数 382 千字
2019 年 6 月第 1 版　2019 年 6 月第 1 次印刷
书号　ISBN 978 – 7 – 5132 – 5444 – 1

定价　88.00 元
网址　www.cptcm.com

社 长 热 线　010-64405720
购 书 热 线　010-89535836
维 权 打 假　010-64405753

微信服务号　zgzyycbs
微商城网址　https://kdt.im/LIdUGr
官 方 微 博　http://e.weibo.com/cptcm
天猫旗舰店网址　https://zgzyycbs.tmall.com

如有印装质量问题请与本社出版部联系（010-64405510）

人体健康力科学提升之道
健康医学与心身整合

审定委员会

　　我与吴会东第一次见面，是在 2013 年 7 月 20 日召开的"健康中国2020"战略行动——健康医学模式创新与实践高峰论坛上。当时我做了题为《人系统自组织功能与健康》的报告，介绍了健康医学的核心——人系统自组织功能。吴会东做了题为《探索与实践心身整合，促进健康医学模式建立》的报告，介绍了心身整合的原理与方法，核心也是人的自组织功能。人的自组织功能，连接了"健康医学"与"心身整合"，也连接了我和他。

　　自组织是系统科学的核心原理之一。钱学森先生倡导基于系统科学对生命开展研究，并于 1980 年正式提出了功能态的概念，而健康医学也是钱学森先生未竟事业的延续。本书中，吴会东基于系统科学对中国传统养生运动进行研究，构建了独具特色的心身整合体系，并且以该体系研究成果为基础，对健康医学进行了扩展研究，将健康医学与心身整合有机地结合在一起，提出了一些新的观点，丰富发展了健康医学创新学科的内涵。

　　"天人合一""心身合一""知行合一"，是中国传统文化的精髓。这三个合一，可以合在系统科学上。天人合一是人与外部自然的系统关系，心身合一是人体内部心身之间的系统关系，知行合一是人的认知与行为的系统关系。本书基于系统科学将这三个合一有机整合，形成了系统科学世界观、价值观、人生观，并且构建了心身整合训练技术、心理健康训练系统、国学经典集成课程等实际可行的操作方法，是对传统文化的继承发扬，也是对系统科学的一种创新发展。

　　在既往的学术报告中，我不止一次提到：与世界各国相比，中国在实施健康战略上存在得天独厚的优势。首先，中华古代文明的优秀健康文化是先人们为人类生存而总结出的一套与天地和谐共存的整体性哲学观——尊重自然，顺应自然。这样的一种天人合一的健康文化贯穿于中华民族繁衍生存历史的整个过程之中，已深植于中华儿女的性格之中。因此中国是全球整体性健康文化的发源地。第二，以钱学森思想为代表的复杂系统理论和方法主要也源于中国。真正可支撑健康战略的理论和方法只可能是中华优秀传统文化与钱学森系统科学思想融合的结果。更关键的条件是以习近平总书记为核心的党中央向全党、全民提出以人民为中心的健康战略动员令，将健康融入所有政策。可见，在健康领域，中国具备全球领跑条件，不仅"健康中国"的目标一定能达到，还能带领世界民众，实现人类健康。

吴会东的《人体健康力科学提升之道——健康医学与心身整合》与我的这些想法非常契合，在本书中，他把这些思路和方法相对完整地呈现出来，让大家可以更加全面地了解和学习，很是难能可贵。

今欣然为之作序，愿吴会东的这本书，能够广为传播，让更多人看到、更多人受益，为更多人认同、更多人支持，愿他的健康医学与心身整合事业取得更大成功，也愿更多人如他，加入健康医学事业的行列，一起推进健康医学发展，为实现从以"疾病"为中心的疾病医学模式向以"健康"为中心的健康医学模式转变贡献自己的力量。

健康医学，任重道远，让我们一起努力！

中国工程院院士　俞梦孙

2018 年 7 月

　　同创科鑫智库致力于国防工程防护、国防能源安全和健康医学的论证与咨询，在帮助原解放军第 177 医院转隶为广东省第二人民医院建设应急医院、网络医院、国际医学中心、社区健康医学模式等工作期间结识了吴会东，他总结多年从事中华国学、武学、中医学的研究积淀与亲身实践，形成了独具特色的心身整合理念，创编了一套养生操并引入社区，得到了广泛认可，推进了社区健康医学模式的落地。2013 年 7 月，我们与广东省第二人民医院共同策划筹办了"健康中国 2020"战略行动——健康医学模式创新与实践高峰论坛，邀请吴会东与俞梦孙院士等国内健康医学领域的专家同台报告了他的心身整合研究成果，得到了与会专家的认可与好评。

　　其后，我们一直关注和指导吴会东及其心身整合的发展，并亲自参加心身整合养生营体验，切实感受到"筋骨舒展、身体轻松、神气舒畅、心情愉悦"，因而成为心身整合的践行者、支持者和传播者，深刻体会到心身整合在理论和实践上确有创新和独到之处。心身整合以系统科学为指导，整合中西医学、传统武术、心理干预、国学文化中的养心健体功能于一体，融贯古今东西，形成了一个高度凝练、理论与技术兼备的人体系统优化体系，一个有益于心身健康成长的理论方法体系，一个适合大众学习、值得推广普及的心身健康训练体系。

　　在这个过程中，我们对吴会东其人也有了较深入的了解。吴会东是一个很有使命感的人，其将心身整合的研究、构建、传播当作自己的人生使命，孜孜以求，兢兢业业，持之以恒，一往无前。在这样一个浮躁的时代，能够有这样思想和追求的年轻人，确是非常难能可贵。吴会东在研究构建心身整合过程中，接触了大量宗教文化，但他并没有被这些所淹没而消极避世，而是更加积极入世、踏实工作，他强调家庭责任和社会责任，强调要正确认识个人小系统和社会大系统的辩证关系，倡导在奉献社会中实现个人的人生价值。

　　心身整合发展到今天，已经得到了很多专家学者、有识之士的认可和支持，并日益广为传播、造福大众，尤其在广州地区，发展培养了大批社区骨干，造福了万千居民群众，很是令人欣慰。《人体健康力科学提升之道——健康医学与心身整合》一书，凝结着吴会东多年的心血，也寄托着我们这些心身整合的关注者和支持者的期望。本书成书并出版，是健康医学与心身整合事业的一个新的里程碑，承上启下，继往开来，相信一定会开启新的发展篇章，让更多的人、更多家庭受益。我们也呼吁更多有识之士能够认识健康医学与心身整合，加入到我们的队伍中来，为了国人健康，为了家庭幸福，为了国家兴盛，贡献一份力量。

同创科鑫智库

陈问桂　吴乐山　王松俊

2018 年 7 月

吴会东是我的入室弟子，多年来一直跟随我学习八卦掌、形意拳、太极拳、通背拳、螳螂拳等中华武术，学有所成。吴会东为人踏实、学习勤奋、练功刻苦、灵慧聪悟，并且有着深厚的医学、哲学素养，其以师门所学为基础，吸收融合系统科学、中西医学、体育科学、心理学、国学等，创建了心身整合体系，是对师门武学的继承发扬和创新发展。

在我的著作《宫保田八卦掌》一书自序中，我提道："中华武术源远流长，博大精深，是中国数千年文明史的一颗璀璨明珠，它有着深厚的中国传统文化底蕴，有着广泛的群众基础，千百年来传承不息。中国传统武术，除了富含极深的文化内涵，还有极大的养生价值、技击价值及艺术价值，倾注了前辈武术家们对祖国、对人民、对生活的爱。"

中华武术代代相传，我等传人肩负使命，默默守护传承这一中华瑰宝。中华武术也是不断创新，不同时代、不同传人依据不同社会需求，以不同形式利益造福国人。弟子吴会东，师古而不泥古，在当今时代，结合现代科学，大胆创新，创建心身整合，师门武学以一种崭新的形式，走进千家万户，是中华武术传承发展的历史必然。

经过几年努力，心身整合扎根发芽、开枝散叶、造福一方，如今又见《人体健康力科学提升之道——健康医学与心身整合》成书，作为师父，倍感欣慰。在此为其作序，愿他能肩负师门传承使命，做好心身整合事业，更好地继承发扬师门武学，造福国人，造福世界。

宫式八卦掌第三代传人
布氏形意拳第三代传人
吴氏太极拳第五代传人
2018 年 7 月

自序

　　心身整合是笔者尝试构建的一个人体健康体系，是本书的核心。从稚气童年到如今不惑，心身整合，就像是一个生命，与我一同成长，历经萌芽培育、形成完善、总结提升三个阶段。今日书稿终于完成，掩卷而思，感慨万千，悠悠往事，历历在目。

一、心身整合体系酝酿萌芽

　　从童年时期到研究生毕业，是心身整合的萌芽培育阶段。我在 1977 年农历八月出生，从小就有着强烈的好奇心和求知欲。记得 6 岁时，我看到一幅太极图，这激发了我强烈的探索欲。12 岁读初一时，看到一本名老中医李少波的《真气运行法》，我按文练习，有所体会，引起我对生命现象和传统文化的浓厚兴趣，拥有了探求生命奥秘的梦想，这也成为本书诞生的源头。其后，在高中、大学、读研时，我初心不改，继续探索，广涉中西文化和中外武学，尤其是得赵常亮老师启蒙少林五行八法，张煦旸老师启蒙太极与意拳，郭健老师启蒙瑜伽，师从王奇研究员研究中医脑病，与我弟弟吴全东交流传统气功等，对我影响颇大。此一时期我常常思索，生命的本质是什么？传统功法的本质是什么？

二、心身整合体系发展完善

　　2003 年 7 月研究生毕业后到 2012 年 4 月大约九年时间，是心身整合的形成完善阶段。在 2004 年春节前后，我与弟弟吴全东探讨交流，相互印证，领悟到"觉知"为传统功法之共性根本，并以"觉知"为核心，结合系统科学、中西医学等初步形成了心身整合体系的原始模型。2005年秋，得遇内家拳武学大师荣华丰先生，拜其为师深造提升。荣师为宫保田八卦掌第三代传人（师从刘炳锡）、布氏形意拳第三代传人（师从布华轩）、吴氏太极拳第五代传人（师从邓来儒），旁通通背、螳螂、戳脚等拳学，集多种武学于大成，我得遇明师，倍加珍惜，勤学苦练，全面飞跃，使心身整合体系走向成熟。此一时期，我多方游学，广泛涉猎国学、心理学、内观、动中禅、解脱道、禅宗等，深刻认识到传统文化中"正念觉知内省"的宝贵，同时也意识到当前存在的极端民族主义、复古主义、神秘主义、虚无主义、消极避世等问题，进一步探索构建心身整合心理健康应用体系与国学经典集成课程。

三、心身整合体系总结提升

自2012年4月来到广东省第二人民医院至今，是心身整合的总结提升阶段。我的工作得到了田军章、吉琳、赵一俏、黎程、贺京军、姬长锁、张晓莉、杨哲、陈睿等领导同事的关怀帮助，得到了俞梦孙院士、欧爱华教授、耿庆山教授、同创科鑫智库陈同柱、吴乐山、王松俊等一批专家的热心支持，使心身整合得以落地生根、不断发展。此一阶段，我先后申报并中标了广东省科技、广州市科技等6项研究课题，开展了心身整合健康管理与康复应用研究，发展了心身整合群众志愿组织，发表了心身整合相关论文，出版了心身整合教学光盘。同时我的研究也从心身整合拓展到健康医学，全面考察了以俞梦孙院士为主的健康医学研究成果，以自组织、健康力为核心，将健康医学与心身整合有机融合，提出了一些创新观点，发展了健康医学学科，形成了本书主体内容。

经过三个阶段的不断探索，我逐渐认识到，正念觉知内省，是养生气功、佛学禅修、内家武学等的共性本质，是传统文化的精髓所在，弥足珍贵。觉知的本质是注意，注意关注身体，强化心身反馈；注意关注心理，促进自我认知，均能发挥人体自组织能力，促进心身整体健康，实现人体系统优化。这就是心身整合的核心认识，揭示了传统养生运动的共性本质以及人体系统优化的原理方法，架起了传统与现代的桥梁，发前人之所未发，具有重要的价值。

因为对这一价值的深刻认识，我把研究、著述与传播心身整合，看作自己的人生使命，执着追求，奋斗不息。这本书，寄托着我一生的追求，一生的梦想。本书内容是我多年研究、实践、体悟的成果，我试图用系统科学、中西医学、心理学等现代语言完美阐释，水平有限，或不能尽善尽美，但愿读者能在字里行间读出本人的种种感悟与良苦用心。

　　愿本书能够给您带来一点收获，或许您对生命会有新的认识，开启一个新的人生篇章！路在脚下，心在当下，行动起来，创造未来，让我们一起前进！

2018 年 7 月

　　本书题为《人体健康力科学提升之道——健康医学与心身整合》，是广东省科技计划《以"健康"为中心 360 度健康力综合维护与提升》科普作品创作（项目编号：2015A070710011）的课题任务，同时也得到了广州市科技计划（项目编号：2014Y2-00177）、广州市医药卫生科技项目（20161A011102）等资助支持。本图书核心内容之一心身整合技术——《心身整合正念养生操》光盘已经由中华医学电子音像出版社于 2015 年 11 月出版发行，且纳入中华医学会健康科普工程、国家"十二五"重点音像出版物出版策划项目，可与本书互参学习。

　　全国卫生与健康大会 2016 年 8 月 19 日至 20 日在京召开。中共中央总书记、国家主席、中央军委主席习近平出席会议并发表重要讲话，提到两个重要观点：①把以治病为中心转变为以人民健康为中心；②推动全民健身和全民健康深度融合。"把以治病为中心转变为以人民健康为中心"实际上就是从以"疾病"为中心的疾病医学模式向以"健康"为中心的健康医学模式的转变；推动全民健身和全民健康深度融合实际上就是"体医融合"工作的开展。

　　本书就是围绕这两个核心展开。健康医学是关于"健康力"的医学，传播"健康靠自己"的思想观念，倡导通过生活方式调整、维护与提升人体"健康力"来防治疾病，反对过于依赖药物、手术等外在医疗手段。健康力是人体维护心身健康的自组织能力的通俗说法，与中医经典《黄帝内经》所讲的"正气"（正气存内、邪不可干）意义相近，主要包括人体防御机制与调节机制等。太极拳等传统养生运动心身并练，培元固本，是人体健康力维护与提升的代表性方法。但传统养生运动存在一些问题，一方面其体系庞杂，尚未形成存在共性的科学理论；另一方面其训练方法原非针对健康而设，且针对性不足，学习难度大，周期长，不易普及。我们基于系统科学、医学、心理学等原理，对传统养生运动系统整理，形成了心身整合体系，科学阐释传统养生运动共性本质，系统设计简单易学、循序渐进的训练体系，开发完成中国传统养生运动健康处方原则与方法，为传统养生运动的继承发展和普及传播创造了条件。从系统科学角度来看，心身整合通过意识和身体的科学训练，形成心身生物反馈，维护和提升人体健康力，实现人体系统优化发展，维护心身整体健康。"健康医学与心身整合"就是人体系统优化的原理和方法。

医学知识浩如烟海，然而心身健康维护的核心理论和方法是可浓缩的。健康医学与心身整合，就是人体系统优化和心身健康维护的根本理论与根本方法，一体两面，相辅相成，浓缩成书，简单可普及，应该成为每个国民可以掌握和应该掌握的基本健康素养知识。我们的使命即本书的使命就是让每个国人掌握维护自我心身健康的根本理论和方法，推进健康医学模式的落地。这在当前慢性病流行、过度依赖药物和手术的疾病医学背景下，具有重要的时代意义。

本书是多学科交叉融合的创新成果，其巧妙地将系统科学、健康医学、传统运动、心身整合、国学经典、心理健康、健康管理等融为一体，多个创新点贯穿全书，亮点不断，令人耳目一新，开拓视野思路。本书的创新，是系统论方法应用的创新。一谈到创新，一谈到研究，人们往往会想，你这个研究，是什么层面的，解剖学？生理学？细胞？分子生物学？基因表达？这是还原论方法对创新研究的理解和定位。健康医学与心身整合的创新，全然不是这个，而是基于系统论方法研究的创新。还原论研究成果，比比皆是，当今科学分科，就是这样的产物。很多领域已经研究很细，有很多成果，但是整体宏观层面存在缺失，知识零散，无法形成宏观整体认识。健康医学与心身整合，不仅仅是系统科学知识的应用，更是系统思维方法的全面展现，全书运用系统论方法，将诸多学科贯穿，形成一条串珠，就足可构建健康医学与心身整合的结构框架，把握健康医学、传统运动、国学经典、心理健康等的系统本质。要有这样一个认识和定位，才能更好地理解健康医学与心身整合著作的价值和意义。

本书撰写遵循如下原则：①本书涉及面广，从系统科学、传统运动、心理学、国学等各个点上看，每个点都不是很深入，都可继续发掘，本书主要立足于找到一条线，把这些内容串起来。因此在撰写中，对于深度和广度做了一个适度把握，材料尽量精简而不是丰富，以能足够说明问题为原则，避免大量材料堆砌。读者如果对某些专题有兴趣，可以自行扩展阅读。②本书很多观点是创新性的，可能存在争议，因此本书在撰写过程中，材料引用尽量用如细胞稳态、内环境稳态、神经内分泌免疫网络、微循环等行内公认权威经典资料，尽量不用争议假说资料。

本图书定位为一本具有专业性的创新科普著作，图书主题和内容具有科学性和专业性，很多理论和观点首次提出，具有创新性。在撰写风格上，尽量科普化和通俗化，并且穿插介绍系统科学、人体科学、心理学、传统运动等相关基础知识，适合包括专业工作者和普通大众在内的大多数人阅读。

通过本书学习，可以获得多方面提升：①了解系统科学，掌握系统方法，形成系统世界观、人生观、价值观，站在系统高度认识问题、解决问题，提高个人综合能力。②基于系统科学，从根本上认识人体、健康、疾病以及维护心身健康的核心理论和方法，提升健康水平。③本书精选了国学经典，可以帮助我们迅速了解传统文化精髓，提升个人国学素养，指导工作生活，提升人生境界。④对于想学习传统养生运动而不得其门而入的人，本书可提供一条方便快速通道，引领进入传统养生运动宝藏大门。⑤对于传统养生运动爱好者和专业老师，本书可以协助提升理论水平，提高科学认识，优化训练方法。⑥对于医学、心理学、体育学等专业工作者，掌握健康医学和心身整合理论方法，可以应用于自己专业领域，创新发展。⑦对于医疗卫生管理人员，通过本书学习，可以认识健康力和自组织的重要性，在卫生政策制定中能够更多考虑人体自组织机制，为健康医学模式落地创造良好社会环境，推进中国医疗改革进程，造福广大人民群众。

本书内容涉及学科较多，撰写时间相对仓促，有失误以及不足之处在所难免，在此抛砖引玉，欢迎同道批评指正及共同研究。

在图书撰稿进行之时，欣闻"国家卫生健康委员会"组建挂牌，"健康"成为核心，国家力量推进疾病医学模式向健康医学模式转变，倍感欢欣鼓舞。期望本书能够给每个人带来收获，为健康医学模式落地、体医融合工作开展、健康中国规划实施，贡献一份力量！

目录

第三章　健康力与健康医学

第六章　心身整合基本技术教程

第一章

绪 论

　　本章是全书绪论，对全书内容进行一个总体介绍。当前健康领域存在什么问题？我们应当如何应对？我们如何更好地维护心身健康？这些是每个人应该关心的问题，对于提高个人健康意识、掌握自我保健能力、维护自身心身健康、提升个人生活品质均具有重要意义。读者从本章可以了解当前健康领域存在的主要问题及解决思路，健康力以及提升健康力的科学方法——心身整合与形神合一，从疾病医学模式向健康医学模式转变的必要性和必然性。我们通过探索与实践心身整合，推进健康医学模式落地发展的工作进展，对全书形成总体概要认识。

第一节　健康力（正气）是健康的根本

一、健康领域存在的问题

　　健康关乎每个人。在当前阶段，国人健康问题不容乐观。发现问题，找到原因，解决问题，让每个人能够乐享健康幸福生活，实现"健康中国"梦想，是摆在我们面前的重大课题。

1. 慢性病危害性大

　　以心脑血管病、癌症、糖尿病和慢性呼吸系统疾病等为代表的慢性病是当今世界上最主要的公共卫生问题。2012 年 5 月 8 日，卫生部（现为"国家卫生健康委员会"，下同）等 15 部门联合印发《中国慢性病防治工作规划（2012—2015 年）》，指出："2008 年全球有 5700 万人死于慢性病，占所有死亡人数的 63%，预计 2030 年将上升为 75%，全球约四分之一的慢性病相关死亡发生于 60 岁以下的劳动力人群……我国慢性病发病人数快速上升，现有确

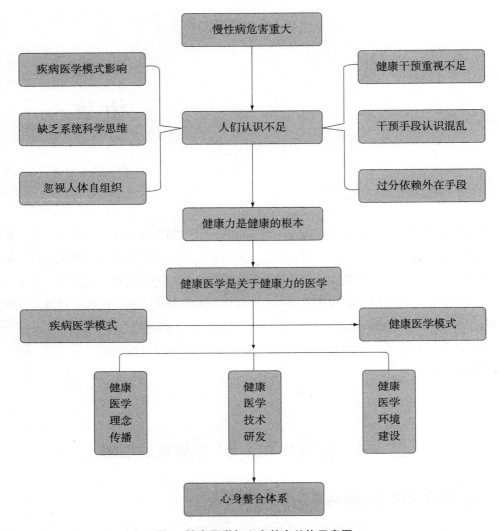

图1 健康医学与心身整合总体示意图

诊患者 2.6 亿人，是重大的公共卫生问题。[①]" 2017 年 2 月国家出台《中国防治慢性病中长期规划（2017—2025 年）》，国家卫计委（现国家卫健委）在对规划的解读中指出："慢性病是严重威胁我国居民健康的一类疾病，我国居民慢性病死亡占总死亡人数的比例高达 86.6%，造成的疾病负担已占总疾病负担的 70% 以上，已成为影响国家经济社会发展的重大公共卫生问题[②]。" 从这些数字我们可以看出，慢性病危害性大，一旦得病需长期甚至终生治疗，

---

① 卫生部等. 卫生部等关于印发《中国慢性病防治工作规划（2012—2015 年）》的通知（卫疾控发 [2012] 34 号）. 卫生部公报，2012.5：31-36.

② 国务院. 国务院办公厅关于印发中国防治慢性病中长期规划（2017—2025 年）的通知（国办发 [2017]12 号）. 国务院公报，2017.7：17-24.

容易发生各种并发症，危及重大脏器，产生不良后果，可出现致残、死亡等结局，个人生活质量、幸福指数等直线下降，个人和社会医疗负担重，必须引起每个人的足够重视。

2. 慢性病可防可控

面对慢性病的威胁和挑战，我们是不是就束手无策、听天由命？事实完全不是这样。慢性病威胁虽大，但是慢性病可防、可治、可控、可管，很大程度上取决于干预措施。①慢性病的原因很复杂，但多数由不良生活方式引起，如饮食不合理、静坐少动、心理压力大等，多数是生活方式疾病。②慢性病发生发展比较缓慢，从健康到亚健康再到慢性病，一般需经历较长时间。慢性病从发病到出现并发症、致残、死亡等结局，也需要经历较长时间。

鉴于以上两点，可在疾病发生之前，通过生活方式改良防止慢性病发生，在慢性病发生之后，也可通过生活方式改良结合临床诊疗措施延缓慢性病进展甚至逆转慢性病，恢复健康。这实际就是一个健康管理的过程。健康管理是一个新兴学科，基本步骤包括信息采集、健康评估、健康干预等，通过有针对性的健康干预措施，尤其是生活方式改良，有效控制慢性病，降低发病率、病死率，提升个人健康水平和生活质量，减轻个人和社会医疗负担。

3. 当前人们认识不足

（1）健康干预重视不足

健康管理虽然是解决慢性病问题的核心措施，但当前健康管理并不成熟，人们对健康管理的认知有限，尤其对健康干预重视不足。如前所述，健康管理包括信息采集、健康评估、健康干预等环节。政府、医院或者企业等重视信息采集与健康评估，投入开发健康档案系统、健康管理软件等，但是健康教育、行为干预等仍然非常不足。很多个人开始重视健康体检，但是对于体检后的养生保健、健康干预却不够重视。很多人通过体检发现了脂肪肝、高血脂、高血压等问题，但是仍然保持着大鱼大肉、烟酒不离、静坐少动的生活方式。只是体检和登记健康档案，无论现代检查技术多高超，无论信息化水平多先进，如果不从生活方式入手，不进行健康干预，那么体检也就没有了实际意义，体检和评估是为干预做准备的，只有进行健康干预，健康状况才有可能改变。

（2）干预手段认识混乱

即使部分个人重视健康干预，但对健康干预手段的认识非常混乱，不知如何下手。当前是一个信息大爆炸的时代，我们每天都能从各种渠道获得各种信息，健康知识充斥天下，保健产品多如牛毛，养生方法数不胜数。市场利益驱使，广告满天飞，消费具有诱导性。信息量大，知识碎片化，真假难辨。很多人存在一些困惑：到底谁说得对？有没有用？哪个好？哪个适合自己？什么是养生保健的根本？能够真正掌握健康之道的人毕竟是少数，大多数人都被这些养生保健信息淹没了，不知道什么对自己真正有用，今天买个保健品，明天买个理疗仪，似乎各个都有用，而实际健康状况并没有多少改善，高血压、糖尿病、高血脂等慢性病仍如影随行地跟随着我们，困扰着我们。

（3）过分依赖外在手段

我们还会看到一个突出现象：人们一旦得病，都寄希望于外在因素，依赖医生、依赖药物，忽略自身所起的作用和所应该担负的责任。这进一步衍生了过度检查、过度干预、过度医疗等行为，同时也给了别有用心的商家可乘之机。

4. 认识不足的原因

认识不足的原因，主要是受到疾病医学模式影响，缺乏系统思维，忽视人体自组织。

在过去，细菌、病毒等生物致病因素引起的疾病占绝大多数，这些疾病往往都有明确的病因，在治疗上常需要某种特效药物或者方法，比如使用抗生素消灭细菌等，这就形成了"单病因—某种疾病—某种特效疗法（或药物）"的对应关系。这种情况在过去比较常见，对人们的健康观念产生了很大影响，人们对于疾病的认识比较单一，得了疾病也寄希望于某种特殊疗法，寄希望于某种灵丹妙药。这些灵丹妙药多数是外在的一些手段或者药物，正是因为如此，人们对于自身因素在疾病防治中的作用认识不足。这样的思想观念，深刻影响着患者的就医意识和行为，也影响着医生的医疗实践活动，造就了当前疾病医学模式的诊疗现状。

随着时代发展，生活方式发生改变，疾病谱也发生了重大改变，大多数生物性致病因素已经得到有效控制，取而代之的是因为生活方式或者心理社会因素等引起的各种慢性病，病因往往并不单一，没有一一对应的特定关系，形成"多病因—某种疾病—综合干预方法"的对应关系。究其根本原因，实际上是多种致病因素综合作用于人体，引起人体调节功能、修复功能、防御功能等障碍，人体内部自组织功能受到影响，干预方法需要从多个方面来综合维护人体的自组织功能。但是，人们因为既往的片面健康观念，认为高血压、糖尿病等慢性病还是由于某种单一因素引起，还寄希望于某种外在的特效药物或疗法。我们需要重新认识这个问题，重视自组织功能，将慢性病防治引导到健康医学模式的正确道路上来。

面对问题，面对困惑，如何解决？如何破局？如何正确认识这些健康知识、保健产品和养生方法，如何才能把握健康的本质？如何才能掌握简单又高效的养生保健方法？这是摆在我们面前的一个重大课题。

二、破局之道——抓住健康的根本

破局之道，在于对事物的深刻认识，对健康本质的深刻把握。只有清晰地认识事物，我们才有可能从迷雾困惑中走出来。如何能够做到深刻把握，关键在于能否抓住健康的根本。

《大学》是儒家经典四书之一，在儒家学派中占有核心地位。《大学》中有一句名言[1]："物有本末，事有终始，知所先后，则近道已。"意思是：每样东西都有根本有枝末，每件

---

[1]　朱熹.四书章句集注 [M].北京：中华书局，1983：3.

事情都有开始有结束，如果能够知道本末始终的道理，能够从根本上去认识事物，那么就能够很好地把握事物规律，接近大道了。《大学》的这一智慧启示我们要从根本入手去认识事物。哲学告诉我们，要善于分析事物的矛盾，善于把握事物的主要矛盾，并且同时兼顾矛盾的各个方面，是两点论与重点论的辩证统一，这启示我们要从根本入手去认识事物。

《大学》中的智慧与现代哲学均启示我们：要从根本入手去认识事物。从根本入手——事半功倍；从枝叶入手——事倍功半。如果抓不住根本，可能费了很大力气，却毫无收获。对于健康的认识，同样需要从根本入手。健康知识多如牛毛，如果抓不住根本，同样不得要领，迷茫困惑。维护健康也一定有根本性的东西。掌握了健康根本，就可以从纷杂的健康知识和保健产品中杀出一条路来，真正懂得它们的作用和定位，真正能够为我们所用。

三、系统科学是认识事物的根本

要想从根本上认识事物、认识健康，首先要有一个根本认识角度和方法。那么，什么是根本角度和根本方法呢？历史上有三种常用方法[①]：①第一种是古代朴素整体论方法，以中医学方法为典型代表，其从整体角度去认识事物，但缺乏对事物内部结构的认知。②第二种是近代还原论方法，其将整体还原分解为组成部分，并从组成部分中去认识事物，但缺乏对整体性和各组分关系的认知。③第三种是现代系统论方法，其综合以上两者，从多个角度、整体角度和事物内部结构关系中去认识事物。基于系统论的角度和方法，可整合各个角度的研究成果，避免单个角度、局部角度的局限性，是认识事物的根本角度和根本方法。与系统论关系密切的一门学科叫作系统科学。系统论属于哲学层面，系统科学属于科学层面，两者侧重点不一样，但核心思想具有一致性。在此我们不去探讨系统论与系统科学之间的关系，而是把它们作为一个整体来指导、认识健康问题。具体到医学领域，不仅仅是哲学问题，还有具体科学问题，因此在本书中，主要以系统科学来做说明。系统科学是在已有的很多成熟学科基础上发展形成的，是对诸多学科的高度总结，同时可反过来指导各个学科。系统科学提供了研究问题的系统整体视角，并提供了一些具体方法，站在系统科学高度看待人体健康和保健知识，就能从繁杂的知识汪洋中跳出来，获得根本认识（图2）。

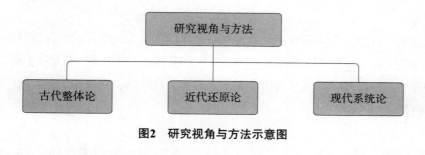

图2 研究视角与方法示意图

① 祝世讷. 系统医学新视野 [M]. 北京：人民军医出版社，2010：1-27.

四、健康力（正气）是健康的根本

基于系统科学认识人体健康，我们提出一个重要观点：健康力是健康的根本。①首先，人体是一个具有意识的复杂巨系统。②人体作为一个系统，存在内部系统状态，且保持相对稳定。人体系统状态发生动态变化，稳定在正常范围内就是健康，正常稳态破坏不稳定或偏离正常范围，就是亚健康或疾病。维护健康主要是维护人体系统状态在正常范围内的稳定以及从异常稳态向正常稳态的转化。③人体系统状态维护有两种机制：一种来自外在，称之为他组织。一种来自于内部，称之为自组织。依靠药物、手术等对人体系统的干预来维护健康，就是他组织；通过生活方式调整，依靠人体内部调节能力、自愈能力等维护健康，就是自组织。我们需要正确认识自组织和他组织的关系，尤其要重视自组织，通过发挥人体系统固有的自组织机制来实现人体系统正常稳定，维护心身健康。

在这里，我们把人体系统内部的自我调节、自我发展的自组织能力，赋予它一个相对通俗的名称：健康力①。相类似的一些名词如自愈力、自我康复能力、自我调节能力等，健康力与其意思基本一致，但健康力更全面。如自愈能力强调的是得病之后的康复能力，对于未病防病就没有强调。健康力强调人的一种健康本能，一种维护健康的根本能力，既强调防病能力，也强调病后康复能力，是一种全方位的整体能力。用健康力表达人体维护健康的根本能力，更全面、更合理。

健康力是维护健康的根本能力，与中医学的"正气"类似。《黄帝内经》中有一些经典论述："正气存内，邪不可干""邪之所凑，其气必虚"②，意思是内部正气强大，外部邪气不能侵入；外部邪气之所以能够侵入，是因为存在内部正气亏虚的条件。其认为正邪相争是发病与否的关键，强调人体正气的重要性。正胜邪却就能保持健康，正虚邪胜则会发生疾病。健康管理措施，包括增加健康促进因素和远离健康危险因素两个方面。增加健康促进因素——主要是养正，远离健康危险因素——主要是避邪。健康力的强弱直接决定健康状态。健康力强，防病能力和康复能力都强，一方面不容易得病；另一方面，即使得病也易康复。健康力维护和提升，就是健康的根本。抓住这个根本，就可以化繁为简，掌握养生保健的大道。

环境污染、食物安全等等危险因素，并不是我们能够完全把握的，合理膳食、科学运动、充足睡眠、心理平衡等培养人体正气、提升健康力的干预措施，却是我们可以自主的。即使我们在生活中接触一些危害健康的因素，只要正气旺盛，抗病能力强，就能够把疾病风险降到最低。

① 吴会东，徐炳珍，田军章，等.健康医学是健康管理的未来发展方向[J].医学与哲学，2017，38（5）：13-17.
② 郭霭春.黄帝内经素问校注语译[M].天津：天津科学技术出版社，1981：284.

有了这样的根本性认识，我们就可以正确认识人体、认识健康、认识各种养生保健方法，使其各归其位，不再困惑。并且通过自身努力，发挥主观能动性，落实生活方式改良，增强体质，提高防病抗病能力，通过维护和提升健康力维护心身健康。

第二节　心身整合是提升健康力的核心方法

心身整合是发挥人体自组织能力，提升人体健康力，促进人体系统优化，维护心身健康的核心方法，是健康医学模式的核心承载技术。

一、健康医学的本质是人体系统优化

健康力是自组织机制或功能的通俗说法。健康力的维护和提升，本质是人体系统自组织行为过程。通过健康力的维护、发挥、提升，可启动人体自组织行为过程，维持人体系统正常稳态，或者从低层次的稳态向高层次稳态跃迁，健康水平不断提升，这个就是人体系统优化的行为过程。健康力维护和提升的问题，转化为人体系统优化的问题。

人体系统优化依赖人体系统优化结构——自组织结构的运作。人体是一个多层次的复杂系统，人体九大系统之间的地位是不平衡的，有些处于控制地位，有些处于被控制地位，形成一个非平衡结构。神经系统就是控制器，其他八大系统就是被控部分。神经系统的输出输入神经承担信息传输功能。神经系统（心）居于领导核心地位，整合调节其他八大系统（身）。人体包括心、身两个主要子系统，心身结构是人体系统结构的核心，心身反馈结构是优化结构的核心。理论上讲，找到这个核心，研究如何强化这一核心结构及其功能，充分发挥其作用，就可以实现人体系统优化。

注意是心理活动对一定对象的指向和集中。注意的基本功能是对信息进行选择[1]，增强被注意的感觉器官的功能，从而能够更加精细和清晰地加工处理信息。本质上，注意是中枢神经兴奋的体现，中枢神经系统兴奋中心处理的信息所对应的就是注意的对象和范围。反过来，可以通过主动选择注意对象，影响中枢神经的兴奋和抑制，进而影响心身生物反馈的中枢兴奋和抑制。如果集中注意于全身，就可强化自身生理病理信息处理，发挥心身反馈作用，恢复和强化自组织能力，实现人体系统优化。

人体系统是由心、身两大要素或者子系统组成，相应的人体系统优化包含三个核心部分：身体系统优化、心理系统优化、心身整体优化。形体训练是实现身体系统优化的核心方法，正念训练是实现心理系统的核心方法，心身整合是实现心身整合优化的核心方法。

---

[1] 彭聃玲.普通心理学 [M].北京：北京师范大学出版社，2001，05：184.

二、传统养生运动是人体系统优化的代表性技术

健康力维护与提升、人体系统优化的干预方法有很多。科学合理的营养保健、运动锻炼、针灸推拿等都能培养人体正气、提高人体自组织能力。基于"健康力"这个视角，我们可以把以上干预方法整合起来，形成综合的健康干预手段。历史上，其实已经存在人体系统优化技术，如太极拳、八卦掌等中国传统养生运动，这些运动融合形体训练、心理训练等于一体，最具代表性，尤其需要引起高度重视。

中国传统养生运动虽然有很多人练习，但是总体比例很小。好东西却不为多数人所熟悉和掌握，有其深层次原因。一方面传统养生运动尚未形成统一科学理论，认识混乱，甚至出现邪教现象，导致人们谈功色变，避之不及。另一方面，传统养生运动体系庞杂，明师难寻，学习起来难度其实还是很大，尚未发展形成具有共性的、可普及的训练技术，同时其并非专为健康维护而设，针对性不足。这些都极大地阻碍了传统养生运动的发展。要实现传统养生运动普及天下的目标，必须解决科学理论和训练技术两大问题，既能够科学阐释传统养生运动，又能够方便学习快速入门。

三、心身整合是传统养生运动的科学化体系

我们致力于解决这一问题，基于人体系统科学原理，以解剖学、生理学、心理学、运动学等为依据，以维护心身整体健康为目标，对传统养生运动进行研究和整理，构建了心身整合体系[1]，主要包括四个部分：心身整合科学理论、心身整合训练技术、心身整合哲学思想、心身整合教育工程。其中心身整合训练技术通过形体、意识等的科学训练，提高人体自组织能力，发挥维护健康、防病治病的作用，是健康医学干预的核心技术。

四、心身整合体系的主要内容

心身整合科学理论认为：人体是一个信息控制反馈自组织系统，心身反馈调控是自组织的核心，通过注意力觉知身心内在，可强化处理内部生理病理信息，强化心身反馈调控功能，实现人体系统优化，维护心身健康。这是心、身两大子系统互动整合协同运作的行为过程，因此我们称之为"心身整合"或者"心身协同"。在本书中统一用"心身整合"来表述。这一原理同时也是传统养生运动的共性本质，科学地阐释了传统养生运动的共性本质，为其发展推广提供了理论支撑。

以心身整合科学理论为指导，以人体系统优化为目标，提取传统养生运动训练精髓，

---

[1] 吴会东，贺京军，王晓庆，等．从心身整合到心身健康：心身整合原理、技术及健康效应 [C]// 第四届中国健康科技发展论坛论文汇编．广州：中华医学会，2013：188-194.

我们构建了心身整合训练技术体系。该体系以觉知为核心，以合理形体和身心放松为条件，包括形体、放松、觉知、呼吸四大技术，动静结合、心身并重、简单易学、循序渐进，形成标准规范，适合普及推广。视频教程《心身整合正念养生操》①由中华医学电子音像出版社于 2015 年 11 月出版，被纳入"中华医学会健康科普工程""国家'十二五'重点音像出版物出版规划项目"，简单易学、深受欢迎，为传统养生运动普及传播创造了条件。

哲学思想是在科学理论基础上，进一步提炼形成的更高层面的规律总结。心身整合作为人体系统优化的核心方法，其最高指导思想是系统思想，另外心身整合是对传统文化思想的继承发展，围绕心身整合，将系统科学思想与传统文化思想深度融合，形成心身整合哲学思想体系。心身整合哲学思想的核心内容主要有三个：系统思想、觉知方法、经典哲学。系统思想的核心是系统世界观、人生观和价值观，重点理解个人与整体、利己利他利群的辩证统一关系，在奉献社会中实现个人价值。觉知方法就是通过注意力关注内在，觉知内省，提升心身健康水平和道德素养的方法，也是领悟系统思想的核心方法。经典哲学是在系统思想与觉知方法基础上，对国学经典进行合理选取和科学解读，将世界观、人生观、价值观以及心理健康等有机融入国学经典学习中，指导心身健康成长。

心身整合哲学、理论与技术等，是关于人的心身健康成长的核心理论和方法，应该成为每个国人都掌握的基本素养。我们构想并设计了心身整合教育工程，期望通过各种形式和途径，让每个国人能够学习掌握这种素养，畅享健康幸福人生。

心身整合可以广泛应用于各个领域，其中心理健康与健康管理是重点，我们在这两个领域进行了研究探索，尝试构建心身整合心理健康训练体系和心身整合健康管理体系等。心身整合心理健康训练体系，其实就是心理优化整合，通过觉知内省能力、系统思维能力的培养，学习掌握有关心理健康知识，构建信念行为系统，并进行有效的情绪管理等，全面提升心理健康水平。心身整合健康处方是传统养生运动处方的科学化，我们认为传统养生运动是一种综合训练，其效应因素不仅是运动效应（形体拉伸效应、运动代谢效应），还包括整合效应（心身放松效用、正念觉知效益），通过对这些效应的合理应用，可以构建新的心身整合健康处方系统。进一步以心身整合处方系统为核心，结合其他干预措施，可构建 360 度健康力综合维护与提升系统，应用于疾病诊疗和健康管理领域，从而改变当前医疗现状，实现以"疾病"为中心的疾病医学模式向以"健康"为中心的健康医学模式的转变。

总体上，心身整合实现了对传统养生运动的科学化构建，倡导通过意识与形体的科学训练，提升健康力，发挥自组织功能，实现人体系统优化，提升心身整体健康，是健康医学干预技术的典型代表。

---

① 吴会东. 心身整合正念养生操 [CD]. 北京：中华医学电子音像出版社，2015.

第三节　心身整合是中医形神合一之道

祖国医学历来强调"形神合一""形与神俱""形神共养"。心身整合就是形神整合，就是"形神合一"，属于祖国医学形神疗法。形神合一，合于一气，培养人体正气，提升人体自组织能力，才能"正气存内，邪不可干"。

一、万物之生，皆禀元气

《论衡·谈天篇》①说："元气未分，混沌为一。"《论衡·言毒》篇说："万物之生，皆禀元气。"古人认为，气是构成天地万物的本原，这就是气一元论思想，简称气论。《道德经》②说："道生一，一生二，二生三，三生万物。"从道化生一，这个一就是阴阳未分的本原之气，一气运动化生阴阳，阴阳运动，化生万物。

二、天地合气，命之曰人

《素问·宝命全形论》③："天地合气，命之曰人。"万事万物统一于一气，包括人，也统一于一气。人由天地之气所化生，这个天地之气，也是生天生地之气，也就是道生一之一气。天地万物与人统一于一气，在这个意义上，人与天地同根同源，天人合一。

三、养生之要，在于调气

气是构成天地万物与人的本原，同时，气的运动变化是万事万物存在的基本形式，气的运动变化形成一切事物和现象的发生、发展和变化。气的运动，中医学称之为气机；气的变化，中医称之为气化。《素问·举痛论》说："百病生于气也。"人体生命，人的生长壮老已，健康与疾病，皆本于气，气聚则生，气壮则长，气衰则老，气散则死，一切都是气的运动变化的结果。中医学的养生防病重视精、气、神，谓之人身"三宝"。疾病的发生、发展、变化也与气的生成和运动失常有关。因此，养生之要，在于调气。

1. 升降出入，无器不有

《素问·六微旨大论》曰："出入废则神机化灭，升降息则气立孤危。故非出入，则无以生长壮老已；非升降，则无以生长化收藏。是以升降出入，无器不有，故器者生化之宇，器散则分之，生化息矣。"又说"气之升降，天地之更用也……升已而降，降者谓天；降已而升，升者谓地……"气的运动形式多种多样，但主要有升、降、出、入、聚、散等。所

---

①　王充原著．袁华忠，方家常译注．论衡全译 [M]．贵阳：贵州人民出版社，1993：661，1401.

②　魏·王弼注，楼宇烈校释．老子道德经注校释 [M]．北京：中华书局，2008：117.

③　郭霭春．黄帝内经素问校注语译 [M]．天津：天津科学技术出版社，1981.

谓升，是指气自下而上的运行；降，是指气自上而下的运行；出，是指气由内向外的运行；入，是指气自外向内的运行；聚，是指气聚集汇集于一点的运行；散，是指气从集中向四面八方扩散的运行。升、降、出、入、聚、散等运动失常，则为疾病。内气不足，即"正气亏虚"，运动失常，即"气机失调"，如气滞（气机郁滞）、气逆（气机上逆）、气陷（气机下陷）、气闭（气外出受阻而闭厥）、气脱（气不内守而外脱）等。

2. 正气存内、邪不可干

《素问·刺法论》曰："正气存内，邪不可干。"《素问·评热病论》曰："邪之所凑，其气必虚。"《灵枢·百病始生》[①]曰："风雨寒热不得虚，邪不能独伤人。卒然逢疾风暴雨而不病者，盖无虚，故邪不能独伤人。此必因虚邪之风，与其身形，两虚相得，乃客其形。"中医学认为，疾病的发生取决于正气和病邪邪正斗争的胜负。正，亦称正气，是指人体内在的调节能力、适应能力、抗邪能力、康复能力等。邪，亦称邪气，泛指各种致病因素，包括存在于外界和人体内产生的种种具有致病或损伤正气作用的因素。中医发病学很重视人体正气，认为正气决定疾病的发生、发展与转归。正气不足是发病的内在依据，邪气侵犯是发病的重要条件。人体内脏功能正常，正气旺盛，气血充盈，抗病能力强，邪气就难以侵入，疾病也就无从发生。从人体受邪之后来看，正气不衰，即使受邪也较轻浅，病情多不深重；正气虚弱，即使感邪较轻，亦可发生疾病或加重病情。总之，中医学的核心认识是：邪正斗争是疾病全过程的基本矛盾，正邪斗争的胜负决定发病与否，正气是疾病是否发生的内在根据。

综合以上两个论述，养生调气主要包括两个方面，一个是正气充足，另一个是气机调和。两者兼备，则阴平阳秘，形神健康。

四、心身整合，形神合一

《素问·上古天真论》曰："恬淡虚无、真气从之、精神内守、病安从来。""恬淡虚无，精神内守"八个字是条件，"真气从之，病安从来"是结果，意思是：如果一个人在恬淡虚无的状态下精神内守，真气就会调和畅通，疾病怎么可能会产生呢？从这个论述我们可以看出，通过恬淡虚无、精神内守的操作，可以使得人体真气调和。

《云笈七签》："神常劳役于外，遂使神常秽浊而神不清，神既不清，即元和之气渐散而不能相守也。道，人常用之，而不知根本以形神为主，若人不知守于内，而守于外，自然令宅舍虚危，渐见衰坏矣。"意思是："人的精神经常思考关注外在事物，忽视自己的身体，就会使得人的精神常常秽浊不清，元气就会失散，身体虚危，渐见衰坏。[②]"这与《黄

---

① 郭霭春．黄帝内经灵枢校注语译 [M]．天津：天津科学技术出版社，1989：435.

② 宋·张君房．云笈七签 [M]．北京：华夏出版社，1996：355.

帝内经》所讲的"精神内守"恰恰相反。若是"守于内",自然就会神清气聚、正气存内。

综合以上两者,可以看出,通过精神内守的操作,既可以调畅人体气机,又可以培养人体正气,使得正气存内,真气从之,从而邪不可干,病安从来。

这个"精神内守"的操作,正是心身整合的核心。心身整合以觉知为核心,也就是"精神内守"。"心身整合"是心身整体合一,也就是"心身合一""形神合一"。心身形神即一阴一阳,心身整合、形神合一,即阴阳合于一气,这个气也就是正气、真气。心身整合通过"精神内守",促进人体内部元气的运动,一方面培养正气,同时气机协调,"正气存内,邪不可干","真气从之""病安从来",从而达到维护健康、防治疾病的目的(图3)。

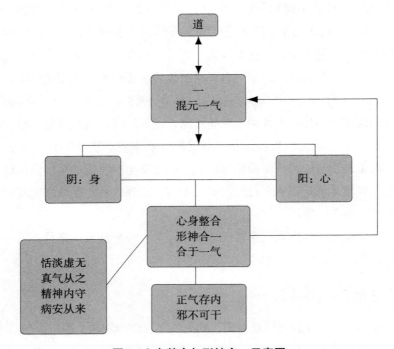

图3　心身整合与形神合一示意图

第四节　从疾病医学模式向健康医学模式的转变

医学模式是人们对健康和疾病的总体认识和实践活动,历史上先后出现了神灵医学、经验医学、生物医学、生物—心理—社会医学等不同医学模式,在当前以生物医学模式、生物—心理—社会医学模式为典型代表[①]。从不同角度看待医学模式,也会有不同的分类方法,如果从疾病和健康的角度来看,医学模式又有疾病医学模式、健康医学模式的分别。

---

① 杨晓煜,黄燕芳.医学模式与哲学 [J].医学与社会,2000,13(4):13-15.

对健康力重视不足，是当前疾病医学模式存在的核心问题。重视健康力，实现从疾病医学模式向健康医学模式转变，是解决问题的关键措施，也是医学发展的重要方向。

一、三大启示

1. 哲学原理的启示

（1）内因外因关系原理

内因外因关系原理认为：内因是事物变化发展的依据，是根本原因；外因是事物变化发展的条件，是次要原因。外因通过内因起作用。回到人体健康疾病领域，我们思考：疾病的内因与外因分别是什么？疾病内因与外因关系如何？如何依据内因外因关系原理预防疾病、维护健康？

（2）疾病的内、外因

依据现代医学原理，疾病的常见外因主要包括生物因素（细菌、病毒等）、化学因素（食物、药物等化学物质）、物理因素（光、热、电等）等；常见内因包括内在免疫力低下、身体自愈力（修复能力）降低、自我调节能力降低等。依据内外因关系原理，疾病的发生主要是外因通过内因起作用而共同引起。

（3）预防疾病、维护健康的关键

从病因入手是预防疾病、维护健康的重要措施。依据内、外因关系原理，需要从两个方面入手，一要从外因入手，消除或者避免外在致病因素，二要同时从内因入手，提升人体抵御疾病的内在能力，内外因并重，尤其要重视内因作用。

2.《黄帝内经》的启示

《黄帝内经》是祖国医学经典之一。《黄帝内经》中有很多经典名句，一直指导着中国医学的临床实践。这里选取两句经典进行说明，第一句是："正气存内，邪不可干。"意思是内部正气强大，外部邪气不能侵入；第二句是："邪之所凑，其气必虚。"意思是：外部邪气之所以能够侵入，是因为存在内部正气亏虚的条件。这两句话从正反两个方面强调人体正气的重要性。人体正气是疾病发生的内因，根本原因，外部邪气是疾病发生的外因，次要原因。维护人体内部正气对于抵御外部邪气，防治疾病具有决定性作用。

3. 系统科学的启示

系统科学是认识事物的根本。依据系统科学观点，人体系统的维护可分为自组织和他组织两种机制。他组织强调外部力量——外因，自组织强调内部力量——内因。从他组织、自组织这个角度来看待养生保健，健康的维护方式也相应分为他组织和自组织，他组织通过应用药物手术等外部手段维护人体健康，自组织通过发挥内在健康力维护人体健康。当然他组织和自组织并不是截然分开、泾渭分明的，有时两者一起协同作用，可通过他组织手段激发自组织机制，如通过针灸推拿等外部手段激发内部修复力量。

4．三大启示总结：健康力是健康的根本

总结哲学原理、黄帝内经、系统科学三大启示，我们得出：疾病的原因包括内因和外因，外因通过内因起作用，内、外因并重，尤其要重视内因。维护健康的机制包括自组织和他组织，可通过他组织和自组织综合运用，尤其是自组织，达到防治疾病、维护健康的目的。这也正是第一节内容的核心：健康力是健康的根本（图4）。

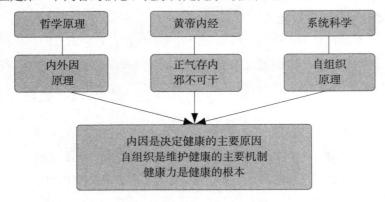

图4　三大启示总结

二、对医学发展的整体认识

很多人对医学都有一些看法，比如说：中医讲究整体观念，重视内因和自组织，属于健康医学模式；西医讲究还原分析，重视外因和他组织，属于疾病医学模式。这些都是简单的"一刀切"做法。客观地说，西医与中医，以及历史上的所有医学模式，均重视内外因，均重视自组织和他组织。而现实情况是，在某个历史阶段，在某个具体情境下，人们受到认识能力、科学水平、思维方式等局限，可能存在一定倾向和偏差。

1．当前医学实践的倾向——疾病医学

人们或多或少都受到了历史上"机械论""还原论"以及生物医学模式等影响，对当前医学发展的认识确实有一定的倾向和偏差。当前医学实践倾向于从外因角度认识健康疾病，对人体内在免疫能力、调节能力、修复能力等因素认识不足。在干预手段上，重视他组织，忽视自组织，倾向于通过外在的药物、保健品、手术等他组织力量治疗疾病，甚至过分依赖，造成过度医疗。这正是以"疾病"为中心的疾病医学模式的核心特点。

2．医学发展的新方向——健康医学

医学发展的正确方向，应该是综合内外因，从内外整体角度认识疾病，尤其重视内因，重视人体体质、免疫力等内在因素。在干预手段上，全面综合自、他组织，尤其重视自组织手段和机制，注重通过一系列方法如运动训练、放松训练、正念训练以及生活方式改良

等发挥人体内部免疫力、调节力、自愈力等自组织作用，维护和提升人体健康力，减少不必要的医疗干预。这正是以"健康"为中心的健康医学模式的核心特点。

三、从疾病医学向健康医学模式转变

对医学发展的认识、当前医学发展的倾向、未来医学发展的新方向等问题，实际上涉及一个医学模式转变的问题。

世界卫生组织在《21世纪的挑战》报告中强调："21世纪的医学，不应该继续以疾病为主要领域，应当以人的健康作为医学的主要发展方向……"[1]2016年8月19日至20日，全国卫生与健康大会在京召开，中共中央总书记、国家主席、中央军委主席习近平出席会议并发表重要讲话，他强调："要倡导健康文明的生活方式，树立大卫生、大健康的观念，把以治病为中心转变为以人民健康为中心……"[2]

正在本书撰写之时，国家卫生健康委员会[3]组建成立，这也是继2013年卫生和人口计生职能整合后，主管卫生和人口计生工作的国务院组成部门再度迎来的重大改革。此次改革是为推动实施健康中国战略，树立大卫生、大健康理念，把以治病为中心转变成以人民健康为中心，预防控制重大疾病，积极应对人口老龄化，加快老龄事业和产业发展，为人民群众提供全方位全周期的健康服务。

因此，以疾病为中心的疾病医学模式向以健康为中心的健康医学模式转变，成为医学发展的必然方向和必由之路。

四、健康医学模式发展的工作任务与历史使命

从疾病医学模式向健康医学模式转变，不是一蹴而就的，需要有大量工作才能完成。我们认为：传播健康医学理念，研发健康医学技术，创造健康医学环境，是实现疾病医学模式向健康医学模式转变这一目标的三大核心措施和工作任务，同时也是当前健康医学模式发展的三大历史使命。

1．传播健康医学理念

疾病医学模式向健康医学模式的转变，首先是人的转变、人的思想观念的转变。在当前医学发展的今天，健康医学理论基本框架其实已经成熟（本书将做全面介绍），只是尚未为大多数人所认识，尚未深刻影响人们的健康观念和行为。健康医学理论相对来说比较复杂，并不一定也不必要为大多数人所掌握，但是我们可以把健康医学理论的核心观念提取

① 俞梦孙．一次人类健康工程的实践——高原健康工程 [J]．空军医学杂志，2013，29（1）：1-4+7．
② 把人民健康放在优先发展战略地位 全国卫生与健康大会在京召开 [J]．中国报道，2016（9）：10．
③ 国务院组建国家卫生健康委员会 [J]．中医药导报，2018，24（7）：15．

出来，让大多数人掌握，改变人们的健康观念和行为，这更具有现实意义。健康医学的核心观念，就是健康医学理念。健康医学理念就是倡导通过人体自组织能力（健康力）来维护心身健康。具体表现为：医务工作者要把维护和发挥病人自组织能力作为医疗干预的考虑因素和目标之一，避免过度干预；个人则要充分认识到自身对健康的责任和作用，认识到健康力的重要性，充分发挥主观能动性，自主的学习和掌握能维护及提升健康力的理论和方法，通过自身行动提升健康水平，而不要过于依赖药物、手术等外在医疗手段。只有这样的健康医学理念得到普及推广并深入人心，从根本上改变人们的观念和行为，健康医学模式的落地才可能一步步成为现实。

2. 研发健康医学技术

如果只有理论和理念，没有可以操作的技术手段，缺乏具体行动和改善措施，那么理论和理念只能是空的，健康医学模式也不可能落地。在传播健康医学理念的同时，需要为医务工作者和民众提供可操作的、能维护提升健康力的健康医学技术，以解决具体的操作方法问题。当前健康医学模式之所以尚未真正落地，缺乏健康医学有关技术是其主要原因之一，所以需要构建健康医学技术体系和服务模式，为广大医务工作者提供健康医学的可实施工具，而非仅仅停留在理念和口号上。

健康管理就是以健康医学理论为基础的创新学科，健康管理技术就应该是健康医学技术，但当前健康管理仍处于起步阶段，尚不成熟，仍受疾病医学模式的深刻影响，实际开展的是"疾病管理""疾病风险评估""危险因素干预"等以"疾病"为中心的服务内容。而诸如人体健康状态评估、健康水平评估、健康能力评估、健康力干预等以"健康"为中心的内容目前还没有发展形成，甚至健康管理行业从业者自身对此的认识都远远不够，把疾病管理与健康管理混为一谈。以健康医学理论为指导，研究如何评估健康状态，如何维护健康能力等内容将成为健康管理领域当前需要解决的任务之一。这些也就是健康医学技术的内容，主要包括健康状态评估技术、健康力评估技术、健康力维护与提升技术等。在这些技术中，最重要的是健康力维护与提升技术，属于健康管理干预技术范畴。理论上讲，先有评估后有干预，实际上并非绝对，不能拘泥于此。遵循合理的生活方式，实施健康力干预措施，无论是谁，无论做不做评估，健康力和健康水平都会不断提升，并不一定说先要做一个完整的健康力和健康状态评估才可以进行健康干预。总体上，我们需要辩证地看待这个问题，一方面要继续开展健康力评估技术等的研发，另一方面在健康力评估、健康状态评估等技术尚未成熟的今天，先行动起来，从改良生活方式入手，提升健康力和健康水平。

3. 创造健康医学环境

健康医学模式的落地离不开良好的社会环境条件。医学模式的发展与转变，不仅仅是医学专业的问题，还涉及社会环境、国家政策、规章制度等宏观导向问题。

从医务工作者角度而言，维护和发挥人体健康力时，医生在可用药与不用药的情况下，应做出不用药的选择，可一药而愈的情况下绝不用两药，能一针而愈就绝不扎两针，如无必要不做大检查。这样就能避免过度医疗干预，最大限地保护和发挥人体健康力。但在当前社会环境下，其实还不能为健康医学模式落地提供足够的支持保障。他组织是看得见摸得着的，是有经济利益的；而自组织手段主要靠病人自己主动康复，经济利益不容易实现。如何打破健康干预与经济利益之间不合理的关系，建立合理关系，是我们需要面对和解决的问题。

目前医改中的种种问题，实际上都集中在健康医学理念的落实上，根本上还是对健康真理的认识问题。如果社会环境和医疗政策不能促进医疗行为回到"健康力"这个原点上，忽视人体自组织功能，我们还会有很长的弯路要走。基于对人体他组织、自组织、健康力、健康医学的深刻认识，制定相应的医疗卫生政策和管理制度，出台专门保护及促进"健康力"的政策法规，构建以"健康"为中心的健康医学服务体系，真正实现以"疾病"为中心的疾病医学模式向以"健康"为中心的健康医学模式转变，是解决当前健康问题的根本措施，也是摆在我们面前的重大任务，更应该是医疗改革的主要方向。本书对此不做深入展开，但是期望对此有认识的有识之士，尤其是能够决定医疗卫生发展方向的管理层，能够深刻认识健康力和健康医学，在自己的位置上，有所作为，推进健康医学的发展，为实现"健康中国梦"贡献出自己的力量。

第五节　探索与实践心身整合，推进健康医学模式落地

中国健康医学工作者从多个方面对健康医学模式开展了全面而深入的研究，做了大量探索与实践工作，初步形成了一些建设性成果，推进了健康医学模式的发展。篇幅所限，在此不做全面介绍，仅介绍一些重点探索和实践活动（图 5）。

一、健康医学政策背景

1. 习近平总书记讲话精神

2016 年 8 月 19 日至 20 日，全国卫生与健康大会在京召开 [①]，中共中央总书记、国家主席、中央军委主席习近平出席会议并发表重要讲话，提到两个重要观点：①把以治病为中心转变为以人民健康为中心；②推动全民健身和全民健康深度融合。"把以治病为中心转变为以人民健康为中心"实际上就是从以"疾病"为中心的疾病医学模式向以"健康"为中心的健康医学模式进行转变；推动全民健身和全民健康深度融合实际上就是开展"体医融

---

① 把人民健康放在优先发展战略地位 全国卫生与健康大会在京召开 [J]. 中国报道，2016（9）：10.

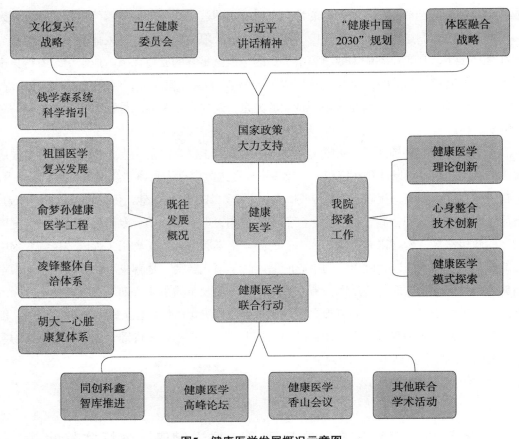

图5　健康医学发展概况示意图

合"工作。

2.《"健康中国 2030"规划纲要》[①]

2016 年 10 月《健康中国 2030 规划纲要》出台，提出了一系列健康相关政策，要点摘录如下："健康优先。把健康摆在优先发展的战略地位……'共建共享，全民健康'是建设健康中国的战略主题。核心是以人民健康为中心……以落实预防为主，推行健康生活方式，减少疾病发生，强化早诊断、早治疗、早康复，实现全民健康……将健康教育纳入国民教育体系，把健康教育作为所有教育阶段素质教育的重要内容……扶持推广太极拳、健身气功等民族民俗民间传统运动项目……加强体医融合和非医疗健康干预。发布体育健身活动指南，建立完善针对不同人群、不同环境、不同身体状况的运动处方库，推动形成体医结合的疾病管理与健康服务模式，发挥全民科学健身在健康促进、慢性病预防和康复等方面的积极作用。"

---

① 国务院.中共中央 国务院印发《"健康中国 2030"规划纲要》.中华人民共和国国务院公报,2016（32）：5-20.

3.《关于实施中华优秀传统文化传承发展工程的意见》①

2017 年 1 月，国家出台《关于实施中华优秀传统文化传承发展工程的意见》，意见指出："推动民族传统体育项目的整理研究和保护传承。"

4.《中国防治慢性病中长期规划（2017—2025 年）》②

2017 年 2 月《中国防治慢性病中长期规划（2017—2025 年）》出台，规划指出："开展慢性病防治全民教育。建立健全健康教育体系，普及健康科学知识，教育引导群众树立正确健康观……促进体医融合，在有条件的机构开设运动指导门诊，提供运动健康服务。"

5. 国家卫生健康委员会组建 ③

2018 年 3 月 13 日，十三届全国人大一次会议举行了第四次全体会议，国务委员王勇在向大会做说明时提出，我国拟组建国家卫生健康委员会，不再保留国家卫计委。2018 年 3 月 27 日，新组建的国家卫生健康委员会正式挂牌。此次改革是为推动实施健康中国战略，树立大卫生、大健康理念，把以治病为中心转变成以人民健康为中心，预防控制重大疾病，积极应对人口老龄化，加快老龄事业和产业发展，为人民群众提供全方位、全周期的健康服务。

从以上资料可以看出，当前国家已经将"健康"放在首先发展的战略地位，推进健康医学模式的发展落地。

二、健康医学研究概况

大量中国学者基于系统科学对人体健康展开探索研究，形成了一些建设性的成果，提出系统医学、健康医学等概念，并且在临床实践中进行了有益的探索。

1. 钱学森系统科学的方向指引

系统科学是健康医学的学科基础。系统科学中国学派的创建者钱学森先生提出了系统科学、思维科学、人体科学三大体系，倡导运用系统科学对人体生命进行研究，为健康医学研究指明了方向，奠定了基础④。

2. 祖国医学的复兴发展

祖国医学历来主张"正气存内，邪不可干"，重视人体内在健康力，祖国医学自古以来就一直包含着朴素的健康医学思想。祖国医学的很多治疗手段，尤其是针灸、推拿、吐纳、

---

① 国务院.中共中央办公厅国务院办公厅印发《关于实施中华优秀传统文化传承发展工程的意见》[N].人民日报，2017-01-26：006 版.

② 国务院.国务院办公厅关于印发中国防治慢性病中长期规划（2017—2025 年）的通知（国办发 [2017]12 号）.中华人民共和国国务院公报，2017（7）：17-24.

③ 国务院组建国家卫生健康委员会 [J].中医药导报，2018，24（7）：15.

④ 钱学森.系统科学、思维科学与人体科学.自然杂志，1981（1）：3-9.

导引等方法，强调激发调动人体内部力量来达到防病治病的目的，是健康医学干预技术的典型代表。祖国医学的复兴发展，是当今疾病医学模式下的一种特殊力量，将为健康医学模式的落地提供理论和技术支持。现代中医专家也有明确提出和倡导健康医学的，如国医大师陆广莘[①]曾提出"天地之大德曰'生'"。中医学是一门传统文化中"生生之道"与"生生之具"完美结合的典型学问，是循生生之道发展人的生生之气，用生生之具谋求天人合德生生之效的健康生态的实践智慧学，即健康医学。另外，我院中医专家姬长锁主任，整合各种针灸方法之共性，构建了统一的针灸"懒针体系"，着眼于人体系统信号传导与整体调节，也可以看作是健康医学的研究成果。

3. 俞梦孙的健康医学工程

俞梦孙院士是健康医学的代表性学者，其将钱学森先生系统科学有关原理和方法应用于人体健康领域，提出健康医学工程[②]，具体内容包括相互联系的两大部分：一是用健康医学模式替代目前的疾病医学模式；二是用健康物联网方式，在全社会范围内推进健康医学模式。俞梦孙院士指出，健康医学工程以提升人体自组织、自修复功能为目标，以调动人体良性意识为核心，以形成健康生活方式（功能饮食、身心锻炼、良性社会互动等）和各类物理干预技术为主要调控手段，以健康物联网实现大规模健康服务。健康工程的思想和方法，既适合慢病人群，使其提升生活质量，促进康复，也适合亚健康人群，增强身心适应功能，还适用于具有特殊健康要求的人群。俞梦孙院士通过综合措施维护人体健康力，应用于银屑病等心身疾病的诊疗中，取得了较好效果。

4. 凌锋的整体自洽理论与疗法

首都医科大学宣武医院凌锋提出了整体自洽理论[③]，她认为人体是一个具有强有力的调节能力以维持生命的内稳定自组织系统，任何医疗手段都是通过干预这个自组织系统对疾病起作用的；病人的康复实为人体内稳机制和医生适当干预耦合的结果，治疗本质上应该是一个整体自洽的过程。与整体自洽理论相对应的是整体自洽疗法，凌锋等将其应用于康复治疗中，取得了较好的效果。

5. 胡大一的心脏康复与健康医学工作

我国著名心血管专家胡大一[④]在国内积极推进心脏康复和健康医学工作，倡导通过以运动处方等为代表的"心脏康复"五大处方防治心血管疾病，可以看作是健康医学工作的具体实践。心脏康复主要通过病人自主锻炼而实现，有氧运动是核心手段，心脏康复将是健

① 李海玉，刘理想. 国医大师陆广莘健康医学思想基本要点 [J]. 中华中医药杂志，2017，32（7）：2972-4.
② 俞梦孙，曹征涛，杨军，等. 关于健康医学模式的思考与解读 [J]. 世界复合医学，2015，1（2）：99-102.
③ 凌锋. 现代医疗思维的困惑及整体自洽治疗理念 [J]. 中国脑血管病杂志，2010，7（1）：1-4.
④ 陈宁，赵卓. 胡大一：医疗模式颠倒导致医院"越治越忙" [J]. 健康管理，2017，93（12）：2-3.

康医学模式落地的重要突破口。同时胡大一教授也在多个学术会议上作题为《新时代、新征程——推动以治病为中心向以人民健康为中心的伟大转折》的专题报告，传播健康医学理念，推进健康医学事业的发展。

另有系统医学方向专著出版，如：山东中医药大学祝世讷教授的《系统医学新视野》[①]、中国国际神经科学研究所（China-INI）的《现代医学的困惑：系统医学理念的探讨》[②] 等。《医学与哲学》杂志一直是系统医学、健康医学的重要思想阵地。2016 年 1 月国家卫生计生委医药卫生科技发展研究中心等单位主办的《系统医学》杂志正式发行，系统医学有了新的专业刊物。

三、我院健康医学模式的探索与实践

我们开展了健康医学与心身整合有关理论、技术等的初步研究。到目前为止，先后获得广东省、广州市等 6 个课题支持，具体包括：2013 年海珠区科普计划、2013 年广州市科技计划、2015 年广东省科技计划、2016 年海珠区科普计划、2016 年广州市医药科技项目、2018 年广东省中医药管理局项目。

1. 构建健康医学理论

健康医学这一说法虽提出已久，但至今尚未形成完整统一的理论体系。我们在俞梦孙院士等前人的成果基础上，首次对"健康力""健康医学""健康医学理论""健康医学技术""健康医学理念""健康医学模式"等进行了明确定义和科学阐释，指出"健康力"是人体自组织能力的通俗说法，包括修复机制、防御机制、调节机制三个核心，与中医学"正气"意义接近，并明确提出健康医学就是关于"健康力"的医学，以"健康"为中心就是以"健康力"为中心，指出了健康医学模式发展的目标、历史使命和工作任务，构建完善了健康医学理论体系。健康医学理论核心文章《健康医学是健康管理的未来发展方向》于 2017 年 3 月发表在核心期刊《医学与哲学》中。

2. 构建心身整合技术

基于健康医学理论，我们进一步对中国传统养生运动进行科学整理，研发构建了融形体运动技术、放松训练技术、正念觉知技术、呼吸训练技术等于一体的"健康力"维护与提升核心技术——心身整合[③]，其普及版本《心身整合正念养生操》[④] 简单易学、深受欢迎，已由中华医学电子音像出版社于 2015 年 11 月出版，被纳入中华医学会健康科普工

---

① 祝世讷. 系统医学新视野 [M]. 北京：人民军医出版社，2010.

② China-INI 哲学小组. 现代医学的困惑：系统医学理念的探讨 [M]. 北京：中国科学技术出版社，2010.

③ 吴会东，贺京军，王晓庆，等. 从心身整合到心身健康："心身整合"原理、技术及健康效应 [C]// 中华医学会. 第四届中国健康科技发展论坛论文汇编. 广州：2013：188-194.

④ 吴会东. 心身整合正念养生操 [CD]. 北京：中华医学电子音像出版社，2015.

程以及"十二五"国家重点图书、音像、电子出版物出版规划项目。我们进一步构建了心身整合健康处方体系，设计了以心身整合为中心的360度"健康力"综合维护与提升系统，形成了以"健康"为中心的健康医学特色健康管理服务方案，完善了健康医学技术体系。

3. 探索健康医学模式

健康医学基于系统科学看待人体，强调人体自组织机制在防病治病中的作用，理论上讲，健康医学模式的应用落地，贯穿于疾病预防、治疗、康复的全程。

（1）健康医学海珠社区模式[1][2][3]

我们探索构建了一种基于社区的以健康教育、健康管理等为主要内容和形式的"健康医学海珠模式"。我们在2012年下半年开始在广州市海珠区部分社区试点开展心身整合志愿推广工作，得到了广大社区居民和海珠区卫生管理部门的高度认可。2014年8月，海珠区卫计委、海珠区疾病预防控制中心、海珠区健康教育所、广东省第二人民医院等联合在海珠区全区26个社区服务中心（站）开展"健康教育志愿者项目"，将心身整合作为首期培训项目推出。心身整合以其简单易学、效果显著的特色，很快吸引了广大社区志愿骨干，建立了稳定发展的志愿组织，成为海珠健康教育志愿模式建设发展的先锋军。其后在心身整合志愿组织的基础上，进一步开展了慢病健康管理、营养膳食教育、健康医学教育等工作，倡导社区群众通过心身整合、合理膳食等自我健康管理措施，提升自身健康力来防治疾病，维护健康。在各方共同努力下，经过三年多的发展，具有心身整合特色的社区健康医学创新模式发展成型。心身整合成功地解决了社区居民的心身健康维护问题，社区群众参与度高，自发甚至自费推广，并主动承担起社区教学推广工作，成为社区医院医务工作者的得力助手，解决了社区医院的群众组织工作，使得各项健康教育、健康管理、公共卫生工作能够更好地开展。健康医学海珠模式不仅仅是一种健康医学创新模式，同时也是一种体医融合创新模式，一种传统文化复兴模式，是"一切为了群众，一切依靠群众，从群众中来，到群众中去"的群众路线的成功典范，在当前国家推进健康中国、体医融合、文化复兴三大战略，倡导群众路线的大背景下，具有重要的示范价值（图6～图8）。

除此之外，我们也在政府部门、企事业单位、学校、养老院等开展了健康医学与心身整合的推广工作（图9），先后被广州日报、信息时报、老人报、三九健康网、家庭医生在线等媒体报道，产生了一定的社会影响。国家卫计委（现国家卫健委）、广东省卫计委（现

---

① 冯湛玲.心身整合，把健康捍卫到底[C]// 广州市第十届健康教育学术交流会文集.广州：2016：235-236.

② 李伟."心身整合养生操"科普推广系列活动可行性报告[C]// 广州市第十届健康教育学术交流会文集.广州：2016：188-189.

③ 何小珍.我志愿，我快乐！——感恩赤岗中心志愿者团队3周年[C]// 广州市第十届健康教育学术交流会文集.广州：2016：222.

广州市海珠区疾病预防控制中心

海珠区开展养生操社区志愿者项目

工作方案

一、工作背景

社区居民的健康知识普及和健康行为改变过程需要良好依从性，本工作旨在通过志愿者组织的建立，以社区居民为行动主体，同伴教育为主题，主动的改变不健康行为，养成健康生活方式，促进健康。

二、工作目标

（一）探索以心身整合养生操为支撑的的社区志愿者活动模式，深入开展社区健康教育。

（二）志愿者的健康素养（包括基本健康知识和理念、健康生活方式和行为、基本技能素养）有较大地提高，成为社区健康教育的得力帮手。

广州市海珠区健康教育所文件

关于开展2016年海珠区健康教育志愿者养生操师资培训的通知

各社区卫生服务机构：

目前海珠区健康教育志愿者活动正在开展中，心身整合养生操作为一项健康运动受到很多志愿者的欢迎，为更好开展海珠区健康教育志愿者活动，根据志愿者养生操活动的要求，现开展师资培训，具体通知如下：

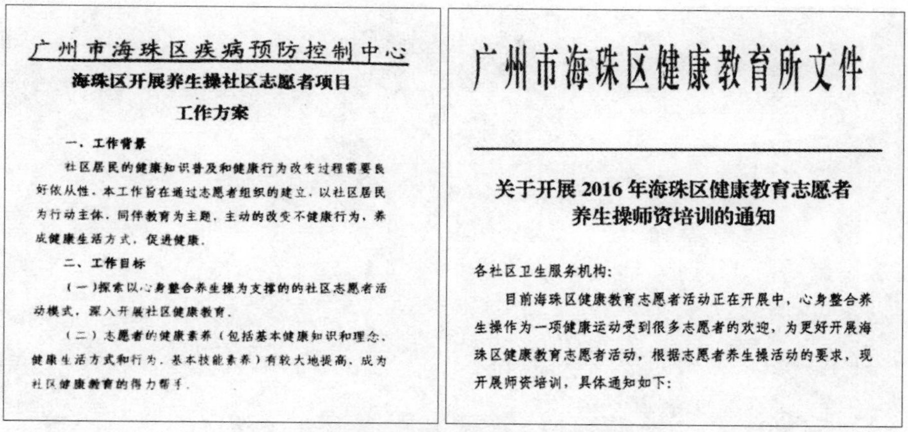

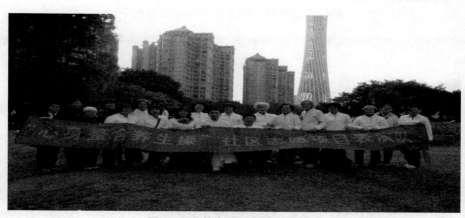

图6　心身整合推广相关政府工作文件

图7　心身整合社区志愿者表演队

广东省卫健委）、国家民政部、广东省民政厅、广州市民政局、广东省省直工委、中华医学会、北京大学、清华大学、军事医学科学院、暨南大学、广州中医药大学等大量领导专家均对健康医学与心身整合项目进行了参观调研，给予了高度肯定和评价。

（2）健康医学临床服务模式

我们目前也正在推进有关研究进程[①]，研发基于心身整合主动锻炼，面向血压管理、血糖管理、心脏康复、肿瘤康复、术后康复等临床应用的健康医学干预技术和操作规范，目

① 李伟，吴会东，田军章．心身整合行为技术对社区高血压患者的干预研究[J]. 深圳中西医结合杂志，2017，27（10）：194-196.

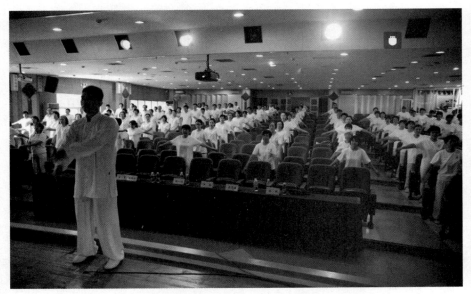

图8　群众表演（2015年8月8日全民健身日）

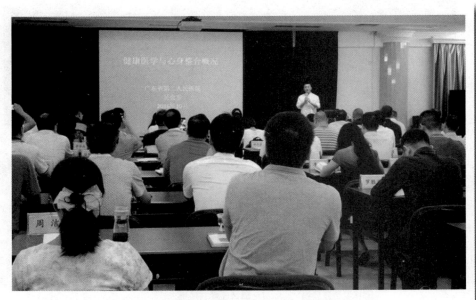

图9　广东省直工委党校党员骨干培训课程

的是最终构建形成可供广大临床医生方便操作的健康医学实施工具和操作指引，让临床医学开展健康医学特色诊疗有"法"可依，让健康医学真正能够融入临床诊疗始终，推动健康医学模式落地。

四、健康医学模式专家联合行动

中国健康医学工作者除了各自开展研究之外，还积极开展各类学术交流活动，团结联合，共同推进健康医学模式的发展。

1. 中国同创科鑫智库策划推动健康医学工作

中国同创科鑫智库由著名战略科学家陈同柱先生发起，中国人民解放军军事医学科学院吴乐山、王松俊等联合组建。该智库多年来指导我国几十名院士、百余名知名专家进行项目策划、实施、报奖等工作，在国内享有盛誉。同创科鑫智库关注中国健康事业，组织指导中国人民解放军空军航空医学研究所、广东省第二人民医院、广东省传统医学与运动伤害康复研究所等单位开展健康医学研究与实践工作，并且组织策划多次健康医学学术交流活动，指导健康医学著作撰写工作，推进健康医学事业发展。

2. "健康中国 2020"战略行动——健康医学模式创新与实践高峰论坛

2013 年 7 月 20 ～ 21 日，在同创科鑫智库陈同柱研究员等的策划推进下，广东省第二人民医院、中国人民解放军空军航空医学研究所、北京大学等单位在广州联合发起了"健康中国 2020"战略行动——健康医学模式创新与实践高峰论坛 ①。在这次大会上，陈同柱研究员做了题为《协同创新发展健康医学模式》的报告，提出要通过从事健康医学研究工作的有关单位和专家的协同合作，创新发展，共同推进健康医学模式的发展和落地。俞梦孙院士做了题为《人系统自组织功能与健康》的报告，介绍了健康医学的核心——人体自组织功能。吴乐山教授做了题为《探索生命的系统本质，回归医学的根本宗旨》的报告，指出基于系统科学研究人体生命的重要意义。时任广东省卫生厅副厅长的耿庆山做了题为《健康管理模式与相关政策扶持》的报告，宏观介绍了健康医学与健康管理的发展概况。广东省第二人民医院田军章院长做了题为《以健康为中心新型医学模式的实践与探索》的报告，介绍了广东省第二人民院在健康医学模式方面的实践探索工作。吴会东做了题为《探索与实践心身整合，促进健康医学模式建立》的报告，全面介绍了心身整合的原理方法以及其在健康医学模式发展中的定位和作用。这是国内率先组织的健康医学模式高峰论坛，是一个标志性的事件，具有里程碑意义，开启了协同创新发展健康医学模式的序幕。

---

① 广东省第二人民医院.我院积极探索新型医学模式获得院士专家肯定 [EB/OL].（2013-07-25）[2018-07-15] http://gd2h.com/news/yydt/a_100806.html.

3. 健康中国战略实施的突破口——第481次香山科学会议

2013年12月10～12日，第481次香山科学会议在北京香山饭店成功召开①。会议围绕核心主题"健康中国战略的突破口"以及健康系统工程的内涵、健康系统工程的顶层设计和健康科学与健康系统工程等中心议题进行了深入讨论。俞梦孙院士做了题为《健康中国战略实施的突破口》的主题评述报告。俞梦孙院士提出，健康系统工程是卫生保健模式的突破，医学模式转变是健康中国战略实施的必然选择。陈同柱研究员做了题为《运用协同创新模式，推进健康系统工程》的报告，提出健康系统工程协同创新中心战略规划。与会专家一致认为，化解当前严峻健康形势的出路在于更新观念，实现从"以疾病为中心"到"以健康为中心"的卫生保健理念的转变。实施健康系统工程是健康中国战略的突破口。

4. 养生治未病与健康管理高峰论坛

2016年9月23～25日，养生治未病与健康管理高峰论坛②在广东省第二人民医院隆重召开。陈同柱、俞梦孙、吴会东等健康医学工作者汇聚一堂。俞梦孙院士在本次高峰论坛上做了题为《老年健康工程》的主题报告，俞院士指出：老年健康工程要将直接针对疾病诊断和治疗为主的疾病医学途径转变为健康医学，即以提升老年整体稳态水平为主要目标，达到恢复和增进健康，祛除疾病。广东省第二人民医院田军章院长委托吴会东做了题为《我院以"健康"为中心健康医学模式的探索与实践》的报告，吴会东做了题为《健康医学与心身整合》的报告，全面展示了广东省第二人民医院在健康医学领域的探索与实践工作。心身整合表演和培训是本次大会的核心内容之一，来自海珠区赤岗、凤阳、黄埔村、沙园、江南中等多个社区的80多名社区医护工作者和老年群众在大会上做了心身整合养生操集体表演。23日晚来自全国各地的医务专业工作者参加了心身整合技术培训。

5. 其他学术活动

除了以上学术活动，健康医学工作者还参加各地举办的学术活动，如吴会东先后在中华医学会第十五次全国行为医学大会、岭南健康大讲堂、广东省医学会行为与心身医学分会学术年会、广东省医学会全科医学学术年会等学术会议上做了题为《健康医学与心身整合》的学术报告，进一步扩大了健康医学的学术影响。

总体上，中国健康医学工作者在推进疾病医学模式向健康医学模式转变这一历史使命中做了大量工作，但目前仍处于探索阶段，任重道远，我辈仍需继续努力！

---

① 杨炳忻. 香山科学会议第481-485和S20次学术讨论会简述 [J]. 中国基础科学，2014（4）：9-13.

② 广东省第二人民医院. 养生治未病与健康管理高峰论坛在我院圆满召开 [EB/OL].（2016-09-27）[2018-07-15] http://gd2h.com/news/yydt/a_102230.html.

▶ 第二章
全书指导理论——系统科学

本章介绍本书的重要指导理论——系统科学[1][2]。系统科学有很多内容，如：控制论、涌现论、信息论、反馈论、耗散结构理论、协同学、突变论等。这些我们不需要全部了解，在此也不做面面俱到的介绍，而是通过对大量系统科学研究成果和文献资料的精炼提取，形成核心框架，帮助快速形成系统思维，为全面理解人体健康和本书内容奠定基础。

第一节　物质世界的普遍存在形式——系统

系统科学是以系统为研究对象的学科群，着重考察各类系统的关系和属性，揭示其活动规律，探讨有关系统的各种理论和方法。系统科学的核心是系统。

一、运动变化的物质世界

在学习了解系统科学有关知识之前，我们先对这个世界要有一个基本认识。这是正确认识系统科学的前提。

1. 世界是由物质组成的

世界是由物质组成的。物质是不依赖于意识而又能为人的意识所反映的客观存在。世界的本质是物质的，意识不是物质，意识是物质高度发展的产物，是物质世界涌现的结果。物质为构成宇宙间一切物体的实物和场。自然界和社会的一切形象，都是物质的存在形式。例如空气和水，食物和棉布，煤炭和石油，钢铁和铜、铝、人工合成的各种纤维、塑料，以及光、无线电波等，都是物质。微观的物质微粒包括：分子、原子、离

---

① 苗东升. 系统科学精要（第4版）（研究生教学用书）[M]. 北京：中国人民大学出版社，2016.
② 上海交通大学钱学森研究中心. 智慧的钥匙——钱学森论系统科学（第二版）[M]. 上海：上海交通大学出版社，2015.

子、中子、质子、夸克等。

2. 运动是物质的根本属性

运动指一切事物的变化和过程，这种变化和过程是物质的基本固有属性，是物质存在的形式。世界是物质的，物质是运动的，整个世界就是永恒运动着的物质世界。有些事物的运动是明显的，人们可以直接感觉到，如奔驰的汽车，流动的河水，划破夜空的流星等。有些事物的变化人们不容易觉察到，如天上的太阳、月亮、星星等，短时间内都看似不动，其实也都按照自己的轨迹飞奔。微观世界的原子、分子等基本粒子同样是在不停地运动。人在走路、跑步的时候是运动的，在静止状态下，如坐着、躺着等的时候，是相对静止的，但是这个时候，人体内部的器官仍然在运动，例如心脏一直在跳动，大脑一直在活动，胃肠一直在蠕动。

运动是绝对的，静止是相对的，绝对静止的物体是不存在的。通常所描述的物体的运动或静止都是相对于某一个参照物而言的。同一个物体是运动还是静止，取决于所选的参照物，这就是运动和静止的相对性。相对静止的条件：两个物体向同一方向，以同样的速度前进。比如我们坐火车，以运动的火车为参照物，人是静止不动的，以人为参照物，火车也是静止不动的，但是如果以地面的站点为参照物，火车和人都在站点之间飞速运动。以站点为参照物，地球是静止不动的，但是以太阳为参照物，地球是围绕太阳运动的。

3. 物质相互联系组成万事万物

物质之间并不是孤立存在的，而是相互联系的。物质之间的的联系，是通过力实现的。现代研究表明，物质之间存在着四种基本作用力：强相互作用力、弱相互作用力、电磁力、万有引力。强相互作用力、弱相互作用力存在于微观原子世界中。电磁力、万有引力存在于宏观物体之间，重力属于万有引力，打击力、摩擦力本质上是原子、分子之间的电磁力。人体生命生理层面主要与电磁力和万有引力有关。物质之间通过联系发生作用，并且组成新的事物，直至宇宙之间的万事万物，包括意识。意识是人脑的机能，是物质发展的产物。

4. 时间和空间是物质的存在方式

空间属性是物质运动的广延性体现。物质占有一定空间。物质运动，也在一定空间中发生，占有一定空间。物质之间的联系，也表现为一定的空间关系。时间属性是物质运动的持续性体现，物质运动有一个过程，时间是表征这个过程的一个量。物质的运动，具有相对性，时间依附于运动而产生，没有运动，所有事物绝对静止，也就没有时间。

二、 系统是物质世界的普遍存在形式

世界是物质的、运动变化的、相互联系的，并且以系统的形式普遍存在。系统是由相互联系、相互作用的若干要素（部分）组成的具有一定结构和功能的有机整体。在这个定义

中包括了系统、要素、结构、功能四个概念，表明了要素与要素、要素与系统、系统与环境三方面的关系。人体就是一个典型的系统，人体系统由神经系统、消化系统、运动系统、泌尿系统、内分泌系统、循环系统等部分组成，各个部分相互联系，相互作用，具有相对稳定的组织结构和内外功能，形成一个有机整体。

系统是物质世界的普遍存在形式。这里强调一个普遍性或绝对性。目前人类所能认识的所有事物，要么可以看作一个系统，要么可以看作一个系统的组成部分，总会在系统中找到自己的位置，无一例外。事物是相互联系的，没有完全不与其他事物发生关系的独立个体存在，也没有不是系统的事物的独立存在。事物都存在于相互联系的物质世界系统中。

三、系统由要素或子系统构成

系统是由相互关联的要素构成的，要素就是系统的组成部分。从研究目的来看，要素是不需要再加以分解和追究其内部构造的基本成分。在许多情况下，要素内部也包含着其组成部分，故常常也把要素称为子系统。子系统在大系统的活动中起一个要素的作用，但是在需要考察子系统的构造时，又可将它分解为更小的子系统。以人体系统为例，神经系统、消化系统、运动系统、泌尿系统、内分泌系统、循环系统等组成部分就是要素或者子系统。这些子系统也分别由若干更小的子系统组成，如消化系统由口、食道、胃、大肠、小肠等器官组成，这些器官又由更小的子系统组成。

四、系统具有层次性

系统层层可分，具有层次性。系统由要素或者子系统组成，系统和要素之间的关系也是相对的，一方面，系统组成部分子系统往往也是一个系统，也有其组成部分——更低一层次的要素或子系统；另一方面，系统本身，又是另外一个更高层次系统的组成部分。系统被称之为系统，实际上只是相对于子系统即要素而言。层次的相对性很普遍。客观世界是无限的，因此系统层次也是不可穷尽的。人们对于系统层次性的认识，无论在深度上，还是广度上，都是没有尽头的。按照今天的认识，从宇宙——总星系、星系、恒星、地球、地面物体、分子、原子、质子、中子到电子、基本粒子乃至更深层次的物质结构，就是按照空间尺度或质量大小划分的客观世界的系统层次。

五、系统具有内外部环境

与系统的层次性相对应，系统也具有自己的内外部环境。系统内部要素，构成系统内部环境，系统作为一个要素，构成更高层次系统，更高层次系统就成为了系统外部环境。根据系统与外部环境的关系，系统可以分为封闭系统和开放系统。封闭系统不与外部环境发生联系，不进行物质、能量、信息的任何交换。开放系统与外界环境发生联系，与外界环境进行物质、能量、信息的交换。在现实世界中，绝对封闭的系统是不存在的，所有的系统都与外界发生或多或少的联系，都是开放系统。系统通过与外部环境进行物质能量信息交换以及内部环境的固有机制，维持系统的内部稳定性和持续存在。

第二节　系统核心概念——涌现

如果我们把一些系统不断往下分层还原，我们会发现不同系统最终可以还原成一些相同的东西，比如分子、原子等。不同的系统，可以由相同的要素组成。宇宙中已发现的基本粒子不过几十种，相互间只有四种相互作用力，化学元素 108 种，最终可以构成这个五彩斑斓、丰富多彩的世界，这些是如何实现的？

一、涌现

简单的要素，之所以能够最终构建形成高度复杂、丰富多彩的世界，依靠的是系统的涌现[①]。涌现是系统科学的核心概念之一，貌似遥远高深，实际却是司空见惯，涌现无处不在，无时不有，就在我们工作生活的时时处处，从某种意义上来说，认识了涌现，理解了涌现，也就认识了我们这个世界。

涌现又叫突现，指的是一个系统整体出现的或具有的，而其组成部分或者子系统所没有的属性，我们常听说"整体大于部分之和"，说的就是系统的整体涌现。部分相加，形成系统，系统整体大于部分相加之和。整体等于部分之和的属性，是其组成部分原有的属性的加和，而这个大于的部分，则是涌现的结果。可以说是"无中生有"。同样是一块布，可以做成衬衫，也可以做成裤子，材质相同，但因为布料的组合方式差别，却产生了衬衫或者裤子的不同结果。一堆金属，可以是一堆臭铜烂铁，也同样可以组合成汽车、飞机、大炮等不同事物。同样的音符，不同的组合，可以产生无数的音乐。同样的 26 个字母，组合涌现，可以形成丰富多彩的语言。

涌现就是"无中生有"，万事万物都在涌现之中，世界因为有了涌现而变得丰富多彩、变化多端，拥有无限可能。系统依靠这种"无中生有"，不断涌现出新的东西。系统的层次无限可分，因此，系统涌现也有无限层次，"无中生有"也就具有了无限可能（当然这种可能是要有依据的，不是凭空产生的），一方面涌现形成了当前丰富多彩的世界，另一方面，世界的未来充满希望和悬念，人类和人类意识是物质世界涌现发展的产物，人类的创造性使得未来一切皆有可能。

---

① 约翰·霍兰（美）著，陈禹等译，方美琪校.涌现：从混沌到有序[M].上海：上海科学技术出版社，2006.

二、涌现与创新

创新的本质也就是涌现。系统涌现性是所有创新的来源。涌现不一定是创新，但创新一定是涌现。新的东西，原来没有的东西，通过涌现才能出现。我们常听说交叉学科、边缘学科等，这些都是具有创新可能的领域。两个不同领域的东西，相互整合，就有创新的可能。现实之中，无数创新都是学科交叉融合的典型。大量医学检查设备都是物理学、生物学、医学等多学科整合涌现的产物。移动互联网与医学结合的创新涌现出移动医疗、网络医院等产物。在这个万众创新的时代，我们在哪里寻找创新的灵感？依据涌现原理，交叉学科领域、跨界领域往往是寻找创新灵感的地方。

我们本书所要介绍的内容，也正是这种创新的结果。系统科学、医学、心理学、传统养生运动、国学经典等诸多学科的交叉融合、整合、创新，形成了《健康医学与心身整合》。

三、人和人的意识世界的涌现

人是物质世界涌现的结果，人类意识更是如此。意识是人脑的机能，是人脑涌现的结果。在人的意识领域，形成了概念、判断、推理等理性认识形式，这些认识形式，也是涌现的结果。这些人类独有的认知意识现象，也是客观存在的，是一种涌现性的存在。这个世界的颜色，五彩斑斓，是光的物质存在，作用于我们人类的眼睛器官和大脑神经所形成的认识。如果没有人的存在，光也存在，但是光的颜色却不存在。水的温度，是表征水的分子热运动程度的量。人用手去感觉的热和冷，是对水温以及热传导现象的反应。水的分子热运动是客观存在的物理量，而冷和热，是分子热运动与人体感觉神经交互作用的涌现的结果。没有人的意识，就只有分子热运动和热传导的物理现象，没有冷热感觉的存在。冷热感觉是存在的，是系统涌现存在的体现。一个英文单词，如"Apple"，如果懂的人，就知道这是"苹果"的意思，会和苹果联系起来，但对于一个完全不懂的人而言，这就是几个字母的组合。如果一个人连字母都不知道，那"Apple"对他来说也就意味着仅仅是一个符号组合，这其中也体现着涌现。

四、涌现与物质、能量、信息

这里引申出对物质、能量、信息的认识来。物质是物理世界存在的实体。物质是运动的，物质运动表现为能量。物质和能量具有统一性，爱因斯坦质能方程就是对这统一性的描述。物质运动可以作用于其他物质，对自身和其他物质的运动发生影响，这个过程就产生能量的转移。信息，既不是物质，也不是能量。准确定义信息其实并不容易。我们从涌现的角度来看，可以更好地把握其本质。前面说的冷和热、光的颜色、单词的含义等，是涌现性的客观存在，其实也就是一种信息。一方面，物质本身具有信息的属性。比如我们说苹果这个事物，苹果是圆的、红的，这些都算是苹果这个事物本身的信息；另一方面，物质世界涌现"无中生有"，其中也会生出信息。两个苹果连成一个线，三个苹果可以摆成三角形，这些都是新的信息。信息一旦产生，就作为客观存在之物，加入涌现的行列，与物质一起，继续组合叠加涌现出更多的信息，发展形成复杂的信息科学体系。

五、涌现与健康

回归到到我们本书健康的主题，健康与疾病本身也是涌现的结果。好的条件和内外作用，人体系统整体涌现出健康，不好的条件和内外作用，人体系统整体涌现出疾病。我们对人体系统进行健康干预，也就是要创造相关内外条件，让人体系统产生出我们想要的健康涌现结果。

第三节　系统重要内容——结构、行为、过程、状态、功能、整合

物质是运动变化的，作为物质的存在形式，系统也是运动变化的。我们可以从系统要素、结构、行为、状态、功能、整合等角度认识系统，形成系统思维方法，更好地认识问题、分析问题、解决问题。而在健康领域，我们可以应用这些知识，去认识人体的要素成分、结构、状态、行为、过程、功能、整合等，对人体健康形成根本认识。

一、系统结构

系统结构，是指系统内部各组成要素之间的相互联系、相互作用的方式或秩序，即各要素排列组合的具体形式，它体现的是要素之间的时空关系。系统由要素组成，一个系统的性质取决于其组成要素以及要素之间的关系两个方面。要素自身的属性、要素之间的关系属性，决定一个系统的整体属性。要素自身属性，包括要素的质量、大小、速度等，要素关系属性，包括要素数量、要素空间位置、相互作用等。系统结构包括以上两者的内容。在物质世界层面，系统的结构表现为空间结构，就是系统内部各要素在空间中的位置和关系。在信息世界层面，系统的结构关系因为涌现而变得复杂，已经远远超出空间关系。例如我们说：法律由民法、刑法、合同法、交通法等组成。法律这个系统，不是一个物质世界层面的系统，而是一个信息层面的系统。民法、刑法、合同法、交通法是法律系统的构成要素，这些要素之间的关系，不是空间关系，而是一种逻辑关系。对于人来说，人的生理层面，内部要素之间主要是一种空间结构关系。

系统结构具有一定的稳定性、有序性、层次性。①稳定性：结构具有较强的稳定性，是一事物内在关系中相对不变的方面。由于结构具有稳定性、相对不变性，因而可以用结构作依据来划分事物的多种不同类型。②有序性：结构作为要素之间相互联系的方式是有一定规则的，它表现为一定的方式，是受一定的规律支配。结构的有序性是系统有序性的基础。③层次性：系统是有层次的，不同层次有不同的结构，因而结构也具有层次性。结构与结构之间形成一个由低级到高级、由简单到复杂的发展系列。因为系统具有层次性，系统要素之间的关系，也就有同一级别的横向关系，形成横向结构，同时也有不同层次之间的纵向关系，形成纵向结构。人体系统由细胞、组织、器官、系统四个层次的子系统组成，每个层次又是一个相对独立的系统。比如人体系统这个层次的系统就有九大系统。九大系统中的运动系统又由骨骼系统、肌肉系统、关节系统三大系统组成。肌肉系统还可分为骨骼肌、平滑肌、心肌等，还可以往下分类。

二、系统行为

系统行为指系统整体、系统内部要素等的运动变化。物质是不断运动变化的，系统也是不断运动变化的。系统行为就是指的这种运动变化。运动变化体现的是系统对内外环境的作用。对于外部环境，系统行为体现为物质、能量、信息的交换，对外部环境和系统本身产生影响；对于内部环境，系统行为体现为内部系统要素成分及其结构的变化。以人体系统为例说明系统行为，我们从外界摄取食物，呼吸交换气体等是与外部环境的一种系统行为，心脏将血液推动在全身血管中的运行，就是系统内部的一种系统行为。系统每时每刻的运动变化，都可以看作是系统行为，无一例外。

系统行为是系统要素和结构发生变化的原因。没有系统行为，系统要素和结构就不会发生任何变化。没有行动就没有结果，通过切实行动才能改变一切，就是这个道理。系统行为引起的系统要素和结构的变化，不是任意的，而是由系统本身结构和系统行为作用共同决定的。要想实现我们想要的系统结构改变，比如希望人体系统从疾病结构换变为健康结构，就要依据人体系统结构特点和转化规律，实施正确的系统行为，并且持续足够时间，来改变系统结构。

三、系统过程

系统过程是对系统行为的连续性描述。系统行为，是当下一个时间点上的一个行为，行为随着时间的延续，就表现为一个过程。以人体系统为例，人体系统状态可以由疾病状态向健康状态转化，这个转化是通过系统行为来实现的，但是系统行为不只是某个瞬间的，而是连续的，有一个行为的过程。我们通常所说的过程控制，本质是对系统行为的控制。系统行为控制的连续，就是一个过程控制。

四、系统状态

系统的内部各要素及其结构的总体状况，就是系统状态。系统结构总是在一定的时间、空间中存在和发展的，系统状态是对系统要素及其结构横断面的描述，是某个时间点上的。系统具有系统行为，是动态变化的，时间点是行为中的一个点，系统状态同时描述系统要素运动变化的方向与速度，因此系统状态同时隐含了系统行为状况。

与系统结构相对应，系统状态描述的是系统内部要素属性和内部要素结构关系，主要包括要素成分、要素质量、要素大小、要素速度、要素数量、要素空间位置分布等内容。如一个系统由什么要素构成、要素自身状态如何（运动速度、体积大小等）、这些要素的数量有多少、这些要素之间的空间位置和分布如何。以人体系统为例，某一个时刻的身高、体重、血压、血糖、血脂等，描述的就是人体系统此刻的状态，通过对这个状态的评估，可以了解人体系统是处于健康态、亚健康态还是疾病态等。

系统状态取决于系统结构，系统结构具有稳定性，系统状态也具有稳定性。系统状态的稳定性称之为稳态。以人体为例，人体系统内环境的稳定性称之为内稳态。系统状态的稳定性，本质上是系统结构的稳定性，也就是系统要素、要素质量、要素大小、要素速度、要素数量、要素空间位置分布等的稳定性。系统结构和系统状态的稳定性是相对的，动态变化的。对于系统结构和系统状态的改变，是通过系统行为来实现的。

五、系统功能

系统行为过程，引起系统状态变化。系统功能是对系统行为所产生的变化结果作用的一个描述。系统行为产生的变化结果可以是系统内部要素及其结构的变化，也可以是系统作用导致的外部环境的变化。我们把这种系统行为导致内外环境变化的效能，称之为系统功能。"功能"和"作用"这两个概念既有区别又有共同性。作用主要是指系统与环境之间产生的关系，具有行为、行动的意味，发生作用的同时所表现出来的效能，就是功能。通常把系统与外部环境交互作用的效能称为外部功能，把系统与内部环境交互作用的效能称为内部功能。外部功能是表现为系统对环境的适应、改变、贡献。例如人体的运动功能、药物的治病功能等。内部功能主要表现为系统对其内部环境的调节、控制，例如各种机器的自控制功能、人体对内环境的调节功能等。

结构和功能两者具有统一性。一方面，结构决定功能，事物内部有什么样的结构，就必然表现出相应的功能。以音乐旋律为例，虽然都是由7个音符组成，但因组合方式不同，有的宏伟，有的肃穆，有的轻快，有的诙谐，有的铿锵有力，催人奋进，有的则是靡靡之音，使人颓废、消沉。另一方面，功能对结构也有反作用，从功能变化入手可以改变结构。

以人体运动为例，长期运动可以强壮肌肉结构，长期卧床则可导致肌肉萎缩。系统结构决定着系统功能，因此在考察系统功能时必须注意考察系统结构，并建立优化结构，使系统发挥出最佳功能；同时，还可依据系统结构来推测和预见其系统功能。从系统功能改变入手可以改变系统结构，可通过改变系统输出功能来调整系统结构，还可以从系统功能来推知系统结构。

六、系统整合

系统整合属于一种系统行为。系统行为有很多，整合是其中一种，而且是主要的一种。整合是系统对系统内部要素和外部环境的一种操作行为，其充分调动各种内外资源，形成一个整体，发挥整体力量，达成系统目标。我们可以从资源整合、学科整合等说法中体会其中含义。本书主题之一心身整合，说的就是如何通过对人体系统内部心身两大核心要素的互动整合，来维护心身整体健康的理论和方法体系。

七、总结

系统结构、系统状态、系统行为、系统过程、系统功能是相互联系的，但是又有所区别。系统结构和系统行为是存在性的，是系统本质。系统状态、系统过程、系统功能是描述性的，是对系统结构和系统行为的描述。对系统的研究考察，需要回到系统结构和系统行为的本质上去，不能只停留在系统状态、系统过程、系统功能的描述上。系统状态、系统过程、系统功能需要进一步还原，在系统结构和系统行为中寻找答案。比如，我们说提升人体系统的自组织功能，维护人体系统的稳定状态，加快人体健康恢复过程，这些说法都是一些概念性描述，如果要想真正理清这些概念的本质，还需要回到系统结构和系统行为中去。提升功能，本质其实是要优化结构；稳定状态，本质其实在于结构稳定；加快过程，本质上是对行为的控制和加速。研究思考问题，一定要搞清楚，是什么东西，在干什么。这也就是系统结构和系统行为。如果只是笼统地停留在描述性概念中，不能回到事物本质去思考研究问题，就很难真正认识问题和解决问题。掌握这些概念的本质，形成系统思维结构，对我们认识人体系统和养生保健乃至认识其他事物，都有重要的指导意义。

第四节　系统行为动力——他组织、自组织

系统结构、功能、状态的变化，是通过系统行为过程来实现的。可以通过对系统的行为过程控制，来达到维护心身健康的目的。而系统行为的动力来自内部和外部，这就是他组织和自组织。

一、自组织和他组织

自组织[1][2] 和他组织是系统科学中的两个重要概念。系统行为的动力，可以来自外在，也可以来自内在。简单来说，系统接受外在的干预作用产生系统行为，就是他组织，而系统通过内部要素的固有机制对系统自身干预产生系统行为，就是自组织。一个系统通过自组织和他组织来产生系统行为，实现系统的演化发展。他组织是发挥外部积极性，自组织是发挥内部能动性。他组织是外因，自组织是内因。事物的发展，内因是基础，外因是条件，外因通过内因起作用。自组织是基础，他组织是助力，自组织与他组织要相互配合。

任何一个系统都是由自组织和他组织共同作用来维护稳定的，人体也不例外。如人献血的时候，失去少量血液，骨髓会造血来维护体内血液平衡，这是自组织。如果是外伤大出血，失血过多，骨髓造血暂时补充不足，就需要输血，输血就是他组织。

系统如果按照自组织和他组织来划分，就可以分为他组织系统、自组织系统。自组织和他组织不是截然分开的，而是相互联系的，因此他组织系统和自组织系统的划分也是相对的。人体就是一个自组织系统。

如果套用前面的结构、状态、行为、过程、功能的概念，自组织就有自组织结构、自组织状态、自组织行为、自组织过程、自组织功能的不同概念。这样的区分，有助于我们进一步从本质上把握自组织这个概念的切实内涵。一个自组织系统，就应该有系统自身的自组织结构、自组织状态、自组织行为、自组织过程、自组织功能。就像前面所说的，结构和行为是本质性的存在，自组织结构和自组织行为是自组织系统的实质，我们要从自组织结构和自组织行为中去考察系统的自组织机制。

二、无为而无不为

为了更好地认识自组织和他组织，我们结合国学经典中的一些论述来加深理解。自组织和他组织虽然是系统科学的内容，但是古人对这一原理已经有着深刻的认识，并且做了自己的描述，其中从《道德经》[3]为典型代表。"无为"是道德经核心思想之一，人们对"无为"众说纷纭，有很多不同认识，也有很多困惑。其实如果站在系统科学自组织、他组织的角度来看这个问题，就很清晰明了了。《道德经》上说"无为而无不为""我无为而民自化"，字面意思分别是：不做什么而达到什么都做，我什么也不做而人民自己在运化。这里面实际有一个做和不做的关系。谁不做，谁又在做呢？综合起来，实际上说的是对一个系

① 哈肯（德）著，郭治安译 . 信息与自组织 [M]. 成都：四川教育出版社，2010.

② 沈小峰著 . 混沌初开——自组织理论的哲学探索 [M]. 北京：北京师范大学出版社，2008.

③ 魏·王弼注，楼宇烈校释 . 老子道德经注校释 [M]. 北京：中华书局，2008.

统的干预过程，我们不做，是让系统自己做，也就是我们不从外对系统进行过多干预，而是从系统内部充分授权，让系统充分发挥其内部固有的自组织机制，把内部资源充分调动起来，实现自组织的自行运化。

一个简单的道理，虽高度抽象，却又贯穿于万事万物。明白了这个道理，我们就能够站在一个战略高度看待事物，就能有不一样的认识。

三、实例分析

要达成改变系统的目标，可以通过他组织来实现，也可以通过自组织来实现。我们从团队发展、子女教育、健康维护三个具体实例中进一步来理解自组织和他组织。

一个团队组织，可以通过接受上级命令而行动和发展，这是他组织。也可以通过内部动员，发挥主观能动性而行动和发展，这就是自组织。调动团队每个成员，发挥自己的主观能动性行动起来，是团队组织得以发展的根本条件。

子女教育也是一样，孩子作为一个系统，其健康成长是干预目标。教育孩子、干预孩子，就是直接的他组织干预。但是不是干预越多越好呢？这就是需要考虑的问题。现代教育理念认为，要尊重孩子的生长规律，给其一定的空间，充分发挥孩子的内部积极性，不要过多地干预其成长，更不要拔苗助长。这里实际就有一个自组织和他组织的关系问题。不干预不行，干预过多也不行。完全他组织不行，完全自组织也不行。只有在我们能够充分理解自组织和他组织原理的基础上，在尊重事物发展规律的前提下，通过自组织和他组织的合理配合，才能达到我们所要的目标。

人的健康维护也同样如此。人体作为一个复杂巨系统，内部也有着完善的复杂的状态维护自组织机制。医学发展至今天，人类也发明创造了无数的外部他组织健康干预手段。如何充分认识这些方法手段，充分理解人体自组织、他组织机制，合理应用这些方法，实现人体系统状态的健康稳定，是摆在我们面前的重大课题，也正是本书的重点内容。

第五节　自组织核心机制——信息反馈控制

自组织是系统行为动力的核心之一，那么，系统内部自组织机制是如何运作的？

一、自组织的本质

自组织系统内部的自组织机制因不同系统、不同要素而有所差别。自组织结构是自组织机制的基础。在自组织结构的基础上，产生自组织行为，发生自组织过程，表现为自组织功能。对这个问题的研究和思考，要落实到自组织结构和自组织行为上去，具体而言，组织的要素是什么？组织的结构是什么？组织的行为是什么？

二、信息反馈控制

一个系统，内部存在多个要素，这些要素或多或少是不一样的，也就是说，系统内部是不平衡的。随着系统演化和时间推移，系统内部的不平衡不断发展，物竞天择，适者生存，系统就会形成内部的等级和支配关系。有些要素处于主导地位，将成为系统的控制部分。有些要素处于被支配地位，将成为系统的被控制部分。控制部分和被控制部分，通过信息反馈[①]行为，实现系统的稳定性和进化发展。这样的一个系统，可以称之为信息反馈控制系统。它是系统发展的高级形式，是一个典型的自组织系统。信息反馈控制就是自组织的核心机制和高级发展阶段。例如：高级动物的体温控制、瞳孔反射、皮肤变色，都是信息反馈控制。

一般来说，信息反馈控制结构包括：控制器、受控对象、反馈通路三个核心部分。控制器是系统的控制中心，对接收的信息进行整合分析，并且做出反应，输出信息。受控对象是系统的被控制部分，将自身的状态信息发送给控制器，并且接收控制器的信息调控，改变自身状态。反馈通路是控制器和受控对象之间信息传输的通道，一般包括输入通道和输出通道两个部分。

三、人体反射弧

人体就是一个典型的信息控制反馈系统，拥有信息反馈控制结构。这个结构主要是反射弧[②]，实现神经调节功能。反射弧是执行反射的全部神经结构，一般包括感受器、传入神经纤维、中枢、传出神经纤维和效应器五部分。反射过程如下：一定的刺激被一定的感受器所感受，感受器发生了兴奋；兴奋以神经冲动方式经过传入神经传向中枢；通过中枢的分析与综合活动，中枢产生兴奋；中枢的兴奋又经一定的传出神经到达效应器，使其根据神经中枢传来的兴奋对外界刺激做出相应活动。

四、正反馈与负反馈

反馈包括正反馈和负反馈两个方面。如果控制器为被控对象设定一个相对恒定的指标范围，被控对象高于这个指标范围控制器则发出下调指令，低于这个指标范围控制器则发出上调指令，被控对象的指标变化方向与控制器指令调整方向相反，使被控对象保持在一个相对恒定的范围内，这就是一个负反馈。正反馈则相反。被控对象指标增加，控制器

---

① Charles L，Phillips，John Parr 著，詹侨军编译.反馈控制系统（第5版）[M].北京：清华大学出版社，2017.
② 朱大年，王庭槐.生理学（第8版）[M].北京：人民卫生出版社，2013：290.

接收到被控对象的指标增加信息后，发出指令使被控对象指标继续增加，反之亦然（减少的情况下），使得被控对象持续变化，远离初始状态，乃至发生突变、质变，这就是一个正反馈。

信息反馈控制系统通过负反馈实现自身系统的稳定性，负反馈在稳定内部环境的同时，又为正反馈过程提供了良好的条件，系统通过正反馈实现系统功能与系统的不断更新优化。以人体为例，人体通过负反馈机制，使得体温、血压、血糖维持在一个相对恒定的范围内，使得人体状态相对稳定，形成内稳态和健康态。人体的排尿反射、射精过程、凝血过程、细胞动作电位等都是正反馈过程。

五、系统稳定与系统进化

系统具有一定的稳定性，包括稳定的结构、功能、状态、行为等。同时系统也不断发展变化、优化、进化。无论是系统的稳定性还是系统的发展进化性，都与系统自组织密切相关。从反馈角度看，系统的稳定性与负反馈相联系，负反馈致力于使得系统通过自我调节而保持自我稳定。一个组织系统之所以能在受到干扰后能够迅速排除偏差，恢复到正常稳定状态，其关键在于负反馈机制。而不稳定则与正反馈相联系，正反馈作为系统的不稳定性因素致力于打破系统现存状态，促使系统偏离原来的发展轨迹进化发展。实际上是正负反馈共存于系统之中。没有仅仅存在负反馈的系统，也没有仅仅存在正反馈的系统。如果系统之中仅仅存在负反馈，仅仅强调系统稳定，任何系统偏离都不容许，这样的系统就无法发展。相反，如果系统中仅仅存在正反馈，无异于说系统根本就没有稳定性可言，系统的任何稳定倾向都会遭到破坏，只会处于变动不定之中，这样的系统同样也是不可能有真正的发展。在系统中正负反馈同时存在，依据不同条件而表现出不同主导地位，既能维持系统的相对稳定性，又使得系统能够不断优化、发展与进化。这启示我们，人体健康的维护，也需要正负反馈的作用，负反馈维持健康状态，正反馈推进从疾病到健康的转化或从低层次健康状态向高层次转化。人体反馈机制，是健康研究的重要课题，这也正是后面人体系统优化和心身整合所研究的重点内容。

▶ 第三章
健康力与健康医学

现代科学在研究人体、健康与疾病等领域拥有大量的研究成果并形成了知识体系，如解剖学、生理学、病理学等。但这些知识过于庞杂，不适合普通大众学习了解，另外，多数专业知识，也没有必要为我们每个人所掌握。系统科学是认识事物的根本，人体是一个复杂巨系统，基于系统科学，整理相关成果，形成基本知识结构，认识把握健康与疾病本质，具有现实意义。系统科学应用于医学领域，可发展形成人体系统科学、系统医学、健康医学等新学科。系统医学与健康医学在内容上密不可分，但视角和侧重有所不同。系统医学涉及内容相对宽泛，本书主要聚焦于人体系统自组织机制，强调人体系统"健康力"，介绍关于"健康力"的医学理论，我们称之为健康医学。读者可从本章了解健康医学的核心内容。

第一节　基于系统科学认识人体健康、亚健康与疾病

人体是一个系统，有其系统状态。人体系统整体状态基本可分为三类：健康状态、疾病状态、亚健康状态。基于系统科学研究和认识健康、亚健康和疾病，有助于更好把握其本质，为认识健康干预、维护健康、防治疾病等提供科学指引。

一、系统科学基本认识架构

我们可以从系统要素、结构、行为、状态、功能、涌现等角度认识系统，形成系统思维方法，更好地认识问题、分析问题、解决问题。而在健康领域，我们可以应用这些知识，认识人体系统的要素成分、结构、状态、行为、过程、功能、涌现等。

①系统结构是指系统内部各组成要素之间相互联系、相互作用的方式或秩序，即各要素排列组合的具体形式，它体现的是要素之间的时空关系。②系统行为指系统整体、

系统内部要素等的运动变化。物质是不断运动变化的，系统也是不断运动变化的。系统行为就是指的这种运动变化。系统行为是系统要素和结构发生变化的原因。要想实现我们想要的系统结构改变，比如希望人体系统从疾病结构转变为健康结构，就要依据人体系统结构特点和转化规律，实施正确的系统行为，并且持续一定时间，来改变系统结构。③系统过程是对系统行为的连续性描述。系统行为是当下一个时间点上的一个行为，行为随着时间的延续，就表现为一个过程。④系统的内部各要素及其结构的总体状况，就是系统状态。系统结构总是在一定的时间、空间中存在和发展的，系统状态是对系统要素及其结构横断面的描述，是某个时间点上的。⑤系统行为过程引起系统状态变化。系统功能是对系统行为所产生的变化结果作用的一个描述。系统行为产生的变化结果可以是系统内部要素及其结构的变化，也可以是系统作用导致的外部环境的变化。我们把这种系统行为导致内外环境变化的效能，称之为系统功能。结构和功能两者具有统一性。一方面，结构决定功能，事物内部有什么样的结构，就必然表现出相应的功能。另一方面，功能对结构也有反作用，从系统功能改变入手可以改变系统结构，可通过改变系统输出功能来调整系统结构，还可以从系统功能来推知系统结构。⑥涌现又叫突现，指的是一个系统整体出现或具有，而其组成部分或者子系统所没有的属性，我们常听说"整体大于部分之和"，说的就是系统的整体涌现。部分相加，形成系统，系统整体大于部分相加之和，整体等于部分之和的属性，是其组成部分原有的属性相加的和，而这个大于的部分，则是涌现的结果。可以说是"无中生有"。

系统结构、系统状态、系统行为、系统过程、系统功能、系统涌现等是相互联系的，但是又有所区别。系统结构和系统行为是存在性的，是系统本质。系统状态、系统过程、系统功能、系统涌现是描述性的，是对系统结构和系统行为的描述。对系统的研究考察，需要回到系统结构和系统行为的本质上去，不能只停留在系统状态、系统过程、系统功能、系统涌现的描述上。系统状态、系统过程、系统功能、系统涌现需要进一步还原，在系统结构和系统行为中寻找答案。比如，我们说提升人体系统的自组织功能，维护人体系统的稳定状态，加快人体健康恢复过程，这些说法都是一些概念性描述，如果要想真正厘清这些概念的本质，还需要回到系统结构和系统行为中去。提升功能，本质其实是要优化结构；稳定状态，本质其实在于结构稳定；加快过程，本质上是对行为的控制和加速。研究思考问题，一定要搞清楚，是什么东西，在干什么。这也就是系统结构和系统行为。如果只是笼统地停留在描述性概念中，不能回到事物本质去思考研究问题，就很难真正认识问题和解决问题。掌握这些概念的本质，形成系统思维结构，对我们认识人体系统和养生保健乃至认识其他事物，都有重要的指导意义。

二、人体是一个复杂巨系统

钱学森同志明确指出人体是一个开放的复杂巨系统[1][2]。人体系统基本结构由细胞、组织、器官和系统四个层次的子系统组成。

细胞是人体系统的基本单位，是基本层次子系统，细胞本身也是一个系统。人体的一切生命现象，都是细胞行为的表达，体内所有的生理功能和生化反应，都是在细胞及其产物（如细胞间隙中的胶原蛋白）的物质基础上进行的。细胞之间存在的一种或几种不具有细胞形态和结构的物质是细胞间质，包括纤维、基质和流体物质（组织液、淋巴液、血浆等）等，对细胞起支持、保护、连结和营养作用，参与构成细胞生存的微环境。细胞和细胞间质共同构成更高层次的结构——组织。人体组织可分为上皮组织、结缔组织、肌组织和神经组织四类。由几种不同类型的组织进一步组合就构成器官。比如：眼、耳、鼻、舌等感觉器官，心、肝、肺、胃、肾等内脏器官。执行相关生理功能的多个器官相互配合构成人体的九大系统，即运动系统、消化系统、呼吸系统、泌尿系统、生殖系统、内分泌系统、免疫系统、神经系统和循环系统。九大系统相互配合，构成人体。人体整体就具备了单个系统所不具备的功能，成为一个高级的生命体。

基于身体，主要是脑，涌现出高级的功能，表现出心理意识现象。人的心理现象，不是凭空出现的，不能脱离物质基础而单独存在。根据系统涌现原理，人的心理意识现象，是人脑涌现发展而形成的，是涌现的结果，一方面其以脑作为物质基础，另一方面，它不等同于是脑部神经细胞的物质性存在，而是脑部物质以及信息等复杂元素复杂涌现的结果和产物。基于涌现原理，能够很好地认识心理意识现象，避免陷入意识心理独存的唯心主义和把意识心理等同于物质的庸俗唯物主义。

三、系统整体状态微观基础——细胞稳态与内环境稳态

人体整体状态，需要从人体构成要素以及系统结构中去认识。人体系统是由细胞、组织、器官、系统等四个层次的子系统组成，因此人体系统整体状态包含了细胞、组织、器官、系统之间的复杂关系，它们相互作用、相互影响，共同决定影响系统整体状态。虽然影响人体系统整体状态的因素包括细胞、组织、器官、系统等多个层面，不过细胞是构成人体的基本单位，细胞状态影响整体健康状态。内环境是细胞所生活的液体环境，内环境状态又影响每个细胞的健康状态。细胞状态与内环境状态是影响整体状态的主要因素。

---

① 于景元. 钱学森系统科学思想和系统科学体系 [J]. 科学决策，2014（12）：2-22.

② 于景元. 人体是个开放的复杂巨系统（提纲）[C]// 新时期中医药发展战略与政策论坛论文集. 北京：中国软科学研究会，2005：26-27.

1. 细胞稳态

细胞是人体基本单位，细胞健康影响整体健康。细胞膜将细胞与其周围环境隔开，细胞内部与细胞周围液体有很大差别，细胞与周围液体不断进行物质交换并保持其内部恒定性，这就是细胞稳态。细胞稳态主要依赖新陈代谢、分裂复制等实现。在某种程度上，保持整体健康，需要每个细胞健康，需要维护细胞稳态。若细胞稳态遭到破坏，细胞结构功能就会发生障碍，影响到人体整体结构和功能，表现为疾病。当然人体随时也会有一些衰老或突变细胞，但人体有相关机制处理这些细胞，使之维持在一个可控范围，人体整体仍然健康。

2. 内环境稳态

人体内绝大多数细胞并不与外界相接触，而是浸浴于内部的细胞外液中，因细胞外液居于身体内部，所以名为内环境，用来区别于机体赖以生存的外环境。细胞外液主要包括组织液、脑脊液、血浆、淋巴等。绝大多数组织细胞都浸浴在组织液中，细胞内液与组织液之间只隔着一层细胞膜，于是水分和一切可以通过细胞膜的物质，就在这两部分体液之间进行交换。细胞代谢所需要的氧气和各种营养物质从组织液中摄取，而细胞代谢产生的二氧化碳和终末产物直接排到组织液中。脑脊液是脑细胞直接生存的内环境，脑脊液其实也是组织液，其组织细胞是脑细胞。组织液不是封闭的，其与血液循环、淋巴循环相连通，与血液或淋巴进行物质交换。人体中的血液包含血细胞和血浆两部分，血浆是血细胞的内环境。血浆沿动脉流入毛细血管动脉端，其中许多物质会透过毛细血管壁进入组织液，组织液中包括细胞代谢产物在内的各种物质，大部分能被毛细血管的静脉端重新吸收，进入血浆；小部分被毛细淋巴管吸收，成为淋巴液。淋巴液中混悬着大量淋巴细胞和吞噬细胞，对这些细胞来说，淋巴液就是它们直接生活的内环境。毛细淋巴管内的淋巴液汇集到淋巴管中，经过淋巴循环由左右锁骨下静脉汇入血浆中，进入心脏，参与全身血液循环。在循环器官作用下，血浆在心血管系统中川流不息，并与其他细胞外液相通，从而构成全身体液联系，形成一个统一的内环境。内环境需保持一定稳定性，细胞才能够正常生存。人体内环境相对稳定的状态，就是内环境稳态。内环境稳态是动态变化的，其理化性质在很小范围内变动，如体温维持在 37℃左右，血浆 pH 维持在 7.35 ～ 7.45，血糖、渗透压、各种化学物质的含量平衡等。内环境是细胞的生存环境，是细胞的家，细胞稳态和内环境稳态是相互作用的，细胞与内环境的物质交换，影响细胞稳态。内环境稳态是细胞维持正常生理功能的必要条件，也是机体维持正常生命活动的必要条件，内环境稳态失衡可导致疾病。内环境稳态是健康维护的重要途径。

四、系统整体状态——健康、疾病与亚健康

细胞状态和内环境状态是人体系统整体状态的两个重要组成部分，但不是全部。从健

康疾病角度来看，人体系统整体状态基本可以分为三类：健康状态、疾病状态、亚健康状态。人体整体的状态也是相对稳定的，这就是整体稳态。

1. 健康状态

1948 年世界卫生组织卫生宪章提出了健康的定义：健康不仅仅是没有疾病和虚弱现象，而是一种心理、躯体、社会康宁的完美状态。[①] 这个论述把健康分为生理健康、心理健康和社会健康三个方面。这个定义相对于既往"健康就是没有疾病和虚弱现象"来讲，已经前进了一大步，但还远远不够。基于系统科学，可以对健康本质有更全面的理解和把握。①从人体结构层次来看，如果一个人的细胞、内环境都处于正常稳定状态，组织、器官、系统等层面结构功能良好，与外界环境交互正常，我们可以说，这个人整体处于健康状态。②从局部与整体角度来看，健康主要从整体角度来看待人体系统，表述的是整体状态，局部健康是整体健康的前提。③从系统要素、结构、功能、行为过程、状态等认识健康，健康就是人体系统因成分正常、结构合理、功能良好、行为过程和谐、与外部环境交互正常而表现出的相对稳定的整体状态。④从系统内外环境角度来看，健康就是人体系统内部关系和谐以及人与环境关系和谐的表现。用传统文化表述就是"心身合一"和"天人合一"。这两个合一，是中国传统文化的精髓，人体内部系统的和谐，可看作心身合一。人与外部环境的和谐，可看作天人合一。⑤从稳定与不稳定来看，健康是人体系统正常稳定的状态，这里有两个要点，一是系统状态是稳定的，二是这种稳定是在正常范围内的稳定。

2. 疾病状态

一般认为疾病是机体在外界和体内某些致病因素作用下，健康机体的形态结构、功能等发生偏离改变，表现为症状、体征和行为的异常。①从人体结构层次来看，如果一个人细胞、内环境等出现异常，组织、器官、系统等层面结构功能异常，与外界环境交互失常，我们可以说，这个人处于疾病状态。②从局部与整体角度来看，健康重在整体性，全身细胞、组织、器官、系统等结构功能正常，整体表现为健康。疾病则不一定，疾病状态是一个整体性描述，但一般以局部表现为主，如出现局部细胞及其局部内环境异常，可伴有或不伴有全身变化。也正因为如此，人们往往从局部角度看待问题，通过药物手术等他组织手段消除疾病，发展形成其代表性的疾病医学模式。③从系统要素、结构、功能、行为、过程、状态等认识，疾病就是人体系统成分、结构、功能、行为过程、与外部环境交互等异常表现出的局部或整体状态。④从系统内外环境角度来看，疾病就是人体系统内部关系以及人与环境关系失和的表现，也就是"心身不合一"和"天人不合一"。⑤从稳定与不稳定来看，疾病是人体系统不稳定的或者是异常稳定状态，这里也有两个要点，一是系统

① 中华医学会健康管理学分会等.健康管理概念与学科体系的中国专家初步共识[J].中华健康管理学杂志，2009，3（3）：141-147.

状态是不稳定的，如体温出现大幅波动。二是系统状态虽然稳定但这种稳定偏离正常范围，如高血压、糖尿病等患者血压、血糖长期稳定的高于正常水平，指标也是稳定的，只不过是超出了正常范围，稳定在异常疾病状态。

3. 亚健康状态

亚健康状态是人体处于健康和疾病之间的过渡阶段，又称"第三状态"或"灰色状态"[①]。在这种状态下，机体虽无明确疾病，或者说仪器检查不出确切疾病，却呈现出活力降低、功能减退、易疲劳、易感冒等各种不适。亚健康可发展为疾病，也可恢复健康。我们认为，亚健康其实也是一种病，只不过是一种"微病"。微病也就是轻微的病，微病再轻微，本质也是病，也是对健康状态的偏离，出现一些微小结构功能改变。只不过这些微小改变，尚不能被医生的感觉器官或检查仪器所检测。实际上疾病早期、潜伏期、亚临床期、恢复期以及人体病理性衰老等均属亚健康状态。将亚健康简化为微病来处理，逻辑简单，便于理解。

人体系统状态具有动态稳定性。人体的状态是相对稳定的，但是并不是说绝对不变。健康、亚健康、疾病都是人体系统的状态，从健康到疾病，或者从疾病恢复为健康，都是人体系统状态动态变化的过程。维护心身健康、防治各种疾病，本质上是对人体系统状态的维护，人体状态干预是养生保健的核心。维护健康的目标主要有两个，一是如何保持人体系统状态的正常稳定，二是如何把人体系统状态从疾病状态向健康状态转化，甚至是从低层次的健康状态向高层次健康状态转化（图10）。

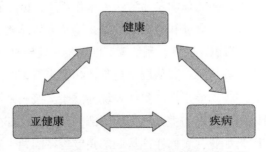

图10　健康、亚健康、疾病多向动态变化图

第二节　健康维护的关键——自组织与健康力（正气）

人体系统健康状态维护主要依靠自身内部固有机制，即自组织机制。我们把人体的自组织能力，称之为"健康力"。本节我们将全面了解"健康力"的系统科学原理、生物医学

---

① 赵瑞芹，宋振峰. 亚健康问题的研究进展 [J]. 中国社会医学杂志，2002，19（1）：10-13.

基础、作用机制原理等。

一、系统自组织和他组织原理

自组织和他组织是系统科学中的两个重要概念。系统行为的动力，可以来自外在，也可以来自内在。"他组织是指系统的运动和形成组织结构是在外来特定的干预下进行的，主要是受外界指令的结果。而我们所说的自组织表示系统的运动是自发且不受特定外来干预地进行，其自发运动是以系统内部的矛盾为根据、以系统环境为条件的系统内部以及系统与环境的交叉作用的结果。[①]"简单来说，系统接受外在的干预作用产生系统行为，就是他组织，而系统通过内部要素的固有机制对系统自身干预产生系统行为，就是自组织。一个系统通过自组织和他组织来产生系统行为，实现系统的演化发展。他组织是发挥外部积极性，自组织是发挥内部能动性。他组织是外因，自组织是内因。事物的发展，内因是基础，外因是条件，外因通过内因起作用。自组织是基础，他组织是助力，自组织与他组织要相互配合。

系统如果按照自组织和他组织来划分，就可以分为他组织系统、自组织系统。自组织和他组织不是截然分开的，而是相互联系的，因此他组织系统和自组织系统的划分也是相对的。人体就是一个自组织系统。

如果套用前面的结构、状态、行为、过程、功能的概念，自组织就有自组织结构、自组织状态、自组织行为、自组织过程、自组织功能的不同概念。这样的区分，有助于我们进一步从本质上把握自组织这个概念的切实内涵。一个自组织系统，就应该有系统自身的自组织结构、自组织状态、自组织行为、自组织过程、自组织功能。就像前面所说的，结构和行为是本质性的存在，自组织结构和自组织行为是自组织系统的实质，我们要从自组织结构和自组织行为中去考察系统的自组织机制。

二、人体系统状态的影响因素——保护性因素与损害性因素

人体系统状态是各种内外因素综合作用的结果。这些因素可以简单分为两类：保护性因素和损害性因素（图11）。人体系统状态的变化取决于两者力量的对比。两者力量达到平衡，人体系统就保持在一个稳定状态，当然这个稳定状态可能是健康、亚健康、疾病中的任何一个，这取决于力量达到平衡当时的系统状态。如果损害性力量大于保护性力量，人体系统状态就会从健康向亚健康、疾病状态转化，直至死亡。反之，如果保护性力量大于损害性力量，那么人体系统状态就会从疾病状态向亚健康、健康状态转化，甚至从低层次的健康状态向高层次健康状态转化。当然，死亡是一种特殊状态，不可逆，不能起死回生。

① 刘艳芹，高栋.论系统的自组织性[J].科学文汇（中旬刊），2008（10）：285+288.

以内环境稳态为例，内环境稳态是动态变化的，保持在适当范围。损害性因素与保护性因素力量达到平衡，血糖、血脂等相关指标保持在正常范围，就是健康。如果某种损害性因素如饮食、情绪等影响强度过大，持续时间过长，超出人体保护性力量，人体状态就会发生改变，相关指标先到临界值附近，此时往往还不能诊断为疾病，但可能已经出现各种不适，即亚健康。如果在这个阶段不注意养生保健，相关指标进一步偏离正常，甚至出现形态异常，就发展为疾病。反之，一个疾病状态的人，同样可以通过改良生活方式，强化保护性因素力量，消除损害性因素，实现从疾病状态向健康状态的转化。

祖国医学经典《黄帝内经》提到："正气存内，邪不可干。""邪之所凑，其气必虚。"这两句话的意思是：只要我们的内在正气充沛，邪气就不能侵犯我们。邪气侵犯我们了，那说明我们正气虚弱。传统医学认为"正邪相争"是疾病发生与否的关键。正胜邪却则保持健康，正虚邪胜则发生疾病。邪气可以看作上面所说的损害性因素，正气可以看作人体内部本身固有的保护性因素。《黄帝内经》的这几句经典所表达的核心观念和前面的论述是一致的。

综上所述，强化保护性因素力量，消除危害性因素力量，培养保护人体"正气"，是养生保健的核心关键。

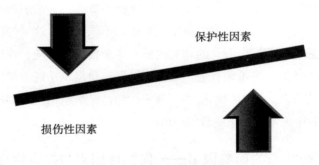

图11　人体系统状态影响因素

三、保护性因素的强化机制——自组织与他组织

如何强化保护性因素？依据系统科学原理，强化保护性因素有自组织和他组织两种机制。通过服用抗生素消灭入侵细菌，服用降压药、降糖药等控制血压、血糖等，依赖外部力量，属于他组织。通过生活方式调整等更好地发挥自身免疫能力消灭细菌，发挥人体调节功能改善血压、血糖状况，依赖内部力量，属于自组织。针灸、推拿、理疗等作为一种外部力量，通过改善微循环、内环境、促进新陈代谢发挥人体内部恢复力量，属于他组织与自组织的协同，目的还是要发挥自组织。他组织和自组织各有作用，但自组织是人体系

统内部固有机制，是保护性因素核心。药物等外部他组织因素有保护性作用，但可能同时产生损害性作用，如药物的毒副作用、引起细菌耐药等。人体内部自组织，一般情况下只有保护性作用，没有损害性作用。通过各种措施，充分发挥人体自组织功能，强化保护性力量对抗损害性力量，是首要考虑。当人体自组织无法正常发挥或者作用不足以抵御损伤性力量时，再考虑合理应用外部他组织力量。综上所述，发挥人体内部的自组织机制，强化保护性力量，是养生保健的核心关键。

四、"健康力"是自组织能力的通俗说法

自组织的说法相对比较专业，如何用一个通俗易懂、容易传播，有带动力的名词来代替？"健康力"是不二选择。健康力[①]，表述的是一种人体维护自身健康的内在固有能力，这种能力特指自组织能力。"健康力"与《黄帝内经》所说的"正气"基本一致，"健康力"与"正气"，一个现代，一个传统，两者相辅相成，在健康教育过程中易于传播，容易为民众接受，简洁有力，对民众有激励带动作用。

五、健康力的生理基础

健康力是人体内部的保护性力量，骨折愈合、黏膜修复、皮肤肌肉以及软组织愈合、免疫系统杀灭肿瘤和微生物、血压维持等都是人体健康力的体现。健康力并非凭空产生，而是有其生理基础，主要包括修复机制、防御机制、调节机制等。

1. 修复机制

人体通过修复机制对人体损伤、衰老或异常的细胞、组织、器官等进行修复更新。修复机制依赖于人体的修复结构和功能，产生修复行为，形成修复结果。细胞是人体的基本单位，人体修复主要是细胞修复。常见机制如下：①新陈代谢：细胞通过新陈代谢，完成自身修复过程。②细胞再生：人体组织损伤时，细胞通过分裂再生形成新细胞，修复受伤组织。人体细胞分裂再生能力是不同的，表皮细胞、淋巴细胞、造血细胞等具有强大再生修复能力。中枢神经细胞、心肌细胞再生能力极弱，损毁后一般难以恢复。③细胞自噬[②③]：细胞自噬是一种溶酶体介导的清除衰老或受损细胞器及老化蛋白的过程，由自噬相关基因调控，细胞通过单层或双层膜结构包裹待降解的底物，形成自噬体，然后运送至溶酶体并与之结合形成自噬溶酶体，从而将底物降解。④DNA修复[④]：人体细胞中的DNA如

① 吴会东，徐炳珍，田军章，等.健康医学是健康管理的未来发展方向 [J].医学与哲学（A），2017，38（3）：13–17.

② 苏姬，丁红秀.细胞自噬研究综述以及医疗应用分析 [J].西藏科技，2017（6）：49–52.

③ 冯文之，陈扬，俞立.细胞自噬分子机制的进展 [J].生命科学，2015，27（7）：859–866.

④ 白冠军，任衍钢，宋玉奇，等.紫外线诱导DNA损伤及修复研究的起因与发展 [J].生物学通报，2017，52（3）：58–62.

果受到紫外光、辐射线、毒素等损伤，无法及时修复，就会导致基因突变引发癌症。在正常细胞或干细胞向肿瘤转化的过程中，机体中有一些检查点来阻止转化的发生，犹如"刹车装置"，或给予细胞修复时间，或改变细胞命运，阻止细胞在分裂、代谢、分化、衰老和免疫等方面向恶性转化。这些检查点包括细胞周期检查点、代谢检查点、分化检查点、衰老检查点和免疫检查点等，从不同层面阻断肿瘤的发生。

2. 防御机制

人体通过防御机制应对外界环境因素的危害。防御机制依赖于人体的防御结构和功能，产生防御行为，形成防御结果。人体防御机制机制包括皮肤黏膜等的物理保护，免疫系统对细菌、病毒的免疫等。人体通过防御机制，对外界环境这些物质进行处理，将其隔绝在身体内环境之外或者从内环境中清除，从而保持内环境在正常稳态范围。

3. 调节机制

人体通过调节机制调整生理状态。调节机制依赖于自我调节结构和功能，产生自我调节行为和过程，形成自我调节结果。人体生理功能调节形式主要有 3 种，即以神经结构为基础的神经调节、以内分泌结构为基础的体液调节和以细胞组织器官等自身结构为基础的自身调节[1]。①神经调节：通过神经系统活动，对生物体各组织、器官、系统所进行的调节，其特点是准确、迅速、持续时间短暂。如当血液中氧分压下降时，颈动脉等处的化学感受器发生兴奋，通过传入神经将信息传至呼吸中枢导致中枢兴奋，再通过传出神经使呼吸肌运动加强，吸入更多的氧使血液中氧分压回升，维持内环境的稳定。②体液调节：体内产生的一些化学物质（激素、代谢产物）通过体液途径（血液、组织液、淋巴液）对机体某些系统、器官、组织或细胞的功能起到调节作用，其特点是作用缓慢、持久而弥散。例如，胰岛 B 细胞分泌的胰岛素能调节组织、细胞的糖与脂肪的新陈代谢，有降低血糖的作用。③自身调节：组织和细胞在不依赖于神经和体液调节的情况下，自身对刺激发生的适应性反应过程。特点是调节幅度小。一般来说，自身调节的幅度较小，也不十分灵敏，但对于生理功能调节仍有一定意义。如全身血压在一定范围内变化时，肾血流量维持不变，心脏冠脉血流随心肌本身代谢程度而变化等，都属于自身调节。

六、健康力的核心载体——神经内分泌免疫网络

健康力涉及修复机制、免疫机制、调节机制三个方面。修复机制是人体所有细胞新陈代谢分裂更新的基本机制，对免疫防御和生理调节具有基础影响作用。调节机制是健康力的核心，人体防御机制和修复机制能否正常发挥作用，受到调节机制的影响。现代研究

---

[1] 朱大年，王庭槐 . 生理学（第八版）[M]. 北京：人民卫生出版社，2013：6.

表明，神经内分泌系统、免疫系统并非完全独立互不相干，而是相互作用、相互联系的：①神经内分泌系统通过神经递质、激素、细胞因子等调节免疫功能。例如人体在应激状态下，通过神经中介机制，产生交感神经兴奋增高的反应，同时对人体免疫能力产生抑制，容易产生口腔溃疡、细菌感染等问题。消除应激危害、降低交感神经兴奋、恢复免疫能力，是解决途径。②免疫系统通过免疫细胞产生的多种细胞因子和激素样物质反馈作用于神经内分泌系统。③细胞免疫、体液免疫、神经内分泌系统调控等均借助于血液循环、淋巴循环和组织液进行，作用相互交叉。这种双向复杂作用使两个系统内或系统之间得以相互交通和调节，构成神经内分泌免疫网络[①]，共同维持着机体的稳态。神经内分泌免疫网络决定调节机制和防御机制，进而影响修复机制，神经内分泌免疫网络是健康力发挥作用的核心载体（图12）。

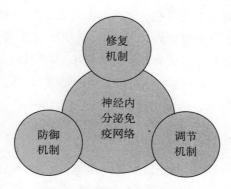

图12　健康力生理基础示意图

七、健康力的作用原理

1. 健康力影响细胞与内环境稳态

细胞稳态和内环境稳态是整体健康状态的基础。改善细胞稳态、内环境稳态是健康力的重要作用。①修复机制通过细胞新陈代谢，实施修复行为，维持细胞稳态。②防御机制避免有害物质侵入或伤害人体，保护内环境和细胞。③调节机制通过神经递质、内分泌激素等作用于内环境，进一步调节细胞代谢功能。

2. 细胞与内环境稳态影响健康力

反过来，细胞稳态和内环境稳态又影响和决定着健康力。各类细胞代谢是否正常，内环境是否正常稳定，直接影响人体修复机制、免疫机制、调节机制的正常发挥。

---

① 孙崴.陆大祥.神经－内分泌－免疫调节网络与疾病 [J].中国病理生理杂志，2000，16（8）：761-763.

3. 血液循环是关键因素

内环境稳态是健康力的作用目的，同时也是健康力正常发挥的保障。内环境包括组织液、血液、淋巴液等，血液循环是内环境的重要影响因素，也是决定健康力能否正常发挥的重要因素。如果血液循环出现障碍，可影响内环境稳态，进而影响细胞新陈代谢，引发各种疾病。血液中血脂、血糖异常，可损伤血管内皮细胞，影响其正常修复，引起血管病变。姿势不良、长期劳作、循环不畅，可影响局部细胞代谢与修复，引起肌肉劳损。改善和促进血液循环，是维护和提升健康力的重要措施，作用于血液循环的一切措施，都可能影响健康力与健康，如合理膳食、科学运动等均可通过影响血液成分、血流速度等而发挥作用。总体来说，细胞稳态是核心，内环境稳态是条件，血液循环是关键。

4. 正反馈促进系统发展

健康力发挥是一个正反馈行为过程，健康力的有效发挥，能够促进血液循环、内环境稳定以及细胞代谢，血液循环通畅、内环境稳定、细胞代谢正常又进一步促进健康力的有效发挥，形成正向循环，不断推进人体系统从疾病状态向健康状态或者从低层级健康状态向更高层级健康状态转化。反之，如果各种因素导致健康力不能正常发挥，或者血液循环、内环境稳定以及细胞代谢异常，两者相互作用，形成负向循环，将把人体系统状态推向疾病乃至死亡的深渊。

第三节　健康靠自己——主动干预提升健康力

生病靠医院，健康靠自己。疾病治疗，需要很多专业知识和技能，应该由医院的专业医生来承担。而健康维护在于个人日常生活的点滴之中，主要依靠自我保健行为。"健康靠自己"包含两个方面的含义：①健康主要依靠自身内部的健康力；②健康力的维护提升主要依靠自身主动干预。

一、健康主要依靠健康力

1. 健康力是影响健康的核心因素

影响健康状态的因素主要包括外部因素和内部因素。

外部因素主要是人与环境的物质能量信息交换。俗话说：病从口入，人体从外界摄入的食物等，可以影响人体系统的状态；外界环境的细菌、病毒、化学物质等可以入侵身体改变人体系统状态而引发疾病，我们服用的各种药物可以改变人体系统状态治疗疾病；外界事物也可以通过认知影响心情，通过心理生理机制，影响人体系统状态。内部因素主要就是健康力，包括修复机制、防御机制、调节机制等。

　　同样的外部因素，同样的生活环境，吃得一样，喝得一样，但是人的健康状况千差万别，这是为什么？吃进去的食物对于有些人，变成了营养，维护了健康；而对于有些人，则变成了高血脂、高血糖，损害了健康。人与环境的物质能量信息的交换很重要，但是，交换之后如何转化、利用更重要。这里面体现着系统科学涌现的思想。相同的物质，进入人体，因为涌现的不同，结果就完全不同。决定这个涌现的，就是人体内部的健康力。

2. 健康力是疾病康复的核心力量

　　不单单是健康维护，疾病康复，同样需要依靠健康力。身体出现问题，说明健康力尚不能应付当前的损害，需要通过外在医疗手段，帮助身体紧急处理应对暂时处理不过来的问题，等身体缓过劲儿来后再慢慢恢复。而身体恢复的根本力量，在于健康力。

　　比如心脏出现问题，心衰脚肿，除采用强心、利尿等措施外，保护和发挥健康力，好好养护，心脏就会慢慢恢复过来。如果健康力不在了，再强心也没有用。只要健康力在，一个人就有恢复健康的希望。骨头断了，健康力在，对好位置骨头就能慢慢长好，健康力不在了，打多少钢板，骨头也长不好。癌症是世界难题，中医药在这一领域有着一定的优势，这个优势的其中一个方面就是中医的扶正思想，通过培养正气实现对肿瘤之邪的控制，提升生活质量，这也是健康力的体现。著名医家张景岳曾经说过"天之大宝只此一丸红日，人之大宝只此一息真阳"[①]，强调的也是健康力的重要性。此种等等，不一而足。无论是已病还是未病，都应将健康力的维护提升放在首位，关注病人的生命力、健康力、正气。

3. 重视健康力是避免过度医疗的重要措施

　　过度医疗可能会破坏人体健康力。认识健康力的重要性，可以最大限度地避免过度医疗。健康不是干预治疗越多越好，如何维护发挥自组织能力，掌握干预或不干预、有为无为的法度，是最根本的原则。

　　能不用药的就不用，能用一味药治好的就不用两味，能一针见效的就不要盲无目的地把人扎成刺猬。很多小孩子抵抗力、健康力下降，一有风吹草动就生病，天天感冒，天天打针，反反复复，比比皆是。我们是否想过，有些医疗措施是不是必须的，这些措施和健康力是什么关系？如果不用药，疾病能不能自愈？疾病自愈对于提高健康力有没有帮助？我们通过吃药打针，帮助孩子临时解决了问题，但对于健康力有什么负面影响？下一次再感冒咳嗽时，人体健康力能否应对？是否会导致过度依赖药物？不依赖外在手段，喝喝水，多运动，休息好，能不能自己康复？如果自己能够康复，与应用外在手段比较，哪个更有利于健康力的维护？哪个更有利于整体健康？这里或许还没有一个确切的答案，但是这种问题的提出，这种思路的产生，已经具有了完全不一样的意义。大人可以通过运动提升健康力，小孩子则可以通过被动拍打、按摩提升健康力。健康力提升了，就没那么容易感冒生病了。有些简单措施，可能会解决大问题。

---

① 王玉生主编. 类经图翼. 类经附翼评注 [M]. 西安：陕西科学技术出版社，1996：398.

二、主动干预是提升健康力的核心方法

健康力的发挥，主要包括维护与提升两个方面。健康力的维护，主要是将人体健康力维持在一定水平，健康也维持在一定水平。健康力的提升，着重强化人体健康力的正反馈行为，推进人体系统从疾病状态向健康状态或者从低层级健康状态向更高层级健康状态转化。健康力干预的方法，包括主动干预与被动干预两个部分。健康力的维护，可以依靠被动干预方法，而健康力的提升，则主要依靠主动干预方法。促进细胞新陈代谢，维持内环境正常稳定，促进血液循环是健康力的作用目的，也是健康力得以正常发挥的保障条件。常用的健康力干预方法与此有关。

1. 被动干预方法

被动干预方法指的是通过外部力量实施于人体，人体被动接受的干预方法。主要包括：①合理膳食、戒烟限酒：影响血液成分（如血脂、血糖）与组织液，进一步影响细胞新陈代谢。②针灸、推拿、红外理疗等物理方法：可以改善血液循环、促进细胞新陈代谢，促进修复机制发挥。

2. 主动干预方法

主动干预方法指的是自身行为作用于个体，人体主动实施的干预方法，主要包括：①科学运动：可促进血液循环，影响中枢神经调节功能，进而影响内环境与细胞新陈代谢。②心理平衡：可通过神经中介机制，影响交感神经和副交感神经兴奋性，进一步影响血管、血压、血糖等，进而影响细胞新陈代谢。③良好休息、劳逸结合：为身体细胞修复提供良好条件。

健康维护，在有足够阳光、清新空气，吃得好、排得好、睡得好的前提下，在与外界良好地进行物质能量信息交换的基础上，通过主动干预方式，重点强化提升健康力，不断促进身体系统涌现发展，创造奇迹。良好的外部条件，只能是提供材料和条件，奇迹只有依赖主动干预提升系统内部健康力才能实现。

三、正确认识"健康力"

强调自组织，强调健康力，并不是说他组织不重要，也不是说自组织无所不能，自组织和他组织各有作用，应该系统认识，合理应用。

当前疾病医学模式的特点是过于重视药物、手术等他组织手段，甚至出现干预过度、医疗过度等不良现象，忽视了人体自组织能力（健康力），因此我们倡导呼吁重视自组织和健康力，纠正这种错误倾向。但同时也要认识到自组织的局限，健康力不是无限度的，不是无所不能的。如果损害性力量太大，超过健康力，或者人体根本没有与之抗衡的健康力，人体系统状态就会向着恶化、崩溃方向发展。此时如果还寄希望于健康力，听之任之，无

所作为，无异于坐以待毙。

强调自组织，不能毫无依据，任意夸大。一方面我们希望自组织和健康力成为医学研究发展的重要理论武器，推进传统医学等有关学科的发展，另一方面我们不希望自组织和健康力成为伪科学的温床，把什么疗法都说成自组织和健康力。自组织和健康力是一个宏观表述，必须要落实到修复机制、防御机制、调节机制、细胞稳态、内环境稳态、血液循环等微观作用上来，有具体的客观依据。

四、结语

影响健康的因素有很多，维护与提升健康力的方法也有很多，通过主动干预维护与提升健康力是核心，需要引起重视。之所以要强调健康力，强调主动干预，是因为当前人们对其认知有限。如果人们已经熟知健康力，理解主动干预的重要性，那也就没有强调的意义了。就像医学模式转变一样，正是因为当前疾病医学模式存在弊端，健康医学模式尚未发展落地，人们才呼吁健康医学模式的到来。人们对健康力的认识有限，对主动干预的认识也有限，表现在很多方面，最突出的就是过于依赖药物、依赖手术、依赖保健品、依赖医院等，对自身的责任和作用没有认识。疾病靠医院，健康靠自己，维护自身健康，重要的是从自身做起，维护好自身健康力。

总之，我们需要有这样一个整体认识：健康的影响因素有很多，要善于认识事物的根本，理解健康力的核心作用，以健康力为突破口，促进人体系统优化涌现，实现健康水平的不断提升。后面所讲的心身整合，正是维护和提升人体健康力的核心方法（图13）。

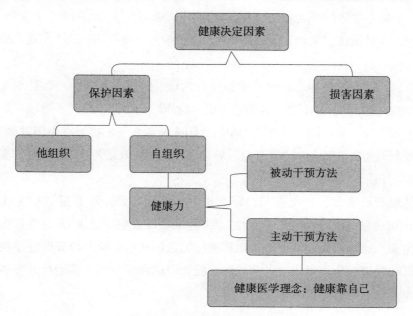

图13　健康医学理念示意图

第四节　健康医学就是关于"健康力"的医学

人体作为一个复杂的巨系统，具有完善的自组织机制。我们把人体维护健康的自组织能力通俗地称为"健康力"，健康医学就是关于"健康力"的医学。

一、以"健康"为中心，就是以"健康力"为中心

以"健康"为中心，很多人都在提，但是不同人从不同角度，对以"健康"为中心的理解和认识并不完全相同。我们认为，以"健康"为中心不能泛泛而指，应该有其独特的内涵。

健康的核心是健康状态的维护，主要依赖于人体自身固有的"健康力"，"健康力"是决定人体系统健康与否的关键。《大学》有言："物有本末，事有终始，知所先后，则近道矣。"提示我们凡事要抓住根本。健康的影响因素有很多，因此需要多维管理，全面出击。但是同时我们也要认识到，这些因素的地位是不同的，有些居于主要地位，有些居于次要地位。分清主次，抓住根本，重点突破，才是上策。当前人们都谈论"大健康"，这是一个很好的概念和方向，对于引导从疾病医学模式向健康医学模式转变，具有重要意义。但是同时我们也要认识到其导向性可能存在的问题，一个"大"字，往往就变成了大而全，胡子眉毛一把抓，分不清主次，抓不住重点，什么都是重点，什么也就不是重点。全面出击，全面投入，全面发展，这当然好，但同时可能就是大投入、高成本、低效率、低产出。我们要知道，资源有限，精力有限，把有限的资源和有限的精力投入到核心重点，才能事半功倍，这才是核心战略。而健康力，就是这个根本，强调健康力，强调个人生活方式改良，从自身做起，主动锻炼，主动干预，提升体质，低投入、高产出，这才是我们应该倡导的方向。

因此，以"健康"为中心，最终应该体现为以"健康力"为中心，甚至可以说，以"健康"为中心就是以"健康力"为中心。以"健康"为中心，绝对不是以"药物"为中心、以"手术"为中心、以"检查"为中心。国人健康水平的提升，中国健康梦的实现，应该依靠每个国人自身强大的"健康力"来实现，而不是依靠大量应用药物、实施手术来实现。

对于健康泛泛而谈，什么都是，那么也就什么也不是，没有重点和主线。提出以"健康"为中心就是以"健康力"为中心，将健康重点放在"健康力"，将自组织作用强调和凸显出来，能够让人们清晰地认识和把握健康的核心，提升自我健康承担意识，改变健康意识和健康行为，对于推进疾病医学模式向健康医学模式转变具有重要的理论和现实意义。

二、健康医学就是关于"健康力"的医学

健康医学，同样，不同人从不同角度，有不同理解，尚未形成统一共识。上面我们提到：以"健康"为中心就是以"健康力"为中心，为了强调"健康力"，我们进一步提出：健康医学就是关于"健康力"的医学。健康力虽然不是健康医学的全部，但其却是健康医学的核心。

健康医学的学科基础是系统科学和系统医学，核心特点是：把人看作一个具有意识的复杂巨系统，人体系统的正常稳态表现为健康，正常稳态主要通过人体系统固有的自组织能力（健康力）来维护，可通过生活方式调整等措施维护和提升健康力，进而实现维护心身健康的目的。

三、健康医学的核心观点

对前面的介绍做一个简单总结，强调和重申健康医学的核心观点。

1. 人体是一个复杂巨系统

人体是一个复杂巨系统，由细胞和细胞间质等通过多层次组合形成组织、器官、系统等并最终构成人体。

2. 人体系统具有动态稳定性

人体系统的细胞、内环境等的状态是相对稳定的，但是受到内外环境因素的影响，会发生变化。稳定在正常范围就是健康，偏离正常范围，就发生疾病。亚健康可以看作"微病"，即疾病发展的轻微阶段。

3. 人体系统状态维护依赖自组织能力（健康力）

人体系统内部的动态稳定性，有赖于系统的自组织能力，具体而言，就是人体系统内部的修复、防御和调节机制。通过内部自组织，维持系统状态的动态稳定性，甚至优化发展形成新的结构和功能，实现人体系统状态的不断优化跃迁。健康力是自组织能力的通俗说法，通俗易懂，便于传播。

4. 正邪相争是疾病发生发展的关键

《黄帝内经》中提到："正气存内，邪不可干。""邪之所凑，其气必虚。"传统医学认为"正邪相争"是疾病发生的关键。正胜邪却则保持健康，正虚邪胜则发生疾病。这个正气，可以看作人体的自组织能力。人体在各种致病因素的作用下，损害力超过健康力，人体不能代偿，身体结构和功能发生不良变化，就会产生疾病。

5. 维护系统状态正常稳定和健康力是保持健康的关键

维护系统状态正常稳定和健康力是维护健康的关键。人体系统正常稳定，有赖于人体系统自组织能力，若人体系统状态维持在正常范围，人体就健康。疾病医学之所以存在局

限，就是因为对自组织的认识不足和忽视，健康医学则让人们认识自组织的重要性，通过"健康力"干预来维护心身健康。

四、健康医学的有关概念

我们对健康医学的相关概念做一个具体的界定和总结，主要如下：

健康：人体系统处于正常稳态且维护正常稳态的健康力（自组织能力）正常。

健康力：维护人体正常稳态的自组织能力，主要包括人体修复能力、防御能力和调节能力三大核心，并主要通过影响血液循环、内环境稳态、细胞代谢而发挥作用。

健康医学：研究健康状态及其维护能力——健康力的医学，重点包括健康力的生理基础、作用原理、干预方法以及服务模式等，包括健康医学理论、健康医学技术、健康医学模式等内容。

健康医学理论：健康医学中涉及理论部分的内容，主要包括健康状态原理、健康力生理基础、作用原理等内容。

健康医学技术：健康医学中涉及技术部分的内容，主要包括健康状态、健康力有关评估技术、健康力维护与提升技术等。

健康医学模式：健康医学中涉及模式部分的内容，就是以健康医学为指导所形成的健康观、疾病观、诊断观、治疗观等重要医学观念以及与之相应的医疗实践活动。健康医学模式隶属于健康医学，指的是人类的医学观念和实践行为，两者角度不同，相互关联，健康医学模式在健康医学理论指导下发展形成。

健康医学理念：是健康医学模式的核心观念，通俗地说就是"健康靠自己"的思想观念，强调"健康力"对于健康的核心作用。其从健康医学提炼总结而来，属于健康医学模式范畴，是健康医学模式的核心观念。

五、健康医学模式

以健康医学为指导，推进疾病医学模式向健康医学模式转变，是当前医学发展的重要方向，在此对健康医学模式进行重点介绍。因健康医学模式针对疾病医学模式而来，故先从疾病医学模式说起。

1. 疾病医学模式是医学发展的历史必然

疾病医学模式是基于"疾病"视角研究人体健康与疾病等形成的总体认识和实践。医学的发展，受科技水平、经济发展、社会人文等多种综合因素的影响和制约，在科技不发达、疾病大肆猖獗的时代，人们只能将疾病作为医学的研究和抗争对象，从"疾病"角度来研究和思考问题，因此主要研究的是疾病原因、发病机制、如何治疗疾病、如何预防疾病等内容，发展形成针对疾病的临床医学和预防医学等学科体系，并且发展形成生物医学、生物—心理—社会医学等医学模式。因此疾病医学模式是医学发展的历史必然。

临床医学是人类与疾病斗争过程中发展形成的医学学科，其主要是诊治疾病的医学，以疾病为研究对象，属于疾病医学范畴。随着人们对生物传染性疾病的认识的增长和防控研究的深入，形成了预防医学新学科，目前预防医学范围由传染性疾病进一步扩大到包括生活方式因素引起的慢性病等领域，强调治疗转变为预防，但其出发点和认识视角是如何预防疾病，仍然是以"疾病"为中心，因此仍属疾病医学范畴。生物医学模式强调细菌、病毒等生物因素在疾病发生发展中的作用，主要是从疾病出发的，属于疾病医学范畴。生物—心理—社会医学模式尽管强调影响健康，导致疾病的多维因素，但还是主要关注"疾病"，仍是以疾病为研究对象，所以仍属疾病医学模式。无论是临床医学还是预防医学，无论是生物医学模式还是生物—心理—社会医学模式，都是基于"疾病"视角对医学进行认识，所以当前医学发展的主流还是疾病医学模式。

疾病产生的往往是局部表现，疾病医学模式倾向于从局部认识问题，将疾病看作一个我们自身之外的存在物，干预上采取"对抗"思维，希望通过药物、手术等方法去除它，因此往往过于依赖外在他组织手段，而对于自身在健康的责任、自组织作用认识不足。

2. 健康医学模式是医学发展的必然方向

疾病医学模式在医学发展中起到了重要的作用，但是疾病医学模式存在一定局限，其重视外因、重视他组织，强调药物、手术等外在手段消除疾病，但是对内因和自组织重视不足，对于当前生活方式因素引起的慢性病作用有限。也正因为疾病医学模式存在的局限和不足，健康医学模式应运而生。

健康医学模式是基于"健康"视角研究人体健康与疾病等形成的总体认识和医疗实践。与疾病医学模式相对应，健康医学模式从"健康"这个视角来研究问题，其研究的内容包括：健康状态与水平、健康影响因素、健康维护能力、健康维护方法等，发展形成健康促进、健康管理等学科，形成健康医学模式。

健康促进是一种社会行为和社会战略，其运用行政或组织手段，广泛协调社会各相关部门以及社区、家庭和个人，使其履行各自对健康的责任，帮助人们掌握维护健康的方法，改变生活方式，实现最佳健康状况。健康管理是近年来新发展形成的一门学科，其应用现代医学、心理学、营养学、运动学、社会学、管理学等方面的知识，以及中医学治未病理论，对个体和群体健康状况以及影响健康的危险因素进行全面检测、评估、干预，调动个体和群体及整个社会的积极性，有效地利用有限的资源来达到最大的健康效果。健康促进和健康管理两者有同有异，但是均从"健康"出发，属于健康医学模式范畴。

健康医学模式基于"健康"视角，倾向于从整体看待问题，以保持和恢复人体健康为目标，反对单纯对抗治疗，避免过度依赖外在药物、手术等方法，强调人体系统内因，强调人体自组织，强调健康力，强调人们自身对于健康的责任和作用，倡导通过生活方式改良、维护和提升健康力来防治疾病，这在当前在慢病流行的时代，对于人们健康意识薄弱、忽视改良生活方式、过度地依赖外在药物手术具有重要的意义。健康医学模式不仅仅应用于疾病预防领域，而且还可应用于疾病治疗和康复等领域，尤其是在生活方式因素引起的慢性病领域。在治疗疾病过程中，融入健康视角，采取健康管理手段，全方位治疗和干预疾病，促进疾病康复，提升健康水平，甚至是高品质带病生存，实现从疾病医学模式向健康医学模式的转变，将成为当前医学的发展必然。

3. 疾病医学模式与健康医学模式比较

对于疾病医学模式与健康医学模式的区别，下面通过两个简单的表格做更进一步的说明。

表1　疾病医学模式与健康医学模式比较表（1）

比较主体	疾病医学模式	健康医学模式
医生	对人体自组织认识和重视不足，主要应用药物、手术等他组织手段治疗疾病，有过度干预过度医疗的可能。	重视人体自组织，综合运用膳食、运动、针灸、推拿、药物等手段维护和提升人体健康力，促进人体自我康复，适度干预，有所为有所不为。
病人	过分依赖药物、手术等医疗手段，不重视自我保健，迷信所谓灵丹妙药，被商业广告牵着鼻子走。	重视内因，重视自我保健，重视生活方式改良，自我承担健康责任，主动锻炼提高自身体质，对于商业广告，不迷信、不盲从，能够科学取舍。

自组织和他组织都很重要，需要具体问题具体分析。我们应该站在系统整体高度，综合自组织与他组织所长，取长补短，相辅相成。

表2　疾病医学模式与健康医学模式比较表（2）

比较维度	疾病医学模式	健康医学模式
研究视角	以"疾病"为中心	以"健康"为中心
研究目的	预防和消除疾病	保持、恢复与提升健康
研究内容	疾病诊断、治疗、预防等	健康评估、能力维护等
注重原因	重视外因	重视内因
组织方式	他组织为主	自组织为主
治疗手段	药物、手术等	生活方式改良等

第五节　以健康医学为指导构建全程健康管理体系

从以"疾病"为中心的疾病医学模式向以"健康"为中心的健康医学模式转变，必然体现在医疗实践活动中，医学健康服务内容同时要发生转变。健康医学模式下的医学健康服务是怎样的？这就是以健康医学为指导的健康管理体系。基于对于健康力、健康医学等的基本认识，我们对健康医学模式下的健康服务做了一个初步规划和构想，以引导健康医学的发展方向，在此对我们的构想做一个简单描述。

一、健康管理是健康医学的发展要求

疾病医学模式下，自然发展形成临床医学学科，相应的，基于健康医学自身发展要求，自然发展形成"健康管理"新学科。健康管理作为一门新的学科，近几年已经起步，并且不断发展。健康管理已经成为健康医学模式落地的重要阵地。健康管理目的是管理和维护健康，因此如何维护、发挥和提升"健康力"自然成为健康管理的核心内容之一。

二、健康管理当前存在的问题

健康管理作为一门新兴学科，正在发展之中，当前仍然存在一些问题：

1. 深受疾病医学模式影响

健康管理虽然是以健康医学为指导的创新学科，但目前仍然受到疾病医学模式的深刻影响，实际开展的是"疾病管理""疾病风险评估""危险因素干预"等以"疾病"为中心的内容，而诸如人体健康状态评估、健康力评估、健康力干预等以"健康"为中心的内容尚未发展成熟，把"疾病管理"等同于"健康管理"。健康管理行业从业者自身对此的认识也远远不够，有些甚至没有认识。以健康医学理论为指导，研究如何评估健康状态、维护健康力等内容将成为健康管理学科需要解决的问题之一。

2. 健康干预重视不足

健康管理中健康检查是基础，健康评估是手段，健康干预是关键，健康促进是目的。健康检查和健康评估为健康干预提供依据，健康干预是健康管理的关键落地环节。但是当前无论是健康管理服务者还是被服务者，对此都重视不够。目前我国大多数体检机构只做体检，而忽视后续干预工作。很多个人开始重视健康，通过体检发现脂肪肝、高血脂、高血压等问题，但是这些人大多数并不重视干预，年年体检，年年异常，年年仍保持着不良生活方式。无论现代医学检查技术多高超，无论现代信息化水平多先进，如果只做检查，不做干预，健康状况就无法改善，那么检查也就没有了实际意义。

3. 健康力重视不足

即使有一部分人开始重视干预，因为受到疾病医学模式的影响，往往过分依赖外在医疗保健手段，期望通过某种药物、某种方法即可以治愈疾病，忽视自身内在因素。健康干预，一方面需要远离致病危险因素，另一方面需要发挥人体自组织能力，健康力是维护心身健康的关键。人体的自组织能力受损、正气亏虚是多数疾病发生的关键条件。在很多时候，环境污染、食物安全等危险因素，并不是我们能够完全避免的，但是科学运动、充足睡眠、心理平衡等培养人体正气，提高人体健康力的措施，却是我们可以自主把握的。即使在生活中接触了一些危害健康的因素，只要我们正气旺盛，抗病能力强，虽不能说百病不侵，但也可以把疾病风险降到最低。实现全民健康目标，最重要的是人们的自我保健，是人们的行为方式、生活方式的科学化。然而当前人们对此认识不足，过于依赖医疗手段，忽视自身"健康力"。

4. 尚未形成预防、诊疗、康复全覆盖

健康医学健康管理服务不仅仅应用在疾病预防领域，同样应贯彻应用于疾病治疗和康复领域，实现预防诊疗康复全程覆盖。疾病的康复，同样需要健康力，同样需要健康管理。患者的健康力维护与提升、全程健康管理，是疾病康复的重要环节。当前健康管理主要是针对一些健康、亚健康人群的基本体检筛查工作，社区基层医院涉及部分慢性病的管理和康复工作，但这远远不够。健康医学指导下的健康管理体系应该覆盖预防、治疗、康复全程，覆盖门诊、住院、院外（社区、家庭）全程，覆盖备孕、孕期、产后、婴幼儿、儿童、青少年、中年、老年、临终的生命全程。

三、健康医学健康管理体系建设

健康医学模式针对疾病医学模式带来的种种问题，强调内因、强调健康力，强调自我管理，强调主动干预，解决当前健康管理学科存在的种种问题。构建以"健康"为中心的健康医学健康管理体系，具有重要的理论和现实意义（图 14）。

1. 以健康医学为指导

健康医学健康管理体系，首先要体现健康医学特色，以健康医学为指导，实现以"疾病"为中心向以"健康"为中心转变。

2. 以全人群为服务对象

健康医学健康管理体系服务对象，包括健康、亚健康、疾病等全人群，包括婴幼儿、儿童、青少年、中老年等全人群。

3. 以维护与提升"健康力"为核心

健康医学健康管理体系的目标，不是疾病的诊断和治疗，也不是疾病的预防和康复，而是健康状态的维护，核心是"健康力"的维护和提升。

4. 整合各种有效干预手段

围绕"健康力"维护与提升，综合使用各种有效健康干预手段。正确认识营养的作用，

通过合理调整营养结构，提供物质能量材料以及协助身体功能调整，帮助人体更好地恢复和发挥健康力，不盲目夸大，这就是健康医学特色的营养保健。正确认识运动是一种系统行为，通过运动处方的制定和实施，促进人体系统运行过程，改善血液循环，放松心身，强化机能，提高人体健康力，这就是健康医学特色的运动干预。强调个人自我心理潜能，强调个人自我疗愈，把当事人放在中心位置，治疗师放在辅助位置，协助当事人提升自我认识和解决问题的能力，而非越俎代庖，这就是健康医学特色的心理干预。应用针灸推拿促进血液循环，调节人体功能，激发人体自我康复能力，这就是健康医学特色的针灸推拿干预。本书所讲的心身整合，就是一种通过意识和形体的训练专门用于提高人体自组织能力、健康力的方法，是健康医学的核心干预技术之一。

5. 形成预防、诊疗、康复全覆盖

健康医学健康管理体系，要覆盖预防、诊疗、康复全程，尤其是要融入临床诊疗之中，甚至将临床诊疗变成健康管理的一个部分，在更高层面，用健康管理将预防、诊疗、康复统一起来，将健康力维护与提升体现在预防、诊疗、康复全程，实现从疾病医学模式向健康医学模式的转变。疾病诊疗和康复领域是健康医学的重要阵地，将"健康力"落实于疾病诊疗、康复之中，才是健康医学模式的真正胜利。

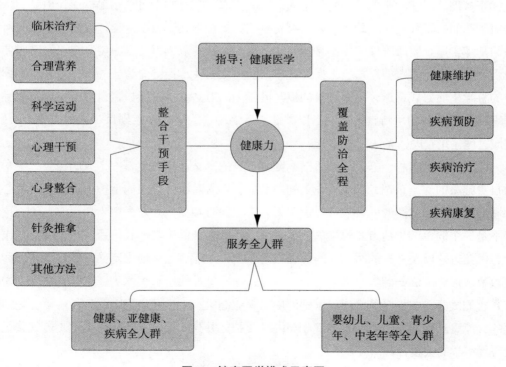

图14　健康医学模式示意图

以高血压诊疗为例，高血压刚刚发现，如果血压不是太高，先行生活方式调整，调整无效后再行药物治疗。但是如何调整？如何操作？持续多长时间？健康力是否恢复和发挥作用？这些在当前临床实践中重视不足，健康力维护和提升更无从谈起。如果将健康力维护与提升贯串高血压诊疗全程，最大限度地发挥自组织功能，帮助高血压患者减药乃至停药，不是没有可能。再以心脏康复为例，心脏康复首要手段是运动，通过指导、监护病人自主锻炼而促进心脏康复。这其实就是健康医学模式的一种体现形式，而心脏康复将成为健康医学模式落地的重要突破口。很多住院病人，因为长期卧床，骨瘦如柴、肌肉萎缩、有气无力，能否加以重视，采取措施，让病人在床上实施主动锻炼，增强体质，防止肌肉萎缩，促进疾病恢复，提升生活质量？手术病人，能否从术后第一天就开始主动康复训练以促进康复？能否设计出健康力维护与提升的具体操作技术和服务流程，并且进入医嘱系统，为护士和病人执行？

四、结语

健康管理是管理人的健康问题，目的是防病健身，减少慢病发病率，提高生活质量等。健康管理最终要落到具体人的健康改善上来，根本是对人的改造和教育，让每个人实现自我健康管理。一切的措施，都要围绕人，以人为本。医学知识可谓浩如烟海，但是，自我健康管理的知识和技能，却是可以浓缩普及的，就像语文、数学一样，这应当是公民所具备的基本素质。健康管理的核心是要让人们明白健康要靠内因，健康要靠自己，健康要靠自己管理自己，健康要靠自己去提升健康力，树立自我承担健康责任的信念，并且掌握简单的科学生活方式之道，掌握简单的提升健康力的方法，持之以恒，自然可实现自我健康管理，实现生命的可持续性发展。以"健康"为中心，最终要落到每个人的身上，否则，健康管理还是空的，无法真正落地。

以"健康"中心，已经远远超出了健康本身的意义，它体现着一个人的担当，一个人对自身健康的深刻认识，以及一个人的心身成长！人对自己健康的承担，实际上是其心理独立健康成长、成熟的一种表现，一个人只有成熟且独立，才能去担当自己的健康。这已经不是一个简单的生活方式管理的问题，而是人的心理健康与成长问题，基于此，健康知识、保健方法以及外在的医生和医疗手段的帮助，才能真正体现出意义。做健康管理和健康教育，最终要回归到每个人的知、信、行，这才是最核心和根本的。这样，一个人才能有真正的健康，才能身体健康、家庭健康、事业健康、人生健康。因此这种落地，是划时代的，能真正促成人类心身整体健康与内在成长，并且实现健康与生命文化、传统文化以及现代科学的大整合。

如何将健康力贯串落实在疾病防治的始终，是摆在我们面前的一个任务。完成这个任务，改变健康服务内容，实施以"健康"为中心的健康医学特色诊疗方案，健康医学模式就能真正落地。其关键在于健康力维护与提升以及生活方式的调整不能泛泛而谈，需要开发设计出人体健康力维护和提升的具体方法和实施方案，构建科学有效的健康力干预技术和服务体系。这就是本书后面心身整合所要解决的问题。总之，我们需要研发健康力干预技术，将健康力维护和提升贯穿于疾病防治全程，改变过于依赖药物手术的疾病医学模式现状，推进健康医学模式的落地。

传播健康医学，落实健康管理，转变医学模式，都会遇到很多问题和阻力，还要与种种错误理念去斗争，这在发展过程中很正常。随着时间推移，社会进步，民众健康意识的提高，健康医学与健康管理事业必将实现一个质的飞跃。这是大势所趋，是事物发展的必然。身在发展大潮之中，有忧患意识，有进取意识，有担当意识，虽不能呼风唤雨，但做得一棵小草，在自己的位置上，尽自己的本分，为健康医学发展摇旗呐喊，有所助益，是我们应有的态度！

▶ 第四章

健康力提升的本质——人体系统优化

　　健康力是自组织能力的通俗说法，主要包括修复机制、防御机制、调节机制三个核心。如前所述，健康力发挥作用改善细胞新陈代谢，维持内环境稳态，促进血液循环等，这些变化又进一步促进健康力的发挥，形成正向循环，不断推进人体系统从低层次状态向高层次状态转化，这个转化就是人体系统不断优化发展的过程，简单称之为人体系统优化。健康力提升的本质就是人体系统优化。读者可从本章了解人体系统优化的科学内涵和研究思路，以及人体系统优化的科学原理与具体方法，对健康医学与健康力产生更加深刻的认识，并为学习下一章心身整合奠定基础。

第一节　人体系统优化的科学内涵和研究思路

　　我们从人体系统优化本身出发，了解人体系统优化的科学内涵是什么，以及对其进行研究的思路是什么。

一、人体系统优化是一个行为过程

　　人体系统优化是人体系统的一种行为延续，而行为延续形成一个过程，因此人体系统优化就是人体系统的一个行为过程。

　　在这里先区分几个概念：变化、退化、进化、强化、优化，这些都是行为过程，但是含义有所不同。①变化：一个相对宽广的概念，系统所有的行为都是变化，包括退化、进化、强化、优化等，健康到疾病是变化，疾病到健康也是变化。②退化：系统向着失衡无序或者一般认为是不好的、负面的、差的方向的变化，具有方向性，由健康到疾病，可以看作是系统的退化。③进化：系统向着平衡有序或者一般认为是好的、正面的、优的方向的变化，也具有方向性，由疾病到健康，由低层次健康到高层次健康，可以看作是系统的进化。④强化：与进化意思类似，但内涵略有差别，都是向着好的方向变化，也有方向性，强化强调通过某些行为使得系统结构功能加强，比如通过锻炼促使肌肉发达、心肌肥厚等。⑤优化：强调系统结构的改良，优化的内涵比强化和进化宽，一般来说优化可以包含强化和进化，优化是系统稳定与系统进化、强化的统一。

在这里我们用系统优化来表达人体系统结构功能调整改良的行为过程。

二、维持系统状态稳定或促进系统状态进化

人体系统优化的行为过程对人体系统状态发生作用，这种作用包括两个方面：维持系统状态稳定或促进系统状态进化，两者是辩证统一的关系。系统稳定为系统进化创造条件，系统进化推动系统进入更高层次的稳定状态。两者综合起来，就是维护人体系统的健康状态，或从疾病状态向健康状态转化，从低层次健康状态向高层次健康状态转化。系统稳定一般通过负反馈机制维持，系统进化一般通过正反馈机制实现。

三、本质是人体系统结构的优化

系统要素及其结构是人体系统的存在本质，人体系统优化，本质上是人体系统结构的优化。健康状态的变化，本质上是系统结构的变化。因此，人体系统优化行为，一方面是维持系统结构的稳定，另一方面是促进系统结构的进化。人体系统结构，从认识角度看，包括宏观结构和微观结构。宏观结构主要指形态结构，微观结构主要指微循环、内环境、细胞等微小结构。两者实际是统一关系，划分是为了认识研究的方便。宏观结构优化，表现为形态结构的变化，如通过形体训练可以矫正姿势不良、形体偏歪问题，或者形成"含胸拔背""沉肩坠肘"等新的结构形态。微观结构优化表现为微循环、内环境、细胞新陈代谢改善等变化。

四、依靠人体自组织能力（健康力）

人体系统优化依靠的是人体固有的内在优化机制，这种优化机制属于自组织机制。人体实现系统优化的能力就是健康力。健康力的发挥，重点在于促进微循环、内环境、细胞等的微观结构变化以进一步提升健康力，形成正向循环，推进系统不断进化优化。

五、人体系统优化的限度

人体系统优化不是无依据无限度的，而是受限于人体本身，是在人体系统结构基础上的优化。人体再怎么优化，还是人体，不能成为其他的东西。《吕氏春秋》①云："圣人察阴

---

① 张双棣，张万彬，殷国光，等 . 吕氏春秋 [M]. 北京：中华书局，2007：21.

阳之宜，辨万物之利以便生，故精神安乎形，而年寿得长焉。长也者，非短而续之也，毕其数也。"指出养生保健能延年益寿，不是把本来短的寿命变长，而是好好活完自己寿命应该达到的最大数。这个状态其实就是无疾而终。现代医学研究表明，因为受限于 DNA 端粒酶等原因，人体细胞分裂到达一定次数后就会停止，生命就会死亡。但是我们大多数人并未活到这个时候，而是过早的因为疾病等原因死亡。《黄帝内经》[①]曰："上古之人，其知道者，法于阴阳，和于术数，食饮有节，起居有常，不妄作劳，故能形与神俱，而尽终其天年，度百岁乃去。"人体系统优化，就是把人体系统维护保持在最佳状态，把个人潜能发展到最大限度，尽其天年，无疾而终。

总体上，人体系统优化，是人体系统在自组织机制作用下，系统结构、功能、状态维持稳定或者向着好的方向发展变化的行为过程。在这里，健康力维护和提升的问题转化为人体系统优化的问题。

六、人体系统优化的研究思路

研究人体系统优化，应从人体系统结构本身入手。

1. 理解人体系统优化的内涵

要想研究人体系统优化，就必须对人体系统优化有一个清晰的认识，要落实到具体结构层面、存在层面，不能仅仅停留在概念层面。前面对于人体系统优化内涵的论述，基本解决了这个问题。

在此强调：人体系统优化，是一种系统行为和过程，本质上是系统结构的优化，最终表现出功能、状态等的优化，维持系统稳定或者促进系统进化。系统结构是实质性存在，功能和状态是概念性存在。

2. 寻找人体系统优化的结构

基于系统科学对人体系统进行分析，是了解人体系统如何实现系统优化的基础和前提。人体系统优化，必然有实现优化的结构，也就是人体系统的自组织结构。找到和研究这个结构，是研究人体优化的关键。

人体系统优化主要依靠人体健康力。健康力包括修复、防御、调节等机制，人体系统是一个整体，修复、防御、调节也应该统一于一个整体结构，依据系统科学原理，自组织结构核心是信息反馈控制结构。人体是一个信息反馈控制系统，可简单推论，人体系统的自组织结构，也应该是人体系统的信息反馈控制结构。

3. 研究系统优化结构的机制

进一步来说，只要我们将人体系统优化结构找到，研究这个结构本身的运作机制，把

---

① 郭霭春.黄帝内经素问校注语译[M].天津：天津科学技术出版社，1981：1.

这个结构的功能最大化发挥出来，就可以实现人体系统的优化。

因此我们需要思考的问题就是：人体系统优化结构是什么？它是如何运作的？受到哪些因素影响？如何改变这些因素使得人体系统优化结构更好发挥作用？

基于上面分析，研究人体系统优化结构、优化机制及其影响因素，就成为了研究人体系统优化的核心任务。

第二节　人体系统优化的自组织核心：心身反馈结构与行为

人体系统优化是一个行为过程，依赖人体系统优化结构——自组织结构的运作。人体系统的自组织结构是人体系统的信息反馈控制结构，也就是心身反馈结构。人体依赖心身反馈结构，产生心身反馈行为，实现人体系统优化。

一、认识信息控制反馈系统

一个系统，内部存在多个要素，这些要素或多或少是不一样的，也就是说，系统内部是不平衡的。随着系统演化和时间推移，系统内部的不平衡不断发展，物竞天择，适者生存，系统就会形成内部的等级和支配关系。有些要素处于主导地位，将成为系统的控制部分。有些要素处于被支配地位，将成为系统的被控制部分。控制部分和被控制部分，通过信息反馈行为，实现系统的稳定性和进化发展。这样的一个系统，可以称之为信息反馈控制系统。它是系统发展的高级形式，是一个典型的自组织系统。信息反馈控制就是自组织的核心机制和高级发展阶段。例如：高级动物的体温控制、瞳孔反射、皮肤变色都是信息反馈控制。

一般来说，信息反馈控制结构包括控制器、受控对象、反馈通路三个核心部分。控制器是系统的控制中心，对接收的信息进行整合分析，并且做出反应，输出信息。受控对象是系统的被控制部分，将自身的状态信息发送给控制器，并且接收控制器的信息调控，改变自身状态。反馈通路是控制器和受控对象之间信息传输的通道，一般包括输入通道和输出通道两个部分。

二、人体系统具有不平衡性

人体系统结构是多层次的，从细胞层次，到组织层次、器官层次、系统层次、人体整体层次。人体系统内部诸要素的地位是不相同的，系统内部形成了一些核心结构，居于系统的领导控制地位，另一些结构则居于被控制地位。可以说人体系统具有不平衡性。人体有九大系统：神经系统、运动系统、消化系统、循环系统、呼吸系统、免疫系统、内分泌系统、泌尿系统、生殖系统。其中神经系统就是居于控制地位的高级系统，对其他的八大系统具有调控管理作用。

三、人体是一个信息反馈控制系统

人体就是一个典型的信息控制反馈系统，拥有信息反馈控制结构。这个结构主要是反射弧，实现神经调节功能。反射弧是执行反射的全部神经结构，一般包括感受器、传入神经纤维、中枢、传出神经纤维和效应器五部分。反射过程如下：一定的刺激被一定的感受器所感受，感受器发生了兴奋；兴奋以神经冲动方式经过传入神经传向中枢；通过中枢的分析与综合活动，中枢产生兴奋；中枢的兴奋又经一定的传出神经到达效应器，使其根据神经中枢传来的兴奋对外界刺激做出相应活动。从人体系统总体看，神经系统就是控制器，其他八大系统就是被控部分。神经系统的输出、输入神经承担信息传输功能。

1. 控制器

控制器是信息反馈控制系统的核心，在人体系统中，控制器是神经系统，主要是中枢神经，核心是脑。人脑是高度发展的器官，是一个特殊的信息处理机器，其接受和处理来自体内、外环境的信息，并根据这些信息调控保持内环境稳定，并指导自身行动，适应环境和做出反应。

2. 被控对象

人体神经系统之外的八大系统，包括运动系统、消化系统、循环系统、呼吸系统、免疫系统、内分泌系统、泌尿系统、生殖系统等，都可以看作是被控对象。

3. 反馈通路

各种感官专门收集各类信息，由感受器将不同类型信息的物理信号或化学信号，转换成神经电信号，电信号经传入神经传入中枢，为进行信息的综合处理准备了条件。神经系统又通过传出神经，发出电信号，指挥身体其他被控部分。

四、心身反馈结构

我们把以上的信息控制反馈结构简单的定义为心身反馈结构（图15）。控制器定义为心（神）。心不是心脏，而是中枢神经系统及其心理功能。被控对象定义为身（形），包括神经系统之外的八大系统。这就是人体的心身反馈结构。历史上有很多关于心身关系和分界的研究和论述，如心身一元论、二元论等，在此不做深入研究和严格区分，我们认为：心身之间的分界并不是那么泾渭分明的，心身

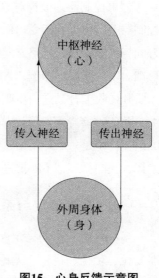

图15　心身反馈示意图

本身也是一体的，区分是为了研究和表达的方便。中枢神经系统可以看作是联系心身的模糊地带，是心身的交界处。中枢神经系统是身的一部分，而其又是心理功能的载体，同时可以看作心的一部分。

五、心身反馈行为

基于自组织结构，产生自组织行为。人体系统优化的自组织行为核心就是心身反馈行为。人体系统通过心身反馈行为，实现系统稳定，促进系统进化发展。基于系统科学原理，反馈包括负反馈和正反馈，负反馈维持系统稳定性，正反馈促进系统进化发展。心身生物反馈同样包括正负反馈机制。信息反馈控制系统通过负反馈实现自身系统的稳定性，负反馈在稳定内部环境的同时，又为正反馈过程提供了良好的条件，系统通过正反馈实现系统功能与系统的不断更新优化。

1. 负反馈

被控对象指标增加，控制器接收到被控对象的指标增加信息后，发出指令使被控对象指标继续增加（减少的情况下亦然），使得被控对象持续变化，远离初始状态，乃至发生突变、质变，这就是一个正反馈。以人体血压为例，当动脉血压过高时，颈动脉窦与主动脉弓压力感受器受到更有力的冲击而被牵张，传入冲动频率增加，传到心血管中枢，加强迷走神经对心搏的抑制作用，同时减弱交感神经对心脏和外周血管的刺激作用，结果使心搏减慢，心收缩力减弱，小动脉（阻力血管）和静脉（容量血管）都舒张，使过高的血压恢复正常。当血压过低时，情况相反。

2. 正反馈

如果控制器为被控对象设定一个相对恒定的指标范围，若被控对象高于这个指标范围，控制器就发出下调指令；低于这个指标范围，控制器就发出上调指令，被控对象的指标变化方向与控制器指令调整方向相反，使被控对象保持在一个相对恒定的范围内，这就是一个负反馈。以排尿反射为例，人体排尿是一种复杂的反射活动，是正反馈的典型代表。排尿时逼尿肌开始收缩，又进一步刺激膀胱壁内牵张感受器，由此导致膀胱逼尿肌反射性地进一步收缩，并使收缩持续到膀胱内尿液被排空为止，从而更好地完成排尿行为。如前所述，健康力的运作，也是一个正反馈过程，健康力发挥引起身体良好变化，这种变化进一步促进健康力发挥，正向循环，不断推进人体系统状态从低层次健康状态向高层次健康状态转化。

六、系统稳定与系统进化

系统具有一定的稳定性，包括稳定的结构、功能、状态、行为等。同时系统也不断发展变化、优化、进化。无论是系统的稳定性还是系统的发展进化性，都与系统自组织密切相关。从反馈角度看，系统的稳定性与负反馈相联系，负反馈致力于使得系统通过自我调节而保持自我稳定。一个组织系统之所以具有受到干扰后能够迅速排除偏差，恢复到正常的稳定状态，其关键在于负反馈机制。而不稳定则与正反馈相联系，正反馈作为系统的不稳定性因素致力于打破系统现存状态，促使系统偏离原来的发展轨迹进化发展。系统中实际上是正负反馈共存于系统之中。没有仅仅存在负反馈的系统，也没有仅仅存在正反馈的系统。如果系统之中仅仅存在负反馈，仅仅强调系统稳定，任何系统偏离都不容许，这样的系统无法发展。相反，如果系统中仅仅存在正反馈，无异于说系统根本就没有稳定性可言，系统的任何稳定倾向都会遭到破坏，只会处于变动不定之中，这样的系统同样不可能有真正的发展。在系统中正负反馈同时存在，依据不同条件而表现出不同主导地位，既维持系统的相对稳定性，又使得系统能够不断优化、发展与进化。这启示我们，人体健康的维护也需要正负反馈的作用，负反馈维持健康状态，正反馈推进从疾病到健康的转化或从低层次健康状态向高层次健康状态转化。

人体反馈机制，是健康研究的重要课题。本书所介绍的传统养生运动与心身整合，在心身协同整合的过程中，存在着正负反馈的过程。心身整合训练一方面通过负反馈实现系统稳态，另一方面通过正反馈，不断强化全身每个细胞的新陈代谢和整体系统的结构改造，推进人体系统的优化发展。

七、总结

综上，人体是一个多层次的复杂系统，包含细胞、组织、器官、系统、人体五大层次。人体九大系统形成一个非平衡结构，神经系统（心）居于领导控制地位，整合调节其他八大系统（身）。人体就包括心、身两个主要的子系统，心身反馈结构和行为是人体系统优化的核心。心身反馈主要是神经调节，通过神经内分泌免疫网络影响健康力。心身反馈当然不是人体系统优化的全部，但是心身反馈一定是人体系统优化的核心环节，其他的优化过程也必然是在心身反馈这个总前提下进行。只要我们把握心身反馈结构和行为，研究其影响因素，充分发挥其作用，就能够充分发挥健康力的作用，实现人体系统优化。

那么如何发挥和强化心身生物反馈呢？那么就需要对心身反馈的影响因素做进一步研究。

第三节 心身反馈的重要影响因素——注意

心身生物反馈，本质上是中枢神经系统功能的发挥。可以从中枢神经系统运作本身出发，来研究影响心身反馈的因素。充分研究这些因素，能够让我们更好地创造有关条件，促进心身反馈，实现系统优化发展。

一、中枢神经的兴奋和抑制过程影响信息处理

中枢神经活动基本过程包括兴奋过程和抑制过程。兴奋过程与机体某些活动发动或加强相关，抑制过程与机体某些活动停止或减弱相关。中枢神经的兴奋和抑制影响信息处理。心身反馈正常发挥，需要心身反馈相关中枢保持一定兴奋。理论上讲，如果人体系统一直保持良好心身反馈，能够及时接受人体生理病理信息，并且做出调整指令，人体就可以维持正常稳定状态。如果中枢神经兴奋抑制过程障碍，不能正常接收处理信息，心身反馈机制被打乱，不能很好调整生理功能，那么人体系统就会出现失调，导致疾病发生。

二、注意影响中枢神经的兴奋和抑制

什么能够影响中枢神经的兴奋和抑制呢？生活规律失常、休息睡眠不足、劳作过度等都可能影响中枢抑制心身反馈，影响心身健康。规律生活、劳逸结合、充足休息等能够维护中枢正常兴奋和抑制过程，保持正常的心身反馈，更好调节生理功能，维护身心健康。

除了以上所说的合理生活方式，在此我们强调一个非常重要的因素——注意。注意是一种心理行为过程，是心理活动对一定对象的指向和集中。注意有两个基本特征，一是指向性，是指心理活动有选择地关注一些对象而离开其余对象。二是集中性，是指心理活动停留在被选择对象上的强度或紧张。指向性表现为对出现在同一时间的许多刺激的选择；集中性表现为对干扰刺激的抑制。

注意的基本功能是对信息进行选择[①]，增强被注意感觉器官的功能，从而能够更加精细和清晰地加工处理信息。注意的中枢机制是神经过程诱导规律。正诱导：由兴奋过程引起或加强周围的抑制过程。负诱导：由抑制过程引起或加强周围的兴奋过程。人在注意某些对象时，大脑皮质的有关区域就产生了一个优势兴奋中心。当大脑皮质一定区域产生优势兴奋中心时，由于负诱导必然引起或加强邻近区域的抑制。这样，使落在这些抑制区域的刺激不能引起应有兴奋。优势兴奋中心越强，邻近区域抑制也越强，则注意愈集中。人在同一时间内不能感知很多对象，只能感知环境中的少数对象。而要获得对事物清晰、深刻和完整的反映，就需要使心理活动有选择地指向有关对象。集中注意的对象是注意的中心，其余对象有的处于注意边缘，多数处于注意范围之外。因此，当人的心理活动集中于某一对象时，对于其他事物就会"视而不见""听而不闻"。

三、通过注意强化心身反馈，实现系统优化

本质上，注意是中枢神经兴奋的体现，中枢神经系统兴奋中心处理的信息所对应的就

---

① 彭聃玲. 普通心理学 [M]. 北京：北京师范大学出版社，2001：184.

是注意的对象和范围。反过来，可以通过主动选择注意对象，影响中枢神经的兴奋和抑制过程。注意同样可以影响心身反馈的中枢兴奋和抑制过程。如果我们集中注意于全身的各种生理病理信息和感受，就有可能最大化的发挥人体心身反馈作用，强化自组织功能和健康力，实现人体系统优化。

四、古代文献印证

注意对于心身健康的影响，古人早有发现，并且有相关文献记载。道家典籍《云笈七签》[①]："神常劳役于外，遂使神常秽浊而神不清，神既不清，即元和之气渐散而不能相守也。道，人常用之，而不知根本以形神为主，若人不知守于内，而守于外，自然令宅舍虚危，渐见衰坏矣。"这说明的就是注意对于人体健康的影响。当注重于外在信息时，身体内在信息的处理会受到一定抑制。如果长期劳神于外，可能会导致内在信息处理不畅，就会出现功能失调，导致疾病。这也就是古人强调内向运用意识、返观内视、闭目养神以求养生长寿的道理。

五、现代研究印证

现代医学工作者对于注意的作用也开展了一些研究。如江西中医药大学肖微[②]等应用远红外热像仪观察功力深厚的 4 位气功师意守劳宫穴时，劳宫穴温度场的变化特点和规律。结果表明在意守劳宫穴的过程中左右两手的劳宫穴温度上升，随着时间的延长，意念活动越来越集中，劳宫穴温度上升显著。另一项研究[③]，气功锻炼 2 周后意想手太阴肺经经脉发热 3min，发现左右两手尺泽、太渊、鱼际穴温度升高，与未意想时比较差异有统计学意义（$P < 0.01$）。这两个研究提示，注意关注身体，引起其微循环变化，这种变化可能是注意影响心身反馈引起微血管反应的结果。我们知道，微循环是健康力发挥的关键环节，可影响内环境和细胞代谢，注意可能通过影响心身反馈引起微循环变化而发挥作用。

第四节　人体系统优化：身体整合、心理整合、心身整合

人体是一个信息反馈控制系统，心身反馈结构是人体系统优化的承载结构，心身反馈行为是人体系统优化的核心行为，注意是影响心身反馈行为的重要因素，通过注意对自身

① 张君房.云笈七签 [M].北京：华夏出版社，1996：355.

② 肖微，许铮，赵怀洋，等.气功意守劳宫穴红外热象图的变化 [C]// 中国医学气功学会第五届会员代表大会暨 2014 年学术年会论文集.江西中医药大学，2014：227-233.

③ 邹雪芳，邱烈泽，肖微，等.气功锻炼前后意想对手太阴肺经红外热像图变化的影响 [J].江西中医药，2018，49（4）：53-54.

内在生理病理信息的选择，可以强化心身反馈行为，实现人体系统优化。这就是人体系统优化的核心。人体系统是分层次的，心身反馈优化不是人体系统优化的全部，除了心身之外，人体系统优化还包含着下一级子系统的优化行为过程。

一、人体系统的组成

要理解人体系统优化的组成，首先要认识人体系统的组成。人体系统的组成，具有层次性和不平衡性，由细胞、组织、器官、系统等层层组成，而且发展形成控制中心、被控部分等不平衡的组成部分：心与身。我们可以说，人体系统就是由心、身两大要素或者子系统组成的。心与身两大子系统，其分别又由更低层次的子系统组成。

二、人体系统优化的组成

从人体系统整体来看，人体系统优化就是心身之间的优化。而心身分别有其内部结构，因此身体有自己的系统优化、心理有自己的系统优化，因此，在人体系统整体和心身这个层面，我们可以认为：人体系统优化，包含三个核心部分，分别是：身体系统优化、心理系统优化、心身整体优化三个部分。

身体是人体系统结构的核心子系统之一，身体又由相关系统组成，相关系统之间的优化整合，实现身体这一子系统的优化。身体系统优化成为人体系统优化的一个核心部分。我们把身体系统优化简称为：身体优化。

同理，心理也是人体系统结构的核心子系统之一，心理也由很多子系统组成，心理结构包括理性、感性或者自我、本我、超我等，无论分类如何，总之，心理这一系统也需要其各个组成部分之间协同优化而实现心的整体优化。我们把心理系统优化简称为心理优化。

心、身是人体系统的两个子系统，心身之间互动整合，促成人体心身整体的优化。既然人体系统具有层次性，人体系统的优化过程也具有层次性。心身是人体系统结构的核心要素，所以心身反馈是人体系统反馈的最高层次。前两个身体系统优化、心理系统优化都要在心身整体优化的统领下完成。我们把心身整体优化简称为心身优化。

系统优化通过系统行为实现，优化行为可以看作是一个整合行为，因此人体系统优化也可以分为：身体优化、心理优化、心身优化（图16）。

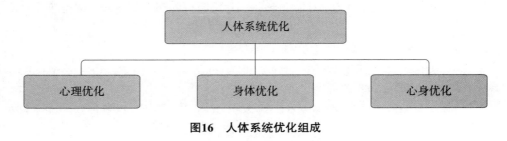

图16 人体系统优化组成

三、人体系统优化方法

依据人体系统优化组成分类，分别介绍相应的人体系统优化方法。

1. 身体优化与形体训练

身体系统优化，本质上是身体结构的优化。身体结构有宏观结构和微观结构，宏观结构就是看得见的头颈、手脚、躯干、五脏六腑等形态结构。微观结构则包括微循环、内环境、细胞结构等微小的结构。身体宏观结构失常，可以直接引起颈椎病、腰椎间盘突出、腰椎滑脱、骨盆偏歪、肩周炎、血液循环障碍、神经内分泌调节障碍、脏腑功能障碍等问题。现代静坐少动生活方式，对着电脑、手机、电视多，开车多等，成为主要原因。

身体结构优化，必然由身体运动行为引起，身体运动行为包括主动运动和被动运动两类，主动运动即一般自主体育锻炼，通过运动系统主动锻炼，引起全身肌肉、关节、脏腑等的宏观结构和微循环等微观结构的变化，实现身体结构优化。而推拿按摩等通过外力作用于关节肌肉或者微循环等引起宏观和微观结构改变，则属于被动运动。主动运动和被动运动皆可引起身体结构变化，实现身体结构优化，分别适用于不同情况。

主动运动方法很多，不同方法侧重不同，各有特点，有些侧重能量消耗，如有氧运动，有些侧重肌肉力量，如抗阻训练，有些侧重柔韧性，如拉伸训练等。身体宏观结构优化，重点不在力量，而在于肌肉关节等宏观结构调整，并适度消耗能量引起微循环、内环境等微观结构调整。因此，身体结构优化适用的运动方法是中低强度能量消耗的拉伸训练，在本书中我们称之为"形体训练"。通过拉伸形体训练，可以有效地改善肌肉的力量、平衡等问题，优化肌肉结构、恢复肌肉弹性、改善微循环、改善姿势不良等，成为优化身体结构、防治形体问题的重要手段。

形体拉伸训练的方法有很多，如动态拉伸、静态拉伸、弹震拉伸等。舞蹈训练、瑜伽、太极拳、八卦掌等实际都有拉伸训练成分。我们强调形体训练拉伸目的在于调整肌肉平衡，适当发展柔韧，而不是无限度或者最大限度地发展柔韧性。我们推荐从中国传统养生运动中提取形体拉伸训练方法。传统运动拉伸兼顾形体拉伸、有氧训练、放松训练、觉知训练等于一体，讲求伸筋拔骨、立体全面、动静结合、幅度适当，是全面高效的形体训练体系。尤其是站桩等静态训练方法，全身肌肉关节都有一些微小拉伸运动，前人称之为"伸筋拔骨"，对宏观与微观结构调整有独到之处，如果能够学习契入，会收到一般拉伸运动所没有的效果。

本书所介绍的心身整合中训练方法，就是对中国传统养生运动的系统整理和科学构建，可以称之为"中国立体拉伸训练体系"。中国传统养生运动是一个大宝藏，愿更多有识之士能够认识这一宝藏，共同挖掘整理，继承发扬。

2. 心理优化与心理训练

心理系统优化主要是心理结构优化，并体现在心理活动行为中。如果心理系统受到外部应激事件冲击，对正常心理结构造成破坏，或者心理结构内部出现矛盾冲突和不和谐，就可能出现心理疾病。如心理应激障碍、人格障碍等。进行心理系统内部优化，实现系统内部和谐，是维护心理系统健康的重要措施。

实现心理系统优化的方法也有很多，核心是启动和发挥心理"健康力"，也就是心理的修复、防御、调节能力，整合沟通心理内部结构，协调认知、情感、意志心理行为。这其中以认知为核心，认知障碍、错误评价、错误信念，是导致情感意志障碍的关键。

现在流行的正念训练，以觉知为核心，是心理系统优化的核心方法。正念训练强调觉知自己的心理内容，不介入、不评判，可以发挥心理系统健康力，将平时觉察不到的潜意识心理内容和心理冲突挖掘出来，自发完成心理结构整合，形成新的认知，进而领悟修通，解决心理问题。这与催眠、自由联想等疗法的作用机制类似。

除此之外，一切与心理健康有关的知识和技能的学习，都可以看作是实现心理系统优化的手段。本书后面专门介绍心理整合有关内容，就是心理系统优化的理论和方法，包括系统思维、觉知内省、评价归因、信念行为、情绪管理等，目的是全面优化心理结构和行为，促进心理健康。

3. 心身优化与心身整合

身体系统优化、心理系统优化分别是人体心身两个子系统内部的优化。在人体整体这个层面也存在着优化过程，就是心身整体优化。心身之间是相互作用的，心身之间失调，就有可能产生心身疾病。同样，心与身之间互动整合，可以实现人体系统最高层次的优化，促进心身整体健康。

心身之间的优化行为，就是心身反馈行为。人体是一个信息反馈控制系统，这个核心就是心身之间的信息反馈控制，把握心身反馈的机制和原理，加以利用和强化，就可以实现人体心身系统优化。

心身反馈行为是人体心身之间的优化，可与身体系统优化、心理系统优化同时进行，并且心身反馈行为统领身体系统优化、心理系统优化，共同完成人体系统整体优化。我们把以心身之间优化整合统领下的心身整体优化称为心身整合。心身整合包含形体训练、心理训练方法，是实现心身整体优化的综合方法体系。

第五节　传统养生运动是人体系统优化代表性技术

历史上，其实已经存在很多人体系统优化技术，其中传统养生运动最具代表性。中国传统养生运动，心身并重，融合形体训练、心理训练等于一体，是一种综合的人体系统优化技术。

一、传统养生运动的基本概念

1. 运动

运动是有目的、有计划的体育活动。1992年世界卫生组织"维多利亚宣言[①]"提出健康四大基石：合理膳食、适量运动、戒烟限酒、心理平衡。运动是其中之一，运动对于健康的作用，已经成为世界人民的共识。现代研究表明，运动可以通过促进血液循环、改善神经调节等途径促进心身健康。

2. 传统运动

传统运动特指中国传统运动，是中华民族自古至今发展形成的多种体育活动的总称。我们的祖先很早就积极提倡运动保健。早在春秋战国时期，就已经出现体育运动，《吕氏春秋》[②]中明确指明了运动养生的意义："流水不腐，户枢不蠹，动也。形气亦然，形不动则精不流，精不流则气郁。"用流水和户枢为例，说明运动的益处，并从形、气的关系上，明确指出了不运动的危害。经过几千年的发展，传统运动已经形成了一个庞大体系，门派众多，方法多样，包括呼吸吐纳、导引、长拳、太极拳、骑马、射箭、狩猎、划船等运动项目。

3. 传统养生运动

"养生"一词最早见于《庄子》[③]。生，即生命、生长、生存；养，即保养、调养、补养、培养、护养，养生是通过各种方法实现强身益寿的综合性活动。传统养生运动就是以"养生"为核心目的的传统运动。本书中所指的传统养生运动，是有所界定的，相对狭义的，有三个要点：①传统养生运动以中国古代养生学说为指导。②传统养生运动比传统运动多了"养生"二字，强调"养生"这一目的。传统养生运动特指以"养生"为目的的项目，如中医气功，或者虽不以"养生"为主要目的，但实际有很好养生效果的项目，如太极拳、八卦掌、形意拳等。③强调心身并重：中国传统养生强调形神共养，心身合一，传统养生运动，不仅限于肢体活动，包含了心理运动，也包括站桩静坐等静态训练项目。

二、传统养生运动的特色优势

相对于一般体育锻炼，传统养生运动有着不可比拟的优势（表3）。

---

① 王文志，刘红梅．"维多利亚宣言"内容介绍 [J]．中国慢性病预防与控制，1995，3（4）：186-188.

② 张双棣，张万彬，殷国光，等．吕氏春秋 [M]．北京：中华书局，2007：23.

③ 郭海英．中医养生学 [M]．北京：中国中医药出版社，2009：1.

1. 指导思想

一般运动项目以西方现代体育科学为指导，注重局部和分析还原，强调机体局部的、有针对性的锻炼，注重肢体运动，讲求运动量。传统养生运动以传统文化为指导，注重整体观念、道法自然、动静结合、心身并炼，有很深的文化内涵，在学习传统养生运动的同时，可以体会中医"恬淡虚无"、道家"道法自然"的思想，全面提升文化素养。

2. 训练目的

一般体育项目除了有增强体质外，还具有竞争性和对抗性。体适能是现代体育运动的一个概念，包括健康体适能和运动体适能两个方面。健康体适能强调健康促进目的，运动体适能强调竞技目的，目标是更高更快更强。传统养生运动不追求短期身体激烈运动和外在变化，不追求更高更快更强，而更强调中庸和谐，适度自然，通过柔和、缓慢、均匀的运动，逐步地调整生理、心理功能，有效地防止和避免由于剧烈运动而给身体造成的损伤，强化健康效应。正如孙思邈所言[①]："养性之道，常欲小劳，但莫大疲及强所不堪耳。且流水不腐，户枢不蠹，以其运动故也。"

3. 动静结合

动养和静养结合是运动养生的重要特征之一。"动以养形，静以养神，动静结合，形神俱养"的思想在中国传统运动养生中有着极其重要的位置。老庄学派强调"静以养神"，人常处于易动难静的状态，故清静养神就显得特别重要。老子认为"静为躁君"，主张"致虚极，守静笃"，即要尽量排除杂念，以达到心境宁静的状态。从古代的导引术、华佗的五禽戏到后世的各种养生运动，在本质上都是动静结合、动中求静。只有把形与神、动和静有机地结合起来，才能符合生命运动的客观规律，有益于强身健体。

4. 形体训练

一般运动项目多数是通过活动筋骨来消耗能量，对形体矫正针对性不强。传统养生运动非常擅长形体训练，对于形体矫正有独到之处。以太极拳为例，其讲求中正安舒、脊柱行拳、伸筋拔骨等，对形体有着严格训练要求和具体训练方法，能够极大地改善形体，对由于姿势不良引起的各类形体健康问题有很好的效果。

5. 心身并炼

一般运动项目主要是身体活动，对于意识参与的要求不高。传统养生运动秉承传统文化"形神一体""形神共养"思想，强调心身参与、心身并炼，如内家武学讲究"用意不用力""心与意合、意与气合、气与力合"等，可取得心身两方面的整体健康收益。

6. 心身放松

一般运动项目不太重视放松。传统养生运动对于放松有严格要求，并有具体训练方法。

---

① 刘清国等校注. 千金方 [M]. 北京：中国中医药出版社，1998：442.

心身放松能够引起放松效应，对抗心理应激，是防治心身疾病的重要手段。

7. 内气培养

一般运动项目没有内气训练，传统养生运动一般都强调内气重要性，把内气培养作为核心训练内容之一。"气"是中国传统文化的重要内容，是中国古人生命体验的重要总结。《黄帝内经》提到"恬淡虚无，真气从之"[①]，中医气功还专门以"气"命名，内家武学也讲究"意与气合"，可见"气"在传统养生运动中的重要地位。虽然"气"的本质尚待研究，未形成统一认识，但是"气"作为传统养生运动的一个重要特点是肯定的。传统养生运动均强调通过意识与形体的科学训练，"炼精化气"，培养人体内气，打通人体经络，如"大周天""小周天"等，达到防病治病的目的。

8. 道德涵养

一般运动项目，仅仅是锻炼身体，对于道德涵养没有要求，也无提升作用。传统养生运动深受传统文化影响，在运动同时要求涵养道德，如中华武术重视"武德"修养。在传统养生运动学习、练习过程中潜移默化，个人道德素养也会不断提升。个人道德素养的提升，带来的是个人心理健康、幸福指数、人际关系、事业发展等全方位的变化和收益。

9. 总体效果

传统养生运动在形体训练、意识运用、心身放松、内气培养等方面均优于一般运动项目，因此，其总体健康效果也优于一般运动项目，尤其是在心理健康、功能调节、微循环改善方面。

表3 传统养生运动优势表

比较项目	一般运动	传统养生运动
指导思想	现代体育科学	中国传统文化
训练目的	更高更快更强	中庸和谐，适度自然
动静结合	单纯强调运动	强调动静结合
形体训练	针对不足，作用有限	擅长矫正形体
心身并炼	强调身体活动	强调心身并炼
心身放松	无或不重要	强调心身放松
内气培养	无或不重要	强调内气培养
道德涵养	无或不重要	养生养德结合
总体效果	一般	优于一般运动

---

① 郭霭春. 黄帝内经素问校注语译 [M]. 天津：天津科学技术出版社，1981：2.

三、传统养生运动是人体系统优化的代表性技术

我们认为，传统养生运动是实现人体系统优化的核心代表技术。理由如下：①在原理上，传统养生运动具有共性，其通过心身并炼激发人体自组织能力，提升人体"健康力"来实现健康维护的目的。②在技术上，传统养生运动不仅仅是一种运动，其包含了更广的训练元素，主要包括：形体矫正训练、有氧代谢训练、心身放松训练、正念觉知训练等，是一种综合训练体系。

四、传统养生运动发展现状

1. 门派众多，百家争鸣

传统运动有着悠久的发展历史，形成了医、武、儒、释、道以及民间等众多流派，万千方法，百家争鸣，精彩纷呈。

2. 科学研究越来越多，取得一些成果

更多专业机构开展了有关传统养生运动的科研工作，传统养生运动其对心身健康的作用得到了越来越多研究的肯定和支持，目前已经成为国际研究的热点之一。

3. 传播较广泛，但总体普及率仍然不高

近些年在国家的支持推动下，太极拳、健身气功等都蓬勃发展，传播较广泛，形成一个较大的练习群体。但是从全人群来看，传统养生运动普及率并不高，身边的大多数人一般都不会传统养生运动。

五、传统养生运动存在的问题

通过前面介绍，我们知道，中国传统养生运动在很多方面优于一般运动项目，理应为每个国人所认识和掌握，但是事实却非如此，传统养生运动普及率并不高，这其中一定有一些深层次的原因（图 17）。

1. 尚未形成统一的科学理论

①存在认识误区：传统养生运动是传统文化的一部分，其本身没有任何问题，但是人体生命现象比较复杂，目前还有很多问题仍未研究清楚，如果不具备科学精神，有可能会陷入误区。有人也会利用这些问题来蛊惑群众，聚敛钱财，甚至发展成为邪教。②缺乏共性研究：传统养生运动在历史发展过程中，形成了一个又一个的相对独立的体系，这极大地丰富了传统养生运动的内涵，但也为人们认识和研究其共性本质带来了一定的不便。虽然传统养生运动的现代研究取得了很多成果，然而目前多数是研究太极的只研究太极，研究瑜伽的只研究瑜伽，对于它们的共性因素研究不足，因此传统养生运动的共性本质仍是

我们需要解决的科学问题之一。

2. 尚未形成系统的训练方法

①针对性不足：传统养生运动创编的初始目的，多数不是为了健康，而是为了格斗技击等的需要，因而体系庞杂，健康针对性不足。以太极拳为例，太极拳实则是一种武学体系，其训练方法为格斗技击服务，健康只是其副产品。太极拳的众多套路和训练方法，并不一定都是为了维护健康。②学习难度大：因为针对性不足，有些内容与提升格斗能力有关，无形中增加了学习复杂程度，学习难度大、周期长，不易为大众所接受。因此，需要构建一套更加简单易学、体系完备的训练方法，以便向大众普及推广。

总体上，目前仍然缺乏一套完整的科学理论来科学阐释传统养生运动，也缺乏一套系统完整、循序渐进的科学训练体系，基于现代科学研究成果对传统养生运动进行梳理，构建统一科学理论和训练技术，为广大人民群众认识和学习传统养生运动提供科学武器和训练方法，是当前的重要任务之一。本书所要介绍的心身整合科学理论和训练技术正是针对此而提出。

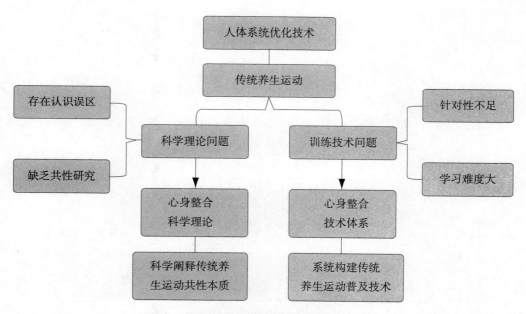

图17 传统养生运动存在的问题及解决方法

▶ 第五章
人体系统优化的科学化体系——心身整合

　　传统养生运动是实现人体系统优化的代表技术，但是当前传统养生运动尚未形成统一科学理论和系统训练技术。我们基于系统科学原理，对传统养生运动进行了系统研究和整理，构建了传统养生运动的科学化体系——心身整合学科体系（图18）。心身整合是基于系统科学原理，研究如何通过自我形体和意识的科学训练，达到人的系统内部资源的合理整合，发挥人体自组织能力，优化人体结构功能，维护心身整体健康，促进心身全面发展，实现人生自由幸福的理论方法体系。读者通过本章的学习，可以系统全面了解心身整合体系，包括科学问题和基本内容（科学理论、训练技术、哲学思想、应用工程）等，为下步具体操作技术的学习以及心理健康、国学经典、健康管理等相关拓展应用奠定基础。

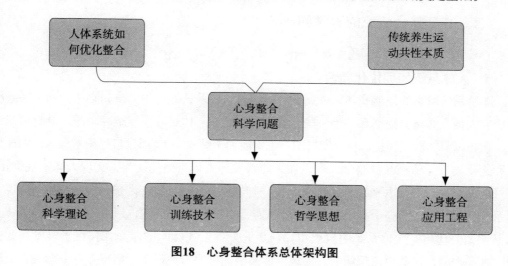

图18　心身整合体系总体架构图

第一节　心身整合科学问题

　　提出问题是首要的。心身整合研究的科学问题，在上一章传统养生运动存在问题中已经有所涉及，这一部分，我们把这些科学问题专门做一个归纳总结。

一、提出科学问题的重要意义

科学问题是指一定时代的科学家在特定的知识背景下提出的关于科学知识和科学实践中需要解决而尚未解决的问题。心身整合的提出，也是基于对特定科学问题的思考和探索。能够面对问题和解决问题，心身整合创新才有实际意义。

科学问题具有客观性，它是人类发展过程中，确实存在和需要解决的问题。科学问题具有共性，共性是客观性的自然延伸。科学问题是人类所共同面对的问题，它不仅仅是某个人的问题，因此对于科学问题的研究和解答，具有重要的普遍意义。人人都可以对科学问题进行研究，随着科学问题被研究清楚，找到答案，也会形成一些共性理论和方法，形成共性学科。在历史上，有些问题很重要，但是并不会一开始就进入人们的视野，而是随着人类社会的发展和需要，才进入人们的视野。首先关注、研究这些科学问题的人，会得出一些研究成果，要想获得社会公众认可，转化为公众知识并且造福社会，这就需要更多人对这一领域关注和研究，最终形成专家共识，成为公众知识。在一定历史阶段，提出科学问题，让更多的专家学者共同关注某一领域，对于该学科的发展和建设具有重要的意义。因此首先要提出科学问题。心身整合所研究和解决就是这样的重要科学问题。心身整合不是个人或者某一小部分人的学说，而是基于科学问题进行研究所得出的具有共性的学科体系。

二、心身整合研究的科学问题

心身整合研究的科学问题主要包括以下两个部分。

1. 人体系统如何优化整合

随着系统科学的发展成熟，依据系统科学对人体系统进行研究成为必然。基于系统科学研究人体，必然会提出和产生一些新的科学问题。人体是一个复杂巨系统，具有自我组织、自我调节、自我康复、自我发展的自组织能力（健康力），通过自组织发挥保持内在稳定和进化发展。依据系统科学原理，如果能够发挥人体自组织能力，实现人体系统优化，就可以不断提升健康水平。这在理论上是一个非常可行的思路和设想。那么，如何实现人体系统优化，就成为一个新的科学问题。围绕这个核心科学问题，形成一个问题系列：人体系统如何优化？人体系统的自组织如何更好发挥？人体的健康力如何维护、发挥和提升？古往今来，提高自组织能力、实现人体系统优化的方法很多，但至今仍未形成系统理论技术体系。我们的任务就是，基于系统科学原理和现代医学、心理学等的科学研究成果，研究人体系统优化的有关原理和方法，构建一门基于系统科学的人体系统优化新学科。

2. 传统养生运动共性本质

传统养生运动是实现人体系统优化的代表性方法。传统养生运动也存在需要解决的科学问题，即传统养生运动的共性本质问题。传统养生运动体系庞杂，方法多样，其训练原理、训练方法、训练过程、训练现象等都尚未形成统一的科学的认识，也没有形成系统统一的训练技术体系，人们认识比较混乱。基于系统科学重新审视和研究传统养生运动，研究其共性科学本质，形成科学理论和训练技术，成为一个重要的科学问题。

基于对以上两个科学问题的研究，产生了心身整合体系。其实只要人们去研究这两个科学问题，就可能得出类似研究成果，只是时间问题。人们的认识过程可能有先后，但是真理具有共性，结果具有共性，与谁研究关系不大。即使是训练技术，大家共同推敲，同样可以得出极为相似的动作和编排。发展个人风格、展现个人才华，可以千差万别，但是寻求共性，是去风格化的，研究结果必将趋同。在学术界，提出心身整合科学问题，让更多人关注这一领域，共同推进心身整合学科建设，具有重要意义。

第二节　心身整合科学理论

所谓科学理论，是对某种经验现象或事实的科学解说和系统解释。心身整合科学理论就是对人体系统优化、传统养生运动共性本质等的科学解说和系统解释，其科学地阐释了人体系统优化、心身互动整合的原理，揭示了太极拳、八卦掌、形意拳、中医气功等的共性本质。

一、构建目的

构建的目的，就是为了解决前面提到的两大科学问题。

1. 探索人体系统优化原理

人体是一个系统，将系统科学的研究成果应用于人体，探索人体系统优化原理，为研究开发人体系统优化技术提供理论支撑。

2. 科学阐释传统运动本质

传统养生运动是一个庞杂体系，从系统科学角度研究传统养生运动，将人体系统优化原理和传统运动本质联系起来，阐释传统养生运动的共性本质。

其实，以上两者目的是一致的，传统养生运动的共性本质就是实现人体系统优化。

二、构建依据

1. 系统科学原理

系统科学是当今科学发展的高度总结，包括系统论、控制论、信息论、耗散结构理论、涌现理论等。系统科学中国学派的创建者钱学森先生，提出了系统科学、思维科学、人体科学三大体系，倡导运用系统科学对人体生命进行研究，为人体系统优化和心身整合研究提供了宏观思想指导。

2. 现代科学原理

现代医学、心理学有关原理，具体包括人体生理调节机制、注意力作用机制等，为人体系统优化和心身整合提供了现代科学依据。

3. 中华传统文化

传统养生运动根植于中华传统文化，在此我们将研究视角进一步扩大，从传统养生运动扩展到中华传统文化范围，重点包括：传统医学、养生运动、国学经典三大体系。①传统医学：以《黄帝内经》为代表的中医学体系。②养生运动：主要以太极拳、八卦掌、形意拳、通背拳、意拳等为代表的养生运动。③国学经典：《易经》《道德经》《大学》《中庸》《论语》《孟子》等为代表的国学经典。中华传统文化，一方面提供了研究指导思想，另一方面提供了丰富的研究资料素材。

三、构建方法

主要运用以下四种方法：

1. 自我观察法

自我观察法是心理学基本研究方法之一，又称内省法，是指人对自己的心理活动进行观察和分析的方法。对于传统养生运动的广泛涉猎和学习实践，自我观察身心现象是心身整合产生的基础之一。

2. 演绎推理法

演绎推理法是从普遍性结论或一般性事理出发，通过推导（即演绎）得出具体陈述或个别结论的论证方法。在心身整合构建过程中，我们可以依据系统科学系统整合一般原理，结合人体医学心理学等研究成果，逐步推导出心身整合的基本原理和方法。

3. 归纳推理法

归纳推理法是从个别性知识出发推出一般性结论的推理论证方法。心身整合构建过程中，我们可将前人对传统养生运动的个别方法描述和研究成果进行科学归纳，总结出传统养生运动共性本质的一般性结论。

4. 分析综合法

分析综合法是把整体分解为部分和把部分重新结合为整体的过程和方法。一切论断都是分析与综合的结果。我们将自我观察、演绎推理、归纳总结的有关成果进行分析综合，最终构建形成完整的心身整合科学理论。

四、演绎推理过程与结论

用演绎推理方法一步步推导出心身整合的基本原理。

1. 人体是一个自组织信息反馈控制系统

人体是由多个系统、器官、组织和细胞按一定的形式组织起来的，是具有思想意识且高度有序的、开放的自组织信息反馈控制系统，具有自我调节、自我更新、自我修复、自我适应、自我发展的自组织功能。

2. 心身反馈调控是自组织功能的核心

人体自组织功能主要通过心身反馈而实现。心身反馈结构的控制器是心——中枢神经及其功能；受控对象是身——身体、躯体。人的生命可以看作是对各种内外环境信息不断加工、处理、反馈、整合的过程，心身之间构成了完整的生物反馈环路以调整心身状态。这个心身反馈的行为过程，称之为心身反馈调控。

3. 心身反馈调控包括无意识调控和意识调控

人的心理活动包括有意识的心理活动和无意识的心理活动。意识是觉醒状态下的觉知。无意识相对于意识而言，是个体觉察不到的心理活动。注意和意识紧密相关，但不同于意识。注意是心理活动或意识对一定对象的指向与集中。注意的双加工理论认为人类的认知加工有两类：自动化加工和受意识控制的加工。自动化加工不受认知资源限制，不需要注意，是自动进行的。意识控制的加工受认知资源限制，需要注意参与。根据以上心理学原理，反馈控制也相应分为两类：自动化调控和受意识控制的调控，即无意识调控和意识调控。无意识调控是随时随地自动进行的，有意识调控则需要意识参与，包含着注意的心理过程。

4. 通过注意力觉知内在可以强化心身反馈

注意的基本功能是对信息进行选择，增强被注意感觉器官的功能，从而能够更加精细和清晰地加工处理信息。通过注意力对自己身心内在有关生理病理信息的觉察，可以充分发挥注意力的信息选择作用，充分发挥意识调控的功能，将意识调控和无意识调控整合起来，强化心身反馈调控行为和过程，更好处理内在信息，维护心身健康状态，实现人体系统优化。

5. 觉知内在是心身整合的核心方法

基于以上推导，我们认为，注意力关注心身内在，是实现人体系统优化的核心方法。古称内观、内省、内守、守一、格物等。这个操作过程，是通过意识对身心内在的觉知实现的，是意识参与下的心身反馈行为，在此定义为心身整合。心与身进行互动整合，实现人体系统优化。

　　结论：通过以上演绎推理，我们得出：人体是一个信息控制自组织系统，通过注意力觉知内在，能够强化心身生物反馈，处理各种内在生理病理信息，最大化发挥人体自组织功能，维护心身健康，实现人体优化，这就是"心身整合"（图19）。

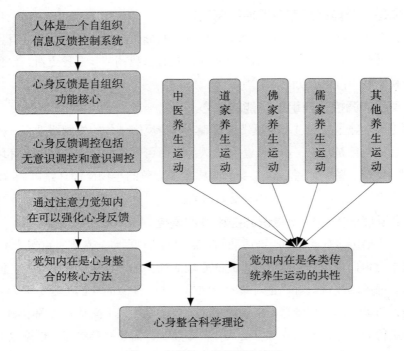

图19　心身整合科学理论构建

五、归纳总结过程与结论

　　上一部分是纯粹的理论推导，实际上，在人类生命实践中，已经不自觉地在"心身整合"原理的基础上发展形成了丰富多样的养生运动，如中医气功、太极拳、八卦掌等。觉知内在是心身整合的核心，有人坐着觉知内在，于是静坐产生了，有人站着觉知内在，于是站桩产生了，有人在运动中觉知内在，于是种种动功（如太极拳）产生了。我们通过对儒、释、道、医、武等传统养生运动等的文献归纳总结，结合自身实践体悟，得出：注意力觉知内在是传统养生运动的共性本质。

1. 中医养生运动

　　中医是中国人民创造的以传统文化思想为指导的研究人体生理、病理以及疾病的诊断和防治等的一门学科。运动疗法也是中医学中的重要组成部分。《黄帝内经》重视运动养生，提倡"形劳而不倦"，反对"久坐""久卧"，提出"恬淡虚无，真气从之，精神内守，病安从来"①，强调精神内守，指明了中医传统运动疗法的总纲要。后汉三国时期，名医华佗创编了"五禽戏"，成为中医养生运动代表性的训练方法。及至现代，发展形成了放松功、内养功、强壮功、五禽戏、保健功等众多中医养生运动方法，如著名老中医李少波先生创编的真气运行法，因其操作简单，颇有效验，影响较大。

内守、返观是中医养生的核心方法。如《黄帝内经》："恬淡虚无，真气从之，精神内守，病安从来。"明确指出"恬淡虚无""精神内守"可以使得"真气从之""病安从来"，这是调理内在气机和健身防病之法则。精神内守也成为中医养生运动修炼根本原则之一。李时珍在《奇经八脉考》②中云："内景隧道，惟返观者能照察之"，指出通过返观内在可以照察到内在景象和经络隧道等。

2. 道家养生运动

道家尊老子为始祖。老子是春秋时代大思想家，留有《道德经》一书。道家有导引、吐纳、抱一、炼丹、胎息等方法，其中以丹道方法为代表。老子道德经云："道生一，一生二，二生三，三生万物。"丹道即三返二、二返一、一合于道，包括炼精化气、炼气化神、炼神还虚、炼虚合道的返还过程。道家方法对传统养生产生了深远的影响，并且为医家、武家等吸收和发展。传统武术中的太极拳、八卦掌等也可以说是属于或者源于道家方法。

"守一""观法"是道家养生运动的核心方法。①"守一法"：源于老子"载营魄抱一，能无离乎"之句，是说守一于道，精神与形体的合一。《庄子·在宥》③曰："我守其一，以处其和。"就是说守心一处，而处于身内阴阳二气的和谐之中。《太平经》继承了老庄之遗教，认为经常使形体精神相抱相依，合而为一，即叫"守一"。《太平经》④云："古今要道，皆言守一，可长存而不老。人知守一，名为无极之道。人有一身，与精神常合并也。形者乃主死，精神者乃主生。常合即吉，去则凶。无精神则死，有精神则生。常合即为一，可以长存也。常患精神离散，不聚于身中，反令使随人念而游行也。故圣人教其守一，言当守一身也。念而不休，精神自来，莫不相应，百病自除，此即长生久视之道也。"②"观法"：《庄子·在宥》："目无所见，耳无所闻，心无所知，女神将守形，形乃长生。"《性命圭旨》⑤云："凡修道者，常行内观，遣去三尸，驱除六贼，纳气于丹田，定心于觉海。"《太上老君说常清静经》⑥曰："内观其心，心无其心；外观其形，形无其形；远观其物，物无其物。三者既悟，唯见于空。"此处之观，即是"观照""觉知"的方法。

---

① 郭霭春. 黄帝内经素问校注语译 [M]. 天津：天津科学技术出版社，1981：2.

② 李时珍医学全书 [M]. 北京：中国中医药出版社，1996：1258.

③ 孙通海译注. 庄子 [M]. 北京：中华书局，2007：188.

④ 王明编. 太平经合校 [M]. 北京：中华书局，1980：716.

⑤ 冯国超主编. 性命圭旨 [M]. 长春：吉林人民出版社，2005：167.

⑥ 田诚阳. 中华道家修炼学 [M]. 北京：宗教文化出版社，1999：406.

3. 佛家养生运动

佛教创始人是古印度乔达摩·悉达多，佛教后来传播到中国，与中国本土传统文化交融发展，成为了中华文明的一部分，其中戒定慧和四念处是佛家修炼的核心，基于此发展形成了很多养生方法，对中国传统养生运动产生了深刻影响，比如经行方法、观呼吸法、静坐禅修法等至今仍广为流传，少林武学也是在少林寺佛教文化基础上发展形成，倡导拳禅合一，武学、禅学互参。另有《易筋经》[1]传说为达摩所创，介绍了内气训练、筋骨脱换的原理和方法，产生了较大影响。

观、观心、观照是佛家养生的核心方法。①"四念处"：《中阿含经》[2]云："观身如身念处，观觉如觉念处，观心如心念处，观法如法念处。"四念处是早期佛教修行方法，其要义为如实观察，如实观察身体的静态姿势、动态动作（身）、身体的觉受（受）、内心的想法（心）等以及在这个过程中观察到的真理实相（法）。四念处的修行方法的核心是"观"，而"身受心法"是观察的对象，通过"观"而获得对身心和宇宙的认知，提升智慧，消除烦恼，探索真理。②禅宗"观"法：《六祖坛经》[3]云："用智慧观照，于一切法不取不舍，即见性成佛道。"又云："故知本性自有般若之智，自用智慧观照，不假知识，一悟即成佛也。"《达摩大师破相论》[4]云："唯观心一法，总摄诸法，最为省要。"强调观照、观是修行之根本方法。

4. 儒家养生运动

儒家主要代表人物是孔子和孟子。儒家讲求仁者爱人、内圣外王、内求圣贤、外成事功、积极入世、有所作为。张载的一句话"为往圣继绝学，为万世开太平"，表达了儒家的一种理想生命境界。儒家传统养生方法有代表性的是坐忘法。

"内省""格物致知"是儒家提升内心修养的核心方法。①内省：通过内省认识自己的错误并且改正，提高自己的修养水平。《论语》[5]中提到："吾日三省吾身。""内省不疚，夫何忧何惧？""见贤思齐焉，见不贤而内自省也。"强调了内省在心理修养中的重要性。②格物致知："格物致知"语出《大学》，《大学》云："物格而后致知，知致而后意诚，意诚而后心正，心正而后身修，身修而后家齐，家齐而后国治，国治而后天下平。"古往今来对于"格物"有不同阐释，我们认为"格"就是观，"物"就是天下万物，包括身心与宇宙。格物可以格身心，也可以格外物，格身心则认识心身规律，格外物则认识事物规律。格物在儒家思想中更侧重格心身内在，通过观察身心内在，尤其是内心，达到对自我的正确认知，而后意

---

① 项扬惠，吴德华，张鉴若，等编.达摩洗髓易筋经 [M].重庆：科学技术文献出版社重庆分社，1990.

② 中国佛教文化研究所点校.中阿含经 [M].北京：宗教文化出版社，1999：431.

③ 王月清注评.六祖坛经 [M].南京：凤凰出版社，2010：36.

④ 弘学，蒲正信整理.菩提达摩祖师——少室四论 [M].成都：巴蜀书社，1983：180.

⑤ 朱熹.四书章句集注 [M].北京：中华书局，1983.

诚、心正、身修、家齐、国治、天下平，由内而外，层层展开，内圣而外王。

5. 武学养生运动

中华武术是以中国传统文化为指导，以技击格斗为主要目标，兼顾养生保健而发展形成的一个体系。发展到今天，武术本身已经形成一个庞大的体系，门派众多，技法多样，百家争鸣，精彩纷呈。常见的有少林内功、太极拳、八卦掌、形意拳、意拳、通背拳等。

用意、觉知是武学养生的核心方法。《太极拳谱·清代杨氏传抄老谱》[①] 云："必先明知觉运动四字之本由，知觉运动得之后，而后方能懂劲。""何以得知觉运动，既不知己，焉能知人？"内家武学用意不用力，讲究听劲、知己知人，强调意识运用和敏锐的觉察力。

结论：总之，笔者通过对这些传统养生运动的归纳总结，得出内向性运用意识和觉知心身内在是他们的共性之一。这些方法当然各有特色，也存在差别，表现在是动功还是静功，是内守整体还是内守局部，是整体运动还是局部运动，是快还是慢，是舒展还是紧凑，以养生为主还是以技击为主等方面，心身整合从更高层面将这些差别统领起来，贯穿其中，揭示了他们的共性本质。另外源于印度的瑜伽目前也在国内传播，其同样强调意识觉知内在，在此不做详细论述。

六、现代疗法佐证

现代医学、心理学发展形成的正念疗法、放松训练与生物反馈等现代疗法，其核心原理都与注意力觉知内在有关。

1. 正念疗法

正念疗法 [②] 是当前心理学发展方向之一。正念一词最早来源于佛教禅修方法，强调觉知、注意、观照当下的心身状态。1979 年，美国麻省理工学院的卡巴金，基于该方法设计了"正念减压疗法"，协助病人减轻压力，缓解痛苦。这标志着正念心理疗法正式诞生。随着正念疗法的迅速发展，越来越多的心理学家被吸引到这个领域。心理学家泰斯德，将正念减压疗法与认知疗法融合，创建了正念认知疗法，主要用于治疗抑郁症及复发问题。心理学家莱茵汉，根据正念疗法思想创立了辩证行为疗法，治疗边缘性人格。其他类似方法还有日本的内观疗法，国内的东方内观认知疗法、道家内观疗法、内观整合疗法等。我们介绍的心身整合，也是一套科学合理、心身并重、循序渐进、简单易学的正念训练体系。

2. 放松训练

放松训练 [③] 是使精神及躯体从紧张状态松弛下来的一种行为治疗方法，对心身疾病有较

---

① 王宗岳. 太极拳谱 [M]. 北京：人民体育出版社，1991：114，121.

② 乔·卡巴金. 正念：此刻是一枝花 [M]. 北京：机械工业出版社，2015.

③ 王珊珊，陈晶晶，王磊. 放松训练的研究现状与展望 [J]. 实用医药杂志，2012，29（9）：852-854.

好疗效。人们经常受到各种生活事件的压力和刺激，称之为应激。应激能引起心理和生理反应，导致心身疾病。放松训练是心身整合的核心之一。放松训练可以使交感神经系统兴奋性下降，机体耗能减少，呼吸频率和心率减慢，血压下降，外周血流增加，血红蛋白含量及携氧能力提高，血氧饱和度增加，副交感神经系统活动加强，促进合成代谢及有关激素的分泌，对抗应激反应。我们认为，放松训练能产生效果的原因，一是放松，二是放松训练的同时必然伴随着觉知身心的操作，由"觉知"引起的心身反馈，强化了调节功能。

3. 生物反馈

生物反馈①疗法是借助专门工具，探查和放大人体固有生理信息，通过显示系统，将此信息转变为易于为患者理解的信号或读数，通过训练使病人学会利用这些信号，有意识地控制体内生理状态，达到治疗疾病的目的。比如心脏跳动快慢，一般意识不到，也难以随意使之加快或减慢。如果把心脏跳动以一定声高来表示，患者就可以识别这种信号，并通过主观努力控制这种信号来控制心率，对心动过速或过缓进行治疗。生物反馈打破了传统认为自主神经系统所支配器官不能随意被控制的认识，通过生物反馈训练，可改变有机体内环境，改变神经、循环、呼吸、消化等系统工作状态，提供了新的治疗手段，形成了脑电反馈、心率反馈、血压反馈、皮温反馈、皮电反馈、肌电反馈等各种现代生物反馈疗法。生物反馈疗法将内在信号通过设备转化成可见的视觉、听觉信号，通过自身主动努力来有目的性地改变这些信号，这和我们前面介绍的心身反馈行为类似，但也有区别。区别在于我们强调仅仅觉知内在的生理病理信息，不做有目的性的改变控制，反馈调节的目标和行为完全交给自组织去完成。一个有为，一个无为。

七、心身整合科学理论纲要

1. 心身整合科学概念

通过对以上推理的分析和综合，结合前面人体系统优化章节有关内容，我们得出：人体是一个信息控制反馈自组织系统，心身反馈调控是自组织的核心，通过注意力觉知身心内在，可以强化心身反馈，更好地处理内在信息，实现人体系统优化，维护心身健康。同时我们通过对传统养生运动的归纳总结，得出：注意力觉知内在是传统养生运动的共性本质。这是心、身两大子系统互动整合协同运作的行为过程，因此我们称之为"心身整合"或者"心身协同"。在本书中我们统一用"心身整合"来表述。在这里，心是中枢神经及其心理功能，身是躯体。神经系统是心身的交界重合部分。整合是系统科学的基本概念之一②，是一种运作行为，指系统各要素互动成为一个整体协同运作，发挥最佳功能，也可以

① 张忠霞，王铭维. 生物反馈技术研究与进展 [J]. 中华物理医学与康复杂志，2016，38（9）：717-719.
② 苗东升. 系统科学精要（研究生教学用书）[M]. 第3版. 北京：中国人民大学出版社，2010：31.

说是"整体合一"。因此心身整合可以称之为"心身整体合一"或"心身合一"。

2. 心身整合概念细分

将心身整合与有关名词组合，可以有一些细分的概念。①心身整合行为过程：我们常常把行为与过程合在一起，行为是当下的运动，运动随着时间的推移就成为一个过程。心身整合这个概念单独出现时，主要表述一种行为过程，是人体系统优化的行为过程，也是心身整体协同运作的行为过程。②心身整合结构：是心身整合行为过程的载体，指的就是心身反馈结构。③心身整合状态：本质上是没有"心身整合状态"的说法，一般不说心身是不是整合的，但可以说心身是不是健康的，心身整合是一个行为过程，通过行为过程实现人体系统结构优化和心身整体健康。④心身整合功能：是基于心身整合结构，在进行心身整合行为过程中所表现出来的效能。

3. 心身整合科学内涵

心身整合行为过程与心身反馈行为过程类似，但是不完全相同。心身反馈是心身整合的核心，但心身整合还包括身体整合、心理整合的内容，是人体系统优化的整体表达，内容更加全面。人体系统优化，包括心理优化、身体优化和心身之间的整体优化或者说心理整合、身体整合和心身整合三个过程。身体整合主要是形体结构优化，以形体训练为核心手段。心理整合主要是心理结构优化，以正念训练为核心手段。心身整合统摄心理整合和身体整合，注意力觉知身心内在是核心操作，可强化心身反馈，发挥人体自组织功能，实现人体系统整体优化。

4. 心身整合生理机制

心身整合主要通过注意力觉知内在强化心身反馈而起作用。在前面人体系统优化部分，我们已经介绍，心身反馈主要通过强化神经调节功能而发挥作用。因此，心身反馈可通过影响神经调节、神经内分泌免疫网络、血液循环、内环境、细胞代谢等发挥健康维护作用。这个过程中，通过正负反馈的调控，负反馈维持系统稳态，正反馈则不断强化人体结构和功能，从而推进系统状态从一个稳态向更高层次的稳态跃迁。其生理机制详细内容请参看心身整合效应因素部分。

第三节　心身整合训练技术

有了阐释人体系统优化的心身整合科学理论，自然可以延伸设计出人体系统优化的心身整合训练技术。如前所述，太极拳、八卦掌、中医气功等传统养生运动本身就是人体系统优化的代表性技术，属于心身整合技术范畴，但是这些方法各具特色，训练目标不一，属个性方法，需要构建一门共性技术体系。我们基于心身整合科学理论，整合提取内家武学、中医气功等优秀方法，把运用注意力选择处理内在信息、增强自身调节能力的方法科学化、系统化、规范化，形成一项具有共性特点的、心身并重的心身整合训练技术体系（图20）。

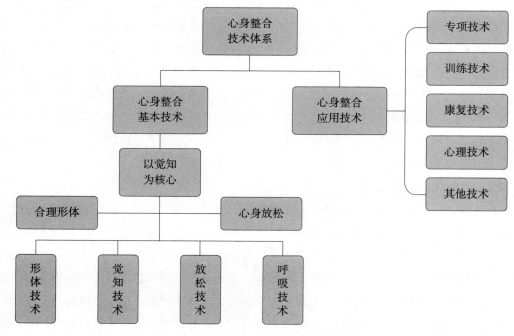

图20 心身整合技术体系构成图

一、构建目的与必要性

1. 传统运动系统化的需要

中医、道家、佛家、儒家、武学等都有很多训练方法，原则上都属于心身整合技术体系，但训练目标各不相同。虽然心身整合是传统养生运动共性本质，但是并非传统养生运动所有训练方法都符合心身整合原则，它们或动静偏于一，或心身偏于一，或存在训练盲点，或训练步骤不合理等，需要以人体系统优化为目标，打破门户壁垒，对传统养生运动进行系统整理，构建一门新的共性训练体系。

2. 心身整合技术化的需要

心身整合科学理论阐释了人体系统优化的基本原理，基于该原理本身即可发展构建心身整合训练技术，这是人体系统优化和心身整合科学理论自身技术化的需要和必然。

3. 心身共性学科建设的需要

人体系统优化原理和方法、心身关系、心身整合等内容，是具有共性的研究课题，探讨心身关系和心身整合原理，构建一门共性学科和共性技术，是人体生命科学本身发展的需要，是心身共性学科建设的需要。

综上，基于心身整合科学理论，以人体系统优化和心身整合为目标，对传统养生运动进行系统梳理，形成一门共性训练技术，十分必要。

二、构建原则与思路

1．以心身整合科学理论为指导

心身整合技术以心身整合科学理论为指导，是心身整合基本原理的体现和具体化。

2．以人体系统优化为目标

仅以实现人体系统优化为目标，不求健康，不求超能，不求开悟，强调健康力提升、心身健康水平提升、体质增强等是人体系统优化的自然结果。实现人体系统优化和实现心身健康是等同的，只要实现人体系统优化，心身健康的目的也就自然达到了。围绕人体系统优化目标，提取传统养生运动中的合理内容，可以构建全新的心身整合训练技术。

3．继承传统养生运动训练精髓

以各类传统养生运动为基本素材，继承保留了传统养生运动心身放松、心身并炼、用意不用力等的训练精髓，确保高效训练效果。

4．构建简单易学的单式训练体系

实现人体系统优化，目标纯粹，其训练方法也应该是简单的。传统养生运动方法包含单式训练和套路训练两种类型，单式训练学习简单、有针对性、效果显著，易于普及。因此应以传统养生运动单式训练为主要素材，且将传统套路拆解，去除风格因素和动作编排，提取核心元素，综合形成单式训练体系。设计应遵循人体系统优化原理和学习规律，且具备动静结合、心身并重、循序渐进、简单易学、形成标准、适合推广的特点。

三、构建方法与过程

与科学理论构建类似，在个人实践经验总结基础上，综合运用演绎推理、归纳推理、分析综合等方法，构建心身整合基本技术，并将其应用于各专业领域，形成专项应用技术（表4）。基本技术是一套适合大多数人的可以大面积普及推广的通用技术，应用技术则是基于基本技术的开发应用，包括心身整合专项训练技术、运动训练技术、疾病康复技术、心理健康技术等。

1．演绎推理

基于心身整合科学理论，演绎推理出基本技术。①静态中觉知：演绎出类似站桩、静坐等的静态训练方法；②动态中觉知：演绎出类似武学动功等的动态训练方法；③放松中觉知：演绎出放松训练方法。

2. 归纳提炼

基于传统养生运动共性，归纳提炼形体训练、觉知训练、放松训练、呼吸训练等方法。

3. 分析综合

对以上演绎和归纳的成果进行分析综合，相互印证，相互补充，依据教学学习规律进行编排整理，构建一套完整的心身整合基本技术。

表4 演绎推理与归纳提炼对应举例表

心身整合演绎推理	各类方法归纳提炼
站着觉知	站桩功
坐着觉知	静坐
运动中觉知	各类动功
最自然的静态姿势	含胸拔背等基本要领
最自然的行走方式	八卦步、太极步等
最自然的转身方式	太极八卦转身方法
最自然的脊柱训练	八卦掌穿掌等

4. 延伸应用

将心身整合的训练技术，应用于康复、心理等领域，形成各个领域的专业应用技术。

四、心身整合基本技术纲要

心身整合基本技术总体上可以用"一个核心、两大条件、四大技术"来表述。

1. 一个核心——觉知内在

一个核心是针对意识的运用。觉知内在是指注意力对自己身心内在的观察，强化内在信息选择和处理，形成心身生物反馈以发挥人体自组织功能。古称：内观、内省、内守、守一、格物等。

这里对"觉知"做个特别的界定和强调。意识操作方式主要有两种：一种是通过主观想象、心理暗示等方法，对身体状态进行有目的的改造，如体育训练中常用的表象训练，通过对训练技术的想象来提升训练水平；还有通过对放大的生理信号进行操作，如调节血压、心率等的现代生物反馈疗法，这种疗法虽将生理指标可视化，运用意识调整皮温、血压、脑电、肌电等，但其局限于个别指标，对于人体万亿生理指标，其作用仍非常有限。另一种意识操作方式是将注意力仅仅放在身心内在，不去有意构想调整目标、调整内容以及调整方法，而是交给机体自组织去调整。后者正是"心身整合"的操作方法。无论是静态训练，还是动态训练，心身整合都要求不做过多想象，不预设目标，不评价感受，保持纯然觉知，无为而无不为。

2. 两大条件——合理形体和心身放松

觉知是核心，如何更好地觉知？比如歪着身体可以觉知，非常紧张的状态下也可以觉知，在各种情况下都可以觉知，但是怎样才能更好地觉知，发挥更好效果呢？为了更好地发挥注意力的强化作用，需要为觉知创造最佳条件，让身心在最舒适状态下进行觉知，这些条件包括：①合理形体：无论是运动状态还是静态姿势，都可以进行觉知，但均应在合理形体条件下进行。如静态姿势，即保持人体科学合理的解剖结构位置；又如运动方式，指在合理的解剖位置基础上进行合理运动。合理形体是个前提和辅助条件，如果姿势不端正就进行觉知，虽然也有觉知效果，但也会因姿势不良而影响身体健康。基于合理形体的本身要求，衍生出的形体训练方法，实际上就是身体系统优化。②心身放松：指在心身放松状态下进行觉知。身体和意识两个层面都要保持放松。身体放松就是身体不紧张，不用多余的力，意识放松要求注意力强度适中，一般保持中低强度，似有似无，无不过无不及，避免过于注意引起紧张头痛等不适。在这样心身放松的状态下，身体内部和谐舒适，能够更好地觉知内在，专心致志地发挥心身反馈功能，且相对持久。

从心身整合技术本身来说，合理形体和心身放松是两大核心辅助条件。除了以上两个核心条件，还有其他辅助条件，如合理膳食、空气清新、戒烟限酒、常晒太阳等，这些条件为觉知提供了良好物质材料和外部环境。

3. 四大技术——形体技术、放松技术、觉知技术、呼吸技术

围绕一个核心、两大条件，衍生发展形成四项基本技术。

（1）形体技术

形体技术是为觉知创造合理形体条件的操作方法，实际上就是身体系统优化、身体整合。形体技术一方面是对合理形体进行界定和提出要求，另一方面是将不合理形体改善为合理形体，或者是一种提升形体水平的方法，并为觉知创造良好的形体条件。合理形体，是由人体的自然解剖结构所决定的，是形体和谐健康的自然表现，非由外铄。合理形体虽然是自然表现，但是却也需有为训练，人类在后天生活中养成很多不良的姿势和运动习惯，已经破坏了这个自然结构，需要经过一定训练去恢复人本身具有的自然结构。形体技术包括静态技术和动态技术。静态技术可在站姿、端坐、盘坐、卧姿下进行，进行静态微拉伸训练。动态技术包含脊柱专项训练（前后、左右、旋转运动）、肩背专项训练、腰胯专项训练、步法专项训练、躯干整体训练（旋转运动）等，进行动态拉伸训练。无论动态还是静态，形体都有一定要求，这些要求具有一定共性，古人已经总结出了一套完整的形体标准，以太极拳、八卦掌等中华内家武学的形体要领最具代表性。具体包括：虚灵顶劲、下颌内收、牙齿轻扣、面带微笑、沉肩坠肘、松腕舒指、含胸拔背、松腰塌胯等。我们需要正确认识这些要领：这些要领是身体合理结构的自然表达，是自身所具有的形态，既是一种要求，又是一种结果，是要求和结果的统一。实际上只要身心放松地把姿势摆正，所表现出

来的形态姿势应该就是以上描述的样子，开始不一定能够完全做到，不过随着训练不断进步，就会逐渐趋向这种合理形态结构。形体技术训练过程中，要始终贯穿一个核心原则，无论动态静态，均应保持觉知，一心一意地体会每个姿势、每个动作。

（2）放松技术

放松技术是为觉知创造心身放松条件、将心身调控到最佳状态的操作方法。放松包括身体放松和意识放松。①身体放松，主要指的是肌肉不用力、不紧张，保持相对松弛的状态。拉伸是身体放松的好方法，身体放松的本质是身体结构的拉开，为血液循环和组织器官提供充分合理的运动空间，从而促进新陈代谢和系统优化。肌肉关节拉开伸展表现为放松，缩短聚集表现为紧张。形体技术本身就是身体放松的技术。②意识放松，指的是中枢神经系统的适度兴奋，体现为注意力的适度集中和指向。中枢神经系统兴奋不足，注意强度太小，杂念较多，难以集中；中枢神经系统兴奋过度，注意强度过大，产生过多消耗，容易疲劳和紧张，不能持久。中枢神经系统适度兴奋，注意强度适中，保持中低强度，似有似无，持久有效。古人主张："不可用心守，不可无意求，有心着相，无意落空，似守非守，绵绵若存。"这些经验是完全可以遵循和借鉴的。

具体操作上，所有动态、静态都应保持和融入心身放松，并可以通过专门的放松技术进行专项训练和强化。可以以静态姿势为载体，如站桩的姿势，从局部放松训练开始，逐步达到全身同步放松。局部放松的操作，可以依解剖位置、经络循行、穴位器官等进行分步训练。如传统三线放松功，把人体分为前、后和两边三个侧面，每个侧面为一条线，从每条线的上部，依次向下进行放松。当然具体路线不必拘泥，原则是按部就班，每一个部位都要关注到，从局部而渐至整体。

（3）觉知技术

觉知技术是"一个核心——觉知内在"的具体操作方法，是心身整合的技术核心，贯穿于心身整合所有训练的始终。

1）觉知形式

心身整合虽然有动态、静态等训练方法，不过最终是要专心致志地去觉知内在，因此，这个觉知的技术操作，最终是以静态为主。形体训练中的动态技术，同样贯穿觉知，不过是在觉知过程中培养觉知能力和习惯，最终为专心致志的静态觉知奠定基础。

2）觉知对象

觉知内在，只是一个笼统的说法，内在有很多内容，比如身体姿势、运动轨迹、呼吸运动、身体感受、心理感受、念头想法等，都是注意的对象，那么，应该注意的对象是什么？历史上那么多方法，有些注意动作，有些注意感受，有些注意呼吸，有些注意念头，如何看待这些方法？我们必须对这些问题有一个清晰认识，给这些方法以合适定位。在心身协同整合这个环节，注意的对象应该是身体的感受，只有将注意放在全身感受上，形成心身生物反馈，实现心身协同，优化涌现发展，才能达到我们的主要目的。感受虽然是对象，但观察并不一定能一步到位，而且往往也很难一步到位，要依据注意自身的特点，构建循序渐进的训练程序。既往有些方法，通过观察动作培养觉知能力，再慢慢转到感受上；有些则通过观察呼吸培养觉知能力，再慢慢转移到感受上；有些方法则直接就去体会感受，比如直接意守身体的某些穴位，虽然开始可能什么感受也没有，但是经过一定努力，最终同样也会有感受出现。这样，我们也就对历史上的这些方法有了一个全面的认识。心身整合目的在于最大化地处理内在信息，最大化地内进行在整合。注意力的范围可以是身体局部，也可以是全身。关注局部，能强化局部信息处理，但是整体效应不足，关注整体，能够产生整体效应，但在初期阶段很难同时关注到全身，效果也有限，所以应该将两者结合起来。根据多数人的情况，按照从动到静、从局部到全身的原则循序渐进观察。初期可以从局部的注意训练开始，局部可能是某个解剖器官（如胃），某个位置（如腹部），某条经络（如督脉），某个穴位（如气海），比如从手开始，先观察手部开合时的拉力、阻力、电磁感受及温热感受等，然后进一步将注意力向其他部位延伸，再将这种感受发展到全身，达到对全身同时注意觉知的阶段，使中枢与外周整体同步协调运作，处理全身信息。

3）觉知程序

身心内在的内容很多，有些内容比较容易觉察，有些比较精细并不易觉察，因此觉知应按照从粗到细的原则，从粗大简单容易觉察的内容开始，循序渐进地进行下去。一般情况下，身体中大的运动轨迹容易为我们所注意，因此心身整合训练应从动态形体训练入手，训练形体的同时，注意觉知每个动作的运动轨迹，并且向着内部感受延伸，逐渐达到对全身感受的觉知。在心理健康训练阶段，可以在感觉身体的基础上，进一步对心理活动进行观察，觉知内心情绪、想法等，以此获得心理感悟，提升心理健康水平。

4）觉知保持

注意力觉知内在需要保持足够时间才能保证效果。若没有足够时间积累，将不会把作用发挥到最大效果。如何能够实现持续有效地对身心内在的注意呢？这是一个非常现实的关键问题。注意能够持续关注身心内在，谈何容易？注意关注身心内在，开始往往是不知道注意什么，也确实什么也注意不到，我们想去关注内在，可是一会就不知道自己在干什么了，只有杂念纷飞，只有各种内外扰乱信息，越是静下来越是发现不能集中注意，前人说心猿意马说得真是贴切。能不能契入，能不能真正让注意放在身心内在，这是成败关键。很多人往往在这个位置上卡住了，无法"登堂入室"，最终也就永远停在了门外。因此，充分理解注意的自身特性，掌握注意的自身规律，根据其特点，设计出可行的注意操作训练程序，是解决问题的关键所在。这也就是心身整合的操作核心之一。

首先还得从认识注意本身开始，通过综合运用注意力的三种形式（无意注意、有意注意和有意后注意）来达到注意力有效保持的目的。有意注意指有预定目的，通过自身意志的努力，自主地注意某个事物，比如我们在房间里找某样东西。无意注意指无预定目的，也不需要意志努力的注意，比如我们正在上课，窗外一只鸟儿飞过，我们的注意被鸟儿吸引。无意注意相对于有意注意容易操作。有意注意可以延伸出"有意后注意"，是有目的、自觉的但无须意志努力就能维持的注意。比如我们看小说，刚开始是有意的，而后来我们被书中的故事情节吸引了，持续注意就自然产生了，这就是有意后注意。有意后注意既服从于当前的活动目的和任务，又能节省意志努力，因而对完成长期、持续的任务特别有利。在站桩或者静坐姿势下，意识会主动专心地去观察体会身体的某些部位，达到"精神内守"，这是有意注意的操作方法，需要意志过程，初期一般没有内在体验，毫无感受，较难保持，难以契入。但随着训练进步，身体感受渐渐明显，注意力被身体感受吸引，不再需要努力就能保持注意，此时就是一种有意后注意状态。进行动态训练，吸引注意去关注动作，"以形带意"，从而较为持续地关注身体，这是无意注意，相对容易。形体和意识是心身整合的两端，注意是连接两端的中介，可以通过有意注意，心合身而整合，也可以通过无意注意，身合心而整合，最终达到心身整合的同一个目的。因此可以依据注意原理，设计心身整合的注意训练程序。在训练次第上，可以先进行被动注意的动态训练，注意比较容易关注身体动作，经过一段时间培养，觉察能力提升，身体产生一定感受后，再进行静态的有意注意训练，最终达成无须意志努力且较为持久的自然觉知状态。

　　具体来说，可以从形体训练开始，通过形体训练，一方面可以训练合理形体，另一方面，在形体训练过程中，通过被动注意的操作，关注身体的姿势、动作，同时体察内在感受，慢慢培养注意习惯和觉察能力，这个具有现实操作性。这就是为什么我们以形体训练作为心身整合的入门方法进行普及推广的原因之一，理解这个对于心身整合的设计思路和训练程序会有一个全面的认识。在形体训练中，不仅形体能得到一定训练，注意习惯也能得到一定培养，当注意能力有了一定提高，而且往往开始能够感受到身体内部有的热、胀、麻等感受时，就可进入静态训练，比如站桩静坐等，专心致志觉知内在。通过主动注意操作，通过一定的时空程序设计，从局部开始，循序渐进地注意全身，这个时候身心会有很多感觉出来，就像是书中的故事情节，将我们的注意牢牢地吸引住，此时也就实现了将注意力持续关注身心内在的目的。注意操作不是凭空想象的，也不是等着掉馅饼的，而是依据注意规律进行的科学训练。注意的本质是中枢神经系统兴奋处理信息的过程，这个处理因注意的操作而强化，以变成自动化为目标，使心身协同反馈形成环路，一旦自动化形成，注意的有意操作将退居二线，只有一念观照，心身不二，心身整合形成。这个转化过程，唯有在似有似无的注意操作下持续足够时间，协同质变，才可实现。

5）得气止心

心身整合强调觉知，强调注意力对身体的持续关注。要想达到这个目的，必须要让身体产生一定的感受或反应，用心集中于上，形成反馈，以产生持续的效果。反应是分很多种的，如痛、痒、冷、暖、轻、重、涩、滑等，这些现象可称之为"气感"。气感产生后，注意力更能集中其上，产生持久作用。我们把这个过程可以称之为"得气止心"，如同得气是针灸疗效的关键一样，心身整合中得气也非常重要。对于气感现象我们不要追求，只需要将注意力放在自身，慢慢观察等待，而对于产生的种种现象，也不必大惊小怪，仍然自然观照，任其自生自灭。这些都是心身整合过程中出现的自然现象。

（4）呼吸技术

呼吸实际是运动的一种特殊形式，呼吸运动，即一系列呼吸肌的运动。呼吸和形体训练一样，是一种运动形式，在这个层面，把对呼吸技术和形体技术的认识统一起来。呼吸运动接受运动神经和自主神经的双重支配，呼吸训练对于自主神经系统具有调节作用。呼吸训练有两种操作方式，一种是主动控制呼吸节律如吸气、呼气的长短等，达到对自主神经的调整。另一种是仅仅观察自然呼吸过程，对呼吸节律等不做主动干预，交给机体自己调节。心身整合立足于人体自组织能力开发，以第二种操作方式为主。

在各种训练方法中，很多人关心呼吸与动作的关系问题。在这里强调，在做各种训练时，一般自然呼吸即可，可以完全不用管呼吸，更加不必特别要求配合呼吸。动作与呼吸的配合，交给身体自然安排。人体具有自组织能力，身体是有自己的智慧的，在自然情况下，身体会对呼吸配合、呼吸长短等做出合理安排，无须过多人为干预。我们所要做的，就是纠正不良姿势、恢复肌肉平衡等，创造了良好身体条件，呼吸自然顺畅。社会上流传的很多训练方法，有些过于有为造作，违反了自然舒适的原则，常常导致呼吸不畅。呼吸只是载体，想通过呼吸获得神奇效果而进行过多干预的做法是错误的。

呼吸是一种特殊运动形式，因此完全可以用其他运动形式作为训练载体，不必非以呼吸为载体。通过形体训练、觉知训练、放松训练等可以实现建立心身反馈的训练目标，这个路径适合大多数人。殊途同归，既然其他道路更适合大众，能够达成心身反馈整合的目标，也就不必必须通过呼吸为载体来训练。

当然，同样我们也不必拒绝呼吸。根据个体差异或个人喜好，也可以通过觉察呼吸运动入手。如果从呼吸入手，可从站桩或者静坐姿势开始，操作上以自然呼吸为主，不做特别控制，不故意追求顺腹式、逆腹式，更不可故意憋气，只须细心观察呼吸运动、气息出入以及随着出入息而产生的全身感受。如果身体有感受反应出现，可转而观察身体感受，对呼吸不予注意（忘息），或者继续观察呼吸，兼顾感受，最终达到同时觉知呼吸、感受的胎息状态。自然观察呼吸训练一般是和观察身体感受的训练结合在一起的，我们要充分理解观察呼吸只是开始和手段，培养觉察能力观察身体感受，形成心身反馈，才是训练目标。

不过总体上，一开始就进行呼吸训练，对于个别人来说可能不错，但是对于大多数人来说，不是最佳选择。我们要认识到，呼吸的本质是呼吸肌的运动，实质上也是运动，与肢体形体训练的运动类似，但是呼吸运动更微细，开始阶段并不容易把握，反而会因为不熟练，引起呼吸不畅等问题，或因观察呼吸比较困难，意识总是开小差，没有效果，浪费了大量时间。按照循序渐进原则，应把微细内容放在训练后半阶段更为合理，相对粗大的形体训练，更容易成为注意关注的对象，更容易入手，应该是入门首选。我们建议从大的身体运动层面开始，先观察身体动作、姿势，不仅容易操作，还能增加有效时间比例。当有了一定基础，觉察能力提升，心能静下来后，再融入呼吸训练，观察呼吸与体会身体感受同步进行，意、气、息三合一，不止口鼻呼吸，主观感受可以体会到全身无处不呼吸，这就进入了所谓体呼吸、胎息的训练。这样的呼吸训练，自然而然，水到渠成，事半功倍，适合大多数人的训练次第和程序。

无论何种训练路径，随着水平提升，确实会出现腹式呼吸、节律变慢、配合动作等现象，这些现象是训练水平提升自然达成的结果，而不是我们有意为之的结果。在这里不能混淆原因和结果，故意拉长呼吸，故意腹式呼吸，故意配合呼吸，这是本末倒置。正确的做法是不必故意拒绝，也不必有意追求，顺其自然，水到渠成。

五、心身整合应用技术纲要

将心身整合拓展应用，主要形成但不限于以下技术：

1. 心身整合专项技术

心身整合来源于传统养生运动，反过来可以指导传统养生运动，构建形成新的具有心身整合特色的"心身整合内家武学""心身整合健身瑜伽""心身整合中医气功""心身整合正念训练"等专项训练技术，推动传统养生运动的发展。

2. 心身整合训练技术

心身整合是人体系统优化的核心方法，可以运用在运动训练相关领域：①全面提升身体素质，间接促进各种运动训练技能的提升。②心身整合本身的放松、觉知以及依据无为有为体用原理延伸出来的表象训练技术等理论方法可以应用于各项运动训练，直接提高运动技能。③心身整合提升心身健康水平，减少、避免运动训练损伤。

3. 心身整合康复技术

"心身整合"可以应用于健康管理和疾病康复领域，既可健身、预防疾病，又可以针对个人疾病情况，依据心身整合效用原理，如形体效应、运动效应、放松效应、觉知效应等，制定个性化的心身整合训练方案，形成有针对性的心身整合健康处方，促进疾病康复。

4. 心身整合心理技术

"心身整合"心身并重,可以看作是一项正念心理训练技术,可以应用于道德修养和心理治疗等领域,形成一项心身整合心理技术。关于这一技术的应用,在后面心理健康训练章节中详细介绍。

六、心身整合训练技术体系特点

心身整合技术体系不是传统养生运动的简单拼凑,而是在系统科学原理指导下对传统养生运动进行科学整理而形成的动静结合、心身并重、简单易学、效果显著的训练体系。

1. 系统科学

心身整合技术完全是基于系统科学原理、从人自身心身特点出发构建的技术,是系统科学的直接体现,是人体系统内部整合和提升人体自组织能力的最直接、最整体、最高层次的技术。

2. 无为而行

"道常无为,而无不为。"[1] 无为的目的是无不为,无不为也就是人体内在的自组织的自为。心身整合技术强调只客观觉知心身状态,不加任何主观想象,这是道家无为思想的具体体现。这是心身整合与生物反馈疗法、表象训练技术等的最大区别。

3. 道法自然

心身整合技术强调给予身心一个合适条件,让心身恢复到自然和谐的状态,最自然和谐的解剖位置,最自然和谐的运动方式,最自然和谐的心身状态,这种自然和谐的状态就是健康的本质,这是道家"道法自然"思想的体现。

4. 心身并重

传统养生运动各有所长,而且因为其训练目的有所不同,所以强调和侧重也不同。比如中华武学擅长形体训练和技击应用,静坐禅修强调心理训练和道德涵养。心身整合强调心身并重,以觉知为核心,以科学的形体训练为载体,进行科学的意识训练,心身并炼,达到心身整体健康的目的。有两种常见的错误认识:一种是人只关注身体,对心理健康没有认识,另一种是人意识到心理的重要,却又走向另一个极端,开口闭口都是心的问题,对身体视而不见。岂不知心身都重要,不可偏废。心身是人体内在的两大要素,这两大要素,身体是一个基础的层面,心理是身体系统功能的新的涌现,心身具有一体性。这个一体性,不是庸俗唯物主义的简单等同,而是系统科学的涌现性。尤其提醒那些过于重心轻身的人们,在重视心灵同时,不要忘了身体,并不是所有问题都是心灵问题。无论有多高的大厦,都是要从地基开始,身体就是我们的地基。身体训练是最好的心灵训练载体。

---

[1]　王弼注,楼宇烈校释.老子道德经注校释 [M].北京:中华书局,2008:90.

5. 动静结合

同样，社会上流传的很多训练方法要么强调静功，要么强调动功，有失偏颇。动静都很重要，要相互配合。我们要客观地认识这些方法的优势和局限。其实动静只是相对的概念。静是相对的，动是绝对的。所谓静功，形虽静，然气血周流，内在还是在动的。我们要辩证地认识这个动静的问题。

6. 次第分明

"心身整合"本来是一体的，但是大多数人学习，是需要从易到难、循序渐进的，我们依据大多数人的学习习惯和心身整合的本身训练规律，构建了循序渐进的训练体系。一般情况下，第一步，学习正确的静态姿势和运动方法；第二步，在正确形体的基础上训练身体和意识的放松，以上两步已经包含了初步的觉知训练；第三步，专门训练觉知，重点体会全身热感、麻感、沉重感等感受。第四步，达到全身同步觉知，出现全身统一性感觉，形成完整心身反馈，训练目标初步达成。

7. 简单易行

心身整合由一些简单的单式训练技术组合而成，每个动作一般兼具局部强化和整体调整的双重训练效果，学习一个动作即可全身获益，而且还可以针对性地设计训练处方，不必花费很长时间去学习一些套路和形式，能够为大多数人所接受，为大面积普及推广创造了条件。

8. 效果显著

心身整合能够充分发挥人体自组织能力，纠正姿势不良，提高运动能力，改善生理功能，提高心理健康水平，有着显著的健康效果，能够防治各种常见慢性病，并且提高太极、瑜伽等习练者的运动水平。

第四节　心身整合哲学思想

哲学思想是在科学理论基础上，进一步提炼形成的更高层面的规律总结。心身整合作为人体系统优化的核心方法，其最高指导是系统科学思想。心身整合是对中国传统文化的继承发展，将系统科学思想与传统文化思想深度融合成为一体，可以构建形成心身整合哲学思想体系。心身整合哲学思想的核心内容主要包括三个：系统思想、觉知方法、经典哲学（图21）。

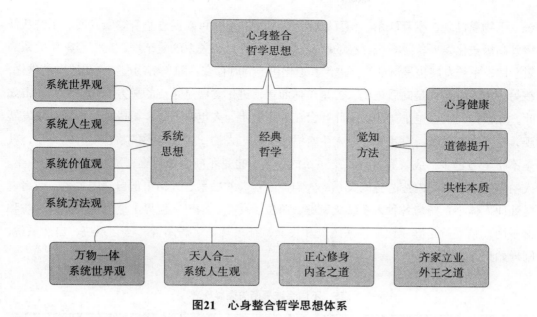

图21　心身整合哲学思想体系

一、系统思想

心身整合是基于系统科学而构建的，系统思想是心身整合哲学思想的主体。我们用系统思想来认识世界，认识人生，并为工作生活中的行为提供指导。

1. 系统世界观

世界是一个系统整体。系统是分层次的，从基本粒子、原子、分子再到宏观物体、太阳系、银河系、宇宙等，世界由诸多不同层次的子系统涌现形成。人与世界也是一个系统整体（天人合一思想）。人是从自然界进化而来的高级生物，人和世界也是一体的。系统思想阐释了东方"天人合一"思想的本质，《庄子》[①]云："天地与我并生，而万物与我为一。"人是小系统，宇宙是大系统，人是宇宙的组成部分，人与宇宙是一体的，相互联系、不可分割。人类社会也是一个系统整体。人类社会是一个大系统，每个人是一个小系统。可以依据系统思想正确处理个人与他人、个人与社会之间的关系。个人小系统是社会大系统的一部分，个人和社会是相互依存的辩证统一关系。个人的心身发展和道德提升有助于建设和谐发展的人类社会，反过来，一个和谐安康的社会，也有利于个人的心身健康成长、全面发展和自我实现。

2. 系统人生观

人的心身也是一个系统整体（心身合一思想）。心身是人体系统的两大核心要素，心身

---

① 孙通海译注. 庄子 [M]. 北京：中华书局，2007：20.

统一于物质涌现，相互联系、相互影响，心身协同整合可以促进心身健康发展。系统从低级到高级进化发展，是系统存在的普遍现象。因为系统关系的复杂性，局部与整体关系的复杂性，系统发展也是辩证的，进化和退化可能同时存在，同一事物在一个阶段向前进化，在另一个阶段可能是向后退化。但是总体而言，进化发展是系统的总方向和趋势，宇宙如此，社会如此，人也是如此。因此社会在不断进步，人也在不断学习成长。依据系统发展观，学习进步成长、自我实现是人生永恒的主题。人的一生就是系统整合发展的一生，就是不断学习进步，成长完善自我小系统的一生，也是不断奉献社会，成就大系统的一生。人生中要处理人的内在心身的关系、人与他人社会的关系、人与宇宙自然的关系，或者说是处理人体小系统与各种大系统（家庭、单位、社会、国家、世界）之间的关系。系统和谐平衡，结果就是健康快乐，系统失和失衡，结果就是疾病痛苦。社会系统、自然系统，同样如此（表5）。

表5　不同系统平衡失衡展现表

	失和失衡	和谐平衡
心身系统	心身疾病、痛苦烦恼	心身健康、幸福快乐
社会系统	社会动荡、兵荒马乱	社会发展、国富民强
自然系统	环境污染、资源枯竭	低碳经济、和谐共生

3. 系统价值观

人是一个独立的小系统，同时人是更高层次大系统的子系统，要充分认识小系统和大系统、个体发展与整体发展的辩证统一关系。一方面，个体的存在发展，服务于社会整体的存在发展，另一方面，社会整体的存在发展，为个人的存在发展提供保障，整体是由个体组成的整体，个体是整体之中的个体，两者是辩证统一的关系，不能强调整体而忽视个体，也不能强调个体而忽视整体。我们的人生价值在于：一方面是个体小系统的自我发展，在社会整体的环境条件下，获得个人的身心和谐健康、全面发展、自由幸福。另一方面要认识人作为一个子系统在大系统中的位置，认识到人承当一个小系统在大系统中的使命和责任，通过个人的发展促进推动社会整体的发展。总体而言，可以总结为：在服务社会、利益他人的过程中，完成自我发展、自我成长的过程。

4. 系统方法论

系统方法有很多，在这里强调系统要素协同整合的方法，具体到人，以心身整合（内省觉知）为根本方法，内而结合学习教育，外而结合社会实践，在服务社会中完成人的系统自我完善发展（内圣外王）。具体而言包括以下几个方面：①心身整合：内省觉知的方法；②社会整合：以人和社会和谐发展为目标，构建学习型组织、学习型社会；③自然整合：保护自然环境，发展低碳经济，可持续性科学发展。社会整合和自然整合不是本书讨论范畴，在此不展开。

二、觉知方法

觉知方法是系统方法论的核心重点，是实现人体系统优化、维护心理健康、提升道德修养的根本方法，也是实现社会整合和自然整合的基础。我们从以下三个方面来认识这一方法。

1. 觉知内省，心身健康

觉知内省是人体系统整合的核心方法。通过觉知内省，实现心身整合，获得心身整体健康。

2. 觉知内省，道德提升

通过觉知内省，观察自己的行为和心理，如观念、想法、情绪等，认识自己，实现心理系统整合，提升心理健康的同时提升道德修养，促进人的全面发展。

3. 觉知内省，共性本质

觉知内省是儒家格物致知思想、阳明心学、道家守一内观思想、佛家四念处思想、禅宗思想等的共性方法。

三、经典哲学

基于系统思想和觉知方法，对国学经典进行合理选取和系统整理，取其精华，去其糟粕，科学解读，以国学经典为载体，将世界观、人生观、价值观以及心理健康等内容有机融入国学经典学习中，形成经典哲学。主要内容包括：天地一体世界观、天人合一人生观、正心修身内圣之道、齐家立业外王之道等。在此不深入展开论述，具体请参看后面国学经典集成有关内容。

第五节　心身整合应用工程

心身整合应用工程，是心身整合体系的具体社会应用，包括教育工程、健康工程等，其中教育工程是基础。心身整合哲学、理论与技术等，是关于人的心身健康成长的核心理论和方法体系，应该成为每个国人都掌握的基本素养。我们以人的心身健康成长为目标，以现代医学、心理学、教育学研究成果为依据，以系统科学思想、国学经典文化、心身整合技术等作为核心内容，构建心身整合教育工程。这里重点介绍教育工程。

一、教育目标

人的心身健康成长，身心和谐健康，全面发展，自由幸福，具体体现为三个和谐健康，即人的内在身心和谐健康、人与社会的和谐健康、人与自然的和谐健康。

二、指导思想

1. 系统科学

以系统科学及系统思想为指导。

2. 传统文化

中华优秀传统文化重点包括传统医学、养生运动、国学经典三大体系。①传统医学：即中医学体系。②养生运动：太极拳、八卦掌、形意拳、中医气功等为代表的养生运动。③国学经典：以《易经》《道德经》《黄帝内经》等为代表的国学经典。

三、教育内容

主要教育内容包括：①系统科学基本原理；②健康医学基本原理；③心身整合科学理论；④心身整合技术体系；⑤心身整合哲学思想；⑥国学文化经典选粹。

四、教育方法

1. 理论学习

主要是通过人的理性思维系统，掌握系统思维方法并学习有关心身健康成长的理论知识，指导技能学习和行为。

2. 技能学习

主要是心身整合实践技能，通过自身意识与身体的科学训练，深入体会有关理论，并且切实实施心身整合，提升心身健康水平。

3. 经典学习

主要是通过对国学经典的诵读以及解读，传承传统文化，提升国学素养，吸收国学智慧，促进心身成长。

五、教育对象

心身健康成长，是每个人的需求，强调国人全民教育，生命全程教育。

六、教育规划

1. 学校基础教育

以学校为载体，将心身整合教育工程，融入国家教育体制，从学生抓起，让每个国人掌握维护心身健康、全面发展的理论方法，奠定一生的幸福基础，实现社会和谐安康。

2. 专业学习培训

以培训为载体，通过开设培训学校或培训班开展专业学习培训。全日制学制为 1 ～ 3 年，业余学制为 3 ～ 5 年。

3. 健康医学行动

以医院为载体，在医疗健康行业，开展健康医学与心身整合教育，推进医体融合等医学整合工作进程，提升医务工作者的健康医学意识、理论和技能，探索健康医学特色的健康管理创新服务，将心身整合教育工程融入疾病预防、治疗、康复全程，推进健康医学模式落地。

4. 企业文化建设

以企业为载体，将心身整合健康教育工程融入企业文化建设，提升员工健康素养和健康水平，建设健康和谐企业。

5. 社区志愿组织

以社区为载体，开展社区志愿服务与组织建设，发动群众，组织群众，传播健康医学理念与心身整合技术，建设健康和谐社区。

6. 家庭文化建设

以家庭为载体，开展家庭文化建设，建设健康幸福家庭。

▶ 第六章
心身整合基本技术教程

心身整合技术包括基本技术和应用技术等，其中基本技术是一套根据大众学习习惯、人体心身整合训练原理而构建的普及方法，适合大众学习练习。读者通过本章的学习，可以掌握心身整合训练原理及具体训练方法，步入心身整合和传统养生运动的殿堂。

第一节　心身整合基本技术概述

一、为什么要学习心身整合

为什么要学习心身整合？或者说，心身整合能够给我们带来什么？心身整合适合我吗？只有理解心身整合的价值和意义，才能有意愿深入学习，因此在这里我们先解答一下这个问题。

健康是每一个人的切实需求。人体健康的关键是自己内在的健康力，健康力维护和提升的重要手段之一是传统养生运动。当然我们可以通过其他运动来提升健康力，但是传统养生运动是运动中的上品，专于健康力维护与提升，其他方法无出其右。传统养生运动体系庞杂，鱼龙混杂，大家即使想学也并不容易，心身整合是对传统养生运动的科学提炼和系统总结，简单易学，可以带领大家方便地进入传统养生运动大门，一步一步登堂入室。心身整合老少皆宜，适合愿意寻求健康幸福快乐的每一个人。

如果您已经是一个传统养生运动的练习者，无论您师承何门，您依然可以进一步来了解和学习心身整合训练体系。心身整合是对传统养生运动共性本质的提炼，其原理和方法反过来适合每一个具体的传统养生运动项目，无论您是中医气功练习者还是太极练习者，甚至是瑜伽练习者，心身整合的训练都能够协助您提升专业训练水平。

如果您是一个非常专业的传统养生运动老师，您仍然可以来了解心身整合。心身整合的有关原理和方法，同样可以丰富您的专业理论和方法体系，帮助您进一步完善您的教学体系。

心身整合可以带领我们迅速步入传统养生运动的殿堂，提升健康水平，协助传统养生运动习练者提升理论和技术水平，能给每个人带来新的收获。

二、正确认识心身整合

我们对心身整合要有一个正确认识。心身整合是传统养生运动的现代科学化体系，是提升人体自组织能力、健康力的理论方法，是实现人体系统优化发展的理论方法。心身整合是对传统养生运动的提取和构建，传统养生运动在古代与宗教有所交叉，因此心身整合部分内容不可避免触及宗教理论方法，但它不是宗教，心身整合和太极拳、针灸、心理咨询一样，只是一种纯粹的心身训练技术。心身整合也涉及心理健康内容，其主要是基于现代心理学原理进行研究和探讨，关心的是人生规划、目标管理、心理减压、心理健康、道德素养等具有现实意义的课题，与任何宗教无关。心身整合强调正念觉知方法，重视心理动机和出发点，通过对动机的觉察和调整，不断修正自己，提升自己，这是心理学自省内省的方法，其根本是立足于系统科学和心理学之上，立足于个人与整体的系统关系，与唯心主义和任何宗教没有任何关系。心身整合反对离群索居、消极避世，倡导老老实实做人，踏踏实实做事，在奉献社会中实现个人价值。心身整合不能让我们呼风唤雨，但它可以让我们成为一个更加健康、朴实、踏实、简单、平凡的人，乐享健康幸福生活。

三、套路训练与单式训练

传统养生运动领域有两种最常见的训练方法，一种是套路训练，一种是单式训练。

套路训练如二十四式太极拳、八十三式太极拳等，很多动作按一定顺序连接形成一个套路。学员一般从第一式开始学习，一招一式把每个动作学完，然后一遍一遍练习。这种训练方法优点是以套路为载体，便于传承记忆，便于同门交流，在练习熟练后可以进行表演，增加乐趣。但这种练习方法也有很大缺点，学习完一套需要花费少则几个月多则几年的时间，效率不高。其次同时学习并练习很多动作，每个动作的训练时间相对减少，不利于动作的精细提升。第三，动作套路的衔接多数与健康无关，花费大量时间在动作套路的记忆，实无必要。

单式训练，指的是一个个独立的训练方法，前人称之为单操手，很多基本功比如站桩、冲拳、踢腿等都是单式训练。将套路打散，变成单式动作，也可以看作是单式训练。最常见的散步、跑步等实际就是单式训练。前人训练方法，一般是先练习单式训练，例如每天站桩数小时，穿掌训练，每天 1 万～2 万次，千锤百炼，直至动作精纯，身体结构功能发生改变，量变引起质变。在这个过程中就能达到提升心身健康的目的，因此套路并非绝对必要。当然这个时候也可以把这些精熟的单式训练按一定顺序连接形成套路。此时按照套路练习也可，因为已经经过长期科学严格的单式训练，此时的套路练习与入门即从套路开始的套路练习不可同日而语，完全是两码事。

相对来说，套路训练编排连贯有美感，容易吸引人，让人们误解套路就是传统养生运动的全部。现在很多老师干脆从套路训练开始教学，以致成为当今潮流，反而单式训练不为大众所认识和重视，甚至失传，剩下多数只会传承套路的老师。

有些人听说太极拳养生好，就去学太极套路，太极拳学起来是很费劲的，学习周期非常长且针对性不够。作为医学工作者，我们知道，选取一两个单式训练进行学习练习，并持之以恒，其实就可以达到促进健康的效果。散步跑步是最常用的单式训练，现在流行健走，有人每天走 1 万步，甚至有些人走 2 万～3 万步。试想一下，一个散步虽可以健身，但其主要锻炼下肢，若练习几个针对全身的单式训练组合，每天训练 1 万次，效果不是更好吗？提取传统养生运动单式训练，形成循序渐进、科学合理的训练体系，使得学员能够在 1～2 分钟学会一些方法并从而受益，这就是心身整合。当然心身整合的形体训练部分，也有把一些动作整合成套的训练，但这样做是为了学习和传播的方便，绝不是说一定要按照这个顺序和标准去练习。

四、一分耕耘一分收获

心身整合提供了步入传统养生运动大门的便捷通道，但是绝不能让你不劳而获，一步登天。我们强调一分耕耘一分收获。心身整合简单易学，但只是学会没有用，每天练习才有用。这就像吃饭，每餐都要吃的。心身整合也是一样，它是每天的食粮，应该成为每天的必备活动，成为一种生活方式。心身整合不是魔法，不是神话，它是一种科学训练体系，通过付出和努力，才能得到应有回报。我们只能授人以渔，能不能钓到鱼，还要看个人的付出和努力。我们要深刻理解和体悟这个道理，让它成为我们心智的一部分，把这样的世界观和价值观，延伸到生活工作中，懂得付出和回报的关系，踏踏实实用心做好每一件事，在奉献社会中取得自己合理回报，实现个人价值。

五、训练内容与训练程序

到这里，或许您已经准备进一步学习心身整合，那么心身整合要训练什么？包含哪些内容？总体按照什么顺序来练习呢？总体来说，心身整合训练就是要实现人体系统的优化，人体系统优化了，也就心身健康了。具体地说，这个优化包括形体生理的优化、心理意识的优化以及心身整体的优化。因此心身整合训练，涉及形体训练、意识训练等内容。传统养生运动体系庞杂，同样也都涉及这些内容，但是训练内容、训练程序千差万别。如何科学合理安排训练内容，既符合人体运动训练生理规律，又符合人体学习习惯规律，能够让大多数人简单入门并且坚持受益，这是我们需要研究的内容。

心身整合训练包括形体训练、觉知训练、放松训练、呼吸训练等内容，其训练过程是分阶段的，总体原则是由动入静，由粗入细，循序渐进。心身整合循序渐进、次第分明又浑然一体。

现在很多人偏重静态训练，把站桩、静坐视为"神器"，有些武学训练体系往往把站桩作为入门第一关，而有些禅修方法，从头到尾直接就只有一个方法——静坐。这些方法确实不错，专注于心身整合训练或者意识训练，如果训练有素，效率很高，确实也是心身整合所强调的核心方法，但是我们同时也看到一个现象，当前大多数人内心浮躁，根本无法静下心来，一个高效方法，在初学者那里，就变成了低效方法，很多人静坐时思绪纷飞，腰酸背痛，纯属浪费时间，还不如去跑步。因此很多人望而却步或浅尝辄止，来到宝藏门前却无法登堂入室，实在可惜。训练方法再科学再高效，若违背了人的学习规律，也就不科学了。因此，应根据大多数人的学习规律，从单式动态形体训练入手，循序渐进，这才是首选策略。我们选取的单式训练学习起来比较简单，同时又能够锻炼到全身，效果很不错。形体训练每个动作都要求一心一意，带着意识觉知，同步训练意识。这样的训练方法，比较容易为大多数人所接受，学得容易，练得舒服，才能心身陶醉，使之成为爱好。在这样的基础上，再进行其他训练，比如手部觉知、站桩、静坐等等，步步推进，由粗到细，就水到渠成了（图22）。

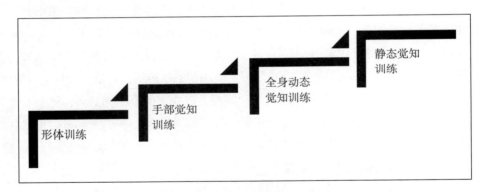

图22 心身整合训练程序示意图

六、对训练效果的认识

心身整合训练方法其实非常容易学会，但是人们也许会产生一些疑问，这些简单的方法，难道就可以产生神奇的效果吗？首先，这些方法确实能产生效果，但是不能说是神奇的效果。心身整合训练遵循人体的生命规律，能够发挥人体自组织能力，提升人体健康力，一分耕耘、一分收获，效果是实实在在的，但不能对此抱有不切实际的幻想。另外，我们还要认识到，效果的产生，依靠的是正确的方法和常年的坚持。不只心身整合如此，所有传统养生运动亦如此。其实站桩这个方法，就是一个绝好的训练方法，站桩就是在那一站，看上去没有什么神奇特别之处，但是前人要求一站几年，乃至终生不懈，足可见其重要性。确实，如果能够按照心身整合的要求，契入站桩内核，那效果和收获就是实实在在的。"纸上得来终觉浅，绝知此事要躬行"，这些训练方法只有通过实践，亲身感受，躬身自行，才能真正理解和体会。大道至简，言者不虚，愿每个人能够从本章介绍的这些简单方法，迅速入门，心身受益，开启生命中新的一天。

第二节　心身整合基本形体训练

心身整合心身并重，尤其重视形体训练。形体训练是心身整合的入门课程，占有重要的地位。在 2015 年 11 月出版的《心身整合正念养生操》^① 中，我们展示了形体训练部分的内容。形体训练包括基本形体训练、肩臂强化训练、综合形体训练、太极圈训练等 4 套 24 个基本训练动作。在本书中，我们仅详细介绍第一套形体训练，其他的可参考《心身整合正念养生操》视频光盘进行学习。

一、总体要求

心身整合形体训练第一套，又称基本形体训练，是心身整合的入门课程，采取少而精的原则编排，强调以脊柱为核心，包括脊柱平转、侧弯、前后与折叠以及肩臂、腿部六个基本动作，朴素自然，简单易学，能够均衡地锻炼全身。

1. 合理形体

形体训练本身就是要保持合理形体、训练合理形体，合理形体贯穿于静态预备姿势以及动态训练全过程，具体要求如：头平颈直、含胸拔背、松腰塌胯、膝盖微弯等。

2. 心身放松

心身整合形体训练，总体上要求心身放松，秉承传统养生运动尤其是太极拳用意不用力的原则。心身整合训练，不是为了练力量，而是为了练放松，由心身放松进而产生筋骨结构的调整、微循环的改善、灵活协调的提升等效应。

3. 保持觉知

做每个动作，乃至动作结束的空歇时间，都要保持觉知，一心一意认真体会每个动作的位置、运动轨迹以及内在感受。通过觉知，首先可以提升动作质量；其次可以让我们体会到身上的种种感受，尤其是暖融融、舒服惬意的感受，产生最佳训练效果；第三通过觉知形体运动的训练可以进一步培养微细的觉知能力，为下一步专门觉知训练奠定基础。

---

① 吴会东 . 心身整合正念养生操 [CD]. 北京：中华医学电子音像出版社，2015.

4. 膝盖微弯

训练过程中，膝盖始终保持微弯，这是一个特色。怎么样算是膝盖微弯？为什么要膝盖微弯？我们前面讲心身放松，膝盖弯曲，也不是为了练习力量，膝盖微弯是心身放松在膝盖的具体体现。膝盖如何放松，微弯就是放松。弯到什么程度，微弯时舒服不用力，就是标准。膝盖打直不放松，膝盖弯曲太过也不易放松，微弯舒服让膝盖循环通畅，就是标准。膝盖微弯实际上也是保持站桩姿势，这样全身能保持很好的弹性，每个动作都很有整体性，为桩功奠定基础。

5. 呼吸自然

所有动作只需要自然呼吸就可以了，不必在意呼吸，也不必故意配合呼吸，顺其自然，不做过多人为干预。不是说开始练习时为了学习简单不配合呼吸，到了熟练后就需要配合呼吸了，而是自始至终都不需要配合呼吸。当然练习的时候有呼吸与动作自然配合的情况出现，也是顺其自然即可，不必拒绝这种自然的配合。

6. 速度中等

心身整合训练的速度分为零速（即静态训练）、慢速（如太极训练）、中速（如形体训练）、快速（部分特殊训练方法）四种主要速度。速度越慢意识觉知比重就越大。开始入门时意识觉知能力尚不足，太慢容易走神、无聊、心浮气躁而不能坚持，太快容易疲劳而不能坚持。初学入门形体训练以中速为宜，容易学习和坚持。

7. 幅度适度

心身整合运动幅度与柔韧性有关。柔韧性是身体素质之一，也是健康的决定因素之一。适度柔韧是健康所必需的，但并不是柔韧性越大越好，适度范围即可。这个适度范围就是人体常用生理活动范围。有些运动项目如瑜伽，擅长于发展人体柔韧性，这是专业运动能力的要求，为的是美观，但过度柔韧并非健康所必需。理解适度原则，根据自身能力把握控制运动幅度，千万不要拔苗助长，超出自身极限，以免产生运动损伤。

二、训练方法

下面我们一起来学习心身整合正念养生操形体训练的第一套。第一套共六个动作，每个动作的预备姿势一样：两腿分开，与肩同宽，脚尖向前，膝盖轻弯，头平颈直，目视前方，两手自然放在体侧，自然呼吸，全身放松。这其实是一个无极桩的姿势。每个动作结束的时候，也是恢复到这个姿势（图23）。

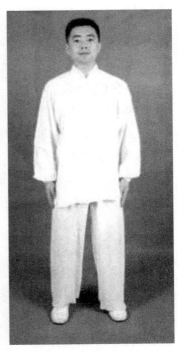

图23　形体训练预备式

01

肩臂训练

动作1：预备姿势开始，两臂微微向前向两侧打开。

动作2：上臂放松不用力，全身自然带动上肢如鞭子甩动般向左甩臂，右手掌
尽量向上拍肩背，左手掌自然拍在右腋下。

动作3：同样动作向右甩臂，左右循环往复。

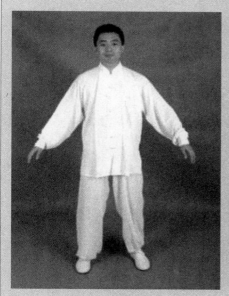 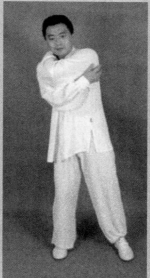 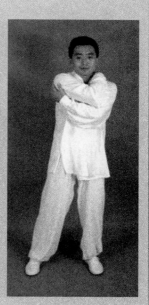

动作1　　　　　　　　　动作2　　　　　　　　　动作3

图24　肩臂训练示意图

要点：以躯干带动，两臂自然左右向内侧甩动，两臂完全放松不用力，如同两条
鞭子，手掌自然拍打在肩部和背部。拍打力度适中，根据自己情况掌握，不宜太大力
（图24）。

来源：本法源自通背拳单操训练。

效用：对肩臂有一定针对性，可防治肩周炎、颈椎病等慢性疾病，对肩背部肌肉
有一定的保健效果，对于手臂，可以练到柔软如鞭子，增强灵活性、敏捷性。

02

左右穿掌

动作1：预备式开始，两手自然放于腰部两侧，掌心朝向自己身体。

动作2：腰脊带动，左掌向右伸出，掌心向下。

动作3：腰脊带动，左手收回，右手伸出。左右轮流前伸，循环往复。

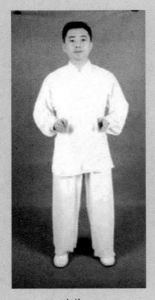 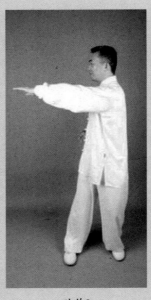 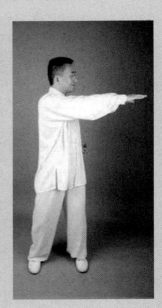

动作1　　　　　　　　　　动作2　　　　　　　　　　动作3

图25　左右穿掌示意图

要点：两手变掌放在腰部两侧，脊柱躯干左右扭转，自然带动两臂左右穿出，与肩同高，掌心向下。头部保持中正并随身体的扭转同步转动，眼望手指方向。速度为中速，重点在腰脊的转动，手臂前穿是配合辅助完成腰脊的动作（图25）。

来源：本法是从八卦掌的穿掌训练演变而来。

效用：脊柱轴向运动，锻炼脊柱平转功能，对腰脊有一定针对性，纠正脊柱姿势不良等。

03

左右侧穿

动作1：身体微微下蹲，膝盖微弯，两手自然放于腰部两侧，掌心向自己身体。

动作2：腰脊带动，右掌向左上侧方伸出，掌心向下，身体左侧弯。

动作3：腰脊带动，右手收回，左手伸出。左右轮流前伸，循环往复。

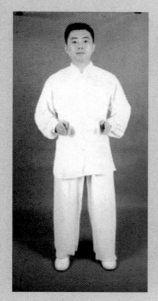 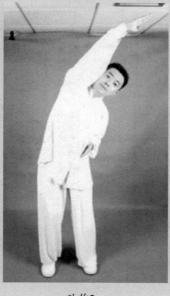 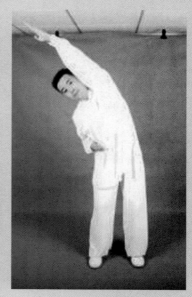

动作1　　　　　　　　　　动作2　　　　　　　　　　动作3

图26　左右侧穿示意图

　　要点：起始姿势与左右穿掌类似，只是穿掌的方向变为向上至头部两侧，身体左右侧弯，肩部向上伸展，两臂贴近耳朵，但不要太僵硬。速度为中速，重点在腰脊的转动，手臂上穿是配合辅助完成腰脊的动作。注意伸展肩部，膝盖仍然保持微弯姿势，腰部以下保持稳定不动，与伸展之上部产生对拉（图26）。

　　来源：本法是由八卦掌穿掌训练、八卦掌之指天插地掌化裁而来，并参考了瑜伽的训练方法。

　　效用：本法脊柱侧弯运动，锻炼脊柱侧弯功能，拉伸脊椎肩背，纠正脊柱不良姿势等。

04

胸背训练

动作1：两手向前举起，掌心相对，约与肩平。

动作2：两臂快速打开扩胸至两侧，胸廓尽量打开。

动作3：两臂快速前合，两手合掌。循环往复。

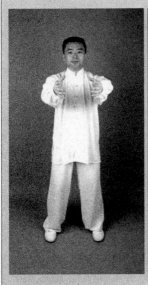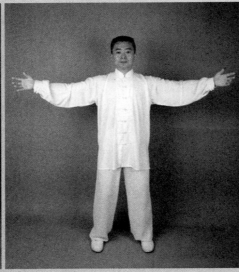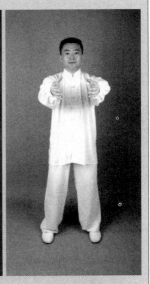

动作1　　　　　　　　　　动作2　　　　　　　　　动作3

图27　胸背训练示意图

要点：以脊柱为核心，做扩胸、前合的运动。向前合掌时胸背后拱，活动胸椎胸廓。注意力度不能过大，速度不能过快，以中速自然舒适为宜（图27）。

来源：本法源于意拳形体训练。

效用：脊柱综合运动，全方位锻炼胸椎、肩胛骨、肋骨以及胸背肌肉等。对心肺疾病、胸椎偏歪、背肌劳损等有一定防治作用。

05

弯腰训练

动作1：两手从体侧上举至头顶相合，脊柱略向后弯。

动作2：腰脊带动，身体前弯，两手自然放在膝盖上。

动作3：腰脊带动，身体后仰，两手头顶相合，前弯后仰，循环往复。

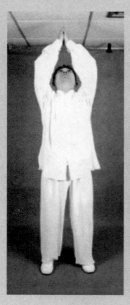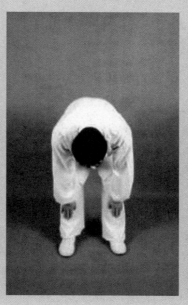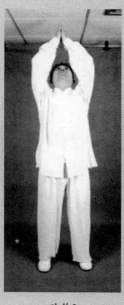

动作1　　　　　　　　　动作2　　　　　　　　　动作3

图28　弯腰训练示意图

要点： 这是脊柱前后运动的训练方法。两手向上过头相合，头颈躯干轻轻后仰，眼睛望前上方，身体前弯，两手自然下放轻轻拍打在腿部，拍打位置可根据个人情况，范围是从大腿到小腿，一般拍打在膝盖即可。腰椎有问题者幅度可以根据自身情况进一步减少，轻弯即可。有腰椎间盘突出等问题者，要慎重或者暂时不做这个动作，或遵医嘱。速度为中低速，不要太快。膝盖在整个过程中保持微弯状态。不求前弯的幅度，主要是在安全范围内锻炼脊柱（图28）。

来源： 本法将太极拳起势增加幅度并结合瑜伽健身训练。

效用： 脊柱前后运动，锻炼前后弯功能和灵活性等，纠正脊柱姿势不良等。

06

踢腿训练

动作：两手叉腰全身放松，目视前方。两脚交替向前自然弹踢，循环往复。

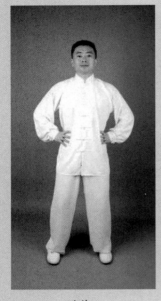 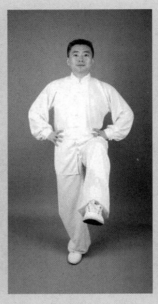 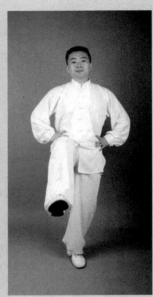

动作1   动作2   动作3

图29　踢腿训练示意图

要点：两手叉腰或者自然下垂均可，以腰胯带动，脚尖向前，两腿自然向前弹踢，高度从地面到齐腰，可根据个人能力调整，不要求太高，以自然舒适为宜。弹踢力量不用太大，以松柔为主（图29）。

来源：本法从武术弹踢单操训练演化而来。

效用：本方法对腿部有一定针对性，能增加腿部的力量和灵活性，防止老年跌倒，长期练习，腿脚可灵活如手。

三、补充说明

1. 动态拉伸训练

心身整合形体训练可以看作是一种动态拉伸训练。拉伸训练有多种，如动态拉伸、静态拉伸、弹震拉伸等，心身整合形体训练部分可以看作是一种动态拉伸，能够放松肌肉筋膜，改善血液循环，矫正形体不正。

2. 行为功能导向

心身整合形体训练遵循行为功能导向原则，使身体具备一定行为功能和活动幅度，比如弯腰、转身等，通过这些具体行为，训练与行为有关的肌肉关节。我们不需要知道能训练到什么肌肉，只需要知道训练哪些常用行为功能。这里体现着结构和功能关系的具体应用。

3. 有用适度原则

行为功能要进一步以有用、适度为原则。所谓有用，就是以提升运动能力为目的，以动态拉伸为主。所谓适度就是动作幅度不必太大，拉伸不必太过，够用就行。心身整合形体训练动作比较简单，难度不大，速度中等，这些都是行为功能导向和有用适度原则的具体体现。

4. 其他注意事项

基本形体训练采取少而精的原则编排，6 个基本动作为一组，4 个训练脊柱躯干，1 个上肢训练，1 个下肢训练，共同形成一套组合，简单易学，能够均衡锻炼全身。形体训练追求自然朴素，去掉了一些不必要的形式，动作直接，没有花哨，看似简单，实际上取自传统运动养生精华，只要坚持练习，就能取得很好的效果，并为下一步的训练奠定良好基础。

形体训练每套六个动作，六分钟一遍，非常适合工间、课间练习，短短五六分钟就可全身练习一遍，不仅能防治颈椎病、腰腿痛等现代病，还可以塑造完美形体，适合当代人练习。强烈建议每工作一小时就练习一遍。当然所有动作可以一次做完，也可以选择一两个动作做单独强化练习。喜欢参禅打坐的朋友，可以将形体训练作为觉知的载体，当作动禅，还能收到一个健康副产品，一举两得。

形体训练还有其他一些动作，在此仅仅介绍了 6 个动作，实际上这 6 个动作如果坚持长期训练，基本可以达到养生保健的效果，其他动作的学习并非完全必要，不过从丰富自我的角度，可以进一步多学习多涉猎。对此要有一个认识，不是动作多少让我们健康，而是合适的动作、足够的时间让我们健康。因此，在学习掌握了第一套形体 6 个动作后，应坚持练习，每天至少 30 分钟以上，这样就能够基本维持心身健康，如果能够适当增加训练时间，就能够收到更好的效果。

第三节　心身整合手部动态觉知训练

觉知是心身整合核心，在形体训练有一定基础、心身有一定感受时，可以进入专门觉知训练。其实形体训练也要将觉知贯穿始终，也算是觉知训练，不过在此为了表述的方便，把形体训练单列出去，把后面形体训练之外的有关专门训练统称之为觉知训练。动态觉知训练是在运动中体察身心内在的方法，其通过运动吸引注意力被动关注肢体，将注意力自然安放在每一个动作上，并慢慢体会内在感受，形成心身反馈。动态觉知训练，遵循从局部到整体的原则。这个局部可以是任何部位，不过从比较容易产生感受而言，我们建议先从手部觉知训练开始。手部活动精细，神经丰富，支配皮层发达，容易产生感受，或者说气感。从手部开始建立稳固的觉知感受后，再循序渐进到全身觉知。这其实是一个专门培养气感的训练程序。

一、姿势要求

常采用的姿势包括站姿、坐姿和卧姿。站姿要求与形体训练预备姿势一致。如果站立比较劳累或者下肢有问题，可以采取坐姿或卧姿。坐姿可以自然端坐在椅凳上，或者散盘、单盘、双盘坐等均可。盘坐需要注意一点，左右平衡，尤其是单盘，一个脚在上，一个脚在下，注意评估骨盆和脊柱，左右脚要交替，避免出现骨盆歪斜、长短腿、脊柱侧弯等情况。卧姿取仰卧位。本部分以站姿为例进行介绍。

二、训练方法

1. 手部觉知开合训练

预备式准备好，两手体前慢慢上提至体前大约心窝高度，指尖自然向前，掌心相对，相距大约 10cm。两手保持高度不变，两手放松，缓慢做左右开合运动，合至大约相距 1～2cm，开至大约与肩同宽。可以配合口令练习，如：一（开）、二（合）、三（开）、四（合）、五（开）、六（合）、七（开）、八（合），可以做一个八拍，也可以做四个或者八个八拍，这个根据个人喜好和习惯灵活安排，不必拘泥，重点是在开合运动中用心体会手部热、胀、麻以及拉力、斥力等感受。做完后可以停住，回复预备姿势，两手放松，静静地保持感觉一会。然后可以继续重复开合训练。全部训练完毕后两手慢慢放下，要体会放下的全过程，不要走神。不必特别收功（不走神即是收功）。开合过程可以配合呼吸，例如吸气时合，呼吸时开，也可以不管呼吸，顺其自然，仅仅关注感受（图30）。

通过开合训练，大多数人可以在手部培养并形成明显的温、热、麻、胀等感受，也可以说是培养出气感。有这个感受，可以说是训练目标初步达成。在这个基础上继续训练，感受会越来越明显，甚至全身自然出现各种感受，这个时候可以在开合手部的同时，将注意力自然扩展到全身，体会全身的感受。这个就是局部训练深入自然向全身转化的一个具体体现。

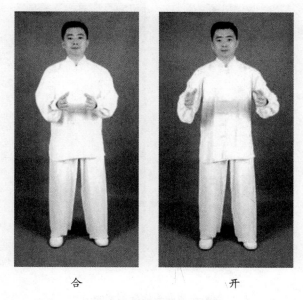

合　　　　　　　　　　开

图30　手部开合训练示意图

2. 手部觉知组合训练

以上是手部开合单式训练，除了开合训练，还有其他一些方法，可以辅助强化手部感受，这里选取 5 个手部觉知动作，形成一个训练组合。其中第一个和第五个均为开合训练，从开合开始，到开合结束。

预备式如前。

（1）开合训练

同前开合训练，从预备姿势开始，两手保持高度不变，两手放松，缓慢做左右开合运动，合至大约相距 1～2cm，开至大约与肩同宽，重点是体会两手位置、姿势与感受，尤其是感受。可以配合口令练习，一（合）、二（开）、三（合）、四（开）、五（合）、六（开）、七（合）、八（开），可以做一个八拍，也可以做四个或者八个八拍。做完后可以停住，回复到预备姿势，两手放松，静静地保持感觉一会，然后进入下一个训练。图示参考前面手部觉知开合训练。

（2）握拳训练

从预备姿势开始，两手在胸前做握紧与张开的抓握训练，可以配合口令，一（握）、二（开）、三（握）、四（开）、五（握）、六（开）、七（握）、八（开），可以做一个八拍，也可以做四个或者八个八拍。注意握紧与张开力度要适中，保持轻中度张力即可，不可过度用力。重点是体会握开过程中手部的感受。做完后可以停住，回复到预备姿势，两手放松，静静地保持感觉一会，然后进入下一个训练（图31）。

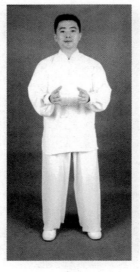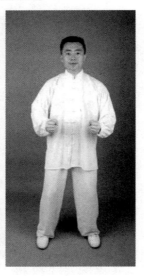

开　　　　　　　　　　　握

图31　握拳训练示意图

（3）翻掌训练

从预备姿势开始，上臂保持基本不动，两手在胸前以前臂为轴，做上下翻掌或者说小臂做旋转的训练，可以配合口令，一（掌心外翻向上）、二（掌心内翻向下）、三（掌心外翻向上）、四（掌心内翻向下）、五（掌心外翻向上）、六（掌心内翻向下）、七（掌心外翻向上）、八（掌心内翻向下），可以做一个八拍，也可以做四个或者八个八拍，体会翻掌过程中手部的感受。做完后可以停住，回复到预备姿势，两手放松，静静地保持感觉一会，然后进入下一个训练（图32）。

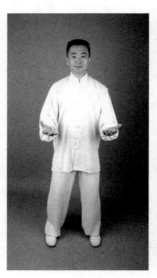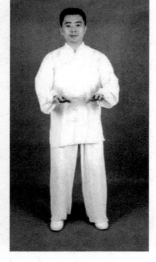

上　　　　　　　　　　　下

图32　翻掌训练示意图

（4）上下训练

两手掌心相对，保持距离不变，两手放松，一起做上下的运动，上下运动大约在颈部和腹部之间的范围。可以配合口令，一（上）、二（下）、三（上）、四（下）、五（上）、六（下）、七（上）、八（下），可以做一个八拍，也可以做四个或者八个八拍，体会上下过程中手部的感受。做完后可以停住，回复到预备姿势，两手放松，静静地保持感觉一会，然后进入下一个训练（图33）。

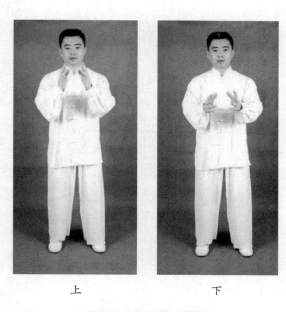

上　　　　　　　　　下

图33　上下训练示意图

（5）开合训练

最后再来一个开合训练，方法同前。

收式：训练完毕后两手慢慢放下，要体会放下的全过程，不要走神。不必特别收功（不走神即是收功）。

3. 身手觉知组合训练

除了强化手部自然达到全身的觉知，我们还专门设计了循序渐进的迁移程序，利用手部训练的气感成果，一步步诱导使得全身一些局部部位产生气感，进而向全身气感发展。这些诱导部位理论上可以是全身任何一个部位，利用手部与身体其他部位的推拉，将注意力放在推拉部位，培养这些部位的气感感受。在这里选取几个常用部位，形成一个训练组合。其中第一个和第五个均为开合训练，从开合开始，到开合结束。

预备式同前。

（1）开合训练

同前，训练完后回到预备姿势，准备下一个动作。

（2）眉心对拉

从预备姿势开始，两手轻轻向上并转动，掌心对眉心，静一下，两手放松，眉心放松，然后做手与眉心之间的缓慢推拉运动，推近时两者接近但不接触，拉开时大约到初始位置，可以配合口令进行，一（推）、二（拉）、三（推）、四（拉）、五（推）、六（拉）、七（推）、八（拉），做一个八拍，也可以做四个或者八个八拍。推拉过程中体会手部、眉心以及两者之间的拉力、斥力等的感受，重点是眉心感受。做完后可以停住，回复到预备姿势，两手放松，静静地保持感觉一会，然后进入下一个训练。

（3）心窝对拉

从预备姿势开始，两手轻轻转动，掌心对剑突下心窝部位，静一下，两手放松，心窝放松，然后做手与心窝之间的缓慢推拉运动，推近时两者接近但不接触，拉开时大约到初始位置，可以配合口令进行，一（推）、二（拉）、三（推）、四（拉）、五（推）、六（拉）、七（推）、八（拉），做一个八拍，也可以做四个或者八个八拍。推拉过程中体会手部、心窝以及两者之间的拉力、斥力等的感受，重点是心窝感受。做完后可以停住，回复到预备姿势，两手放松，静静地保持感觉一会，然后进入下一个训练。

（4）肚脐对拉

从预备姿势开始，两手轻轻转动下移，掌心对肚脐部位，静一下，两手放松、肚脐放松，然后做手与肚脐之间的缓慢推拉运动，推近时两者接近但不接触，拉开时大约到初始

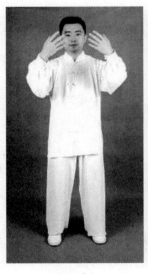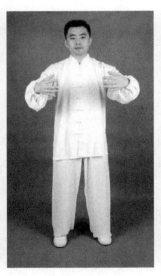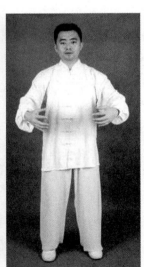

眉心对拉　　　　　　　　心窝对拉　　　　　　　　肚脐对拉

图34　身手觉知训练示意图

位置，可以配合口令进行，一（推）、二（拉）、三（推）、四（拉）、五（推）、六（拉）、七（推）、八（拉），做一个八拍，也可以做四个或者八个八拍。推拉过程中体会手部、肚脐以及两者之间的拉力斥力等的感受，重点是肚脐感受。做完后可以停住，回复到预备姿势，两手放松，静静地保持感觉一会，然后进入下一个训练（图34）。

（5）开合训练

方法同前。

收式：两手慢慢放下，要体会放下的全过程，不要走神。不必特别收功（不走神即是收功）。

三、补充说明

1. 延伸设计方法

手部动态觉知训练方法还有很多，以上具有一定代表性，学习者也可以根据手部觉知训练原理演绎设计其他方法。以上方法，可以按照上面介绍的程序一遍一遍地重复练习，也可以在一个阶段重点强化训练某个方法，可根据个人情况选择。

2. 气感训练程序

手部动态觉知可以看作一个气感训练程序。这里重点说明一下气感问题。首先这不是一个玄学问题，而是一个科学问题。大多数人在做手部觉知训练时，都能体会到一定的气感，而且训练日久，全身都可产生气感，这是一个客观现象，也是传统养生运动与心身整合训练的特点之一。我们基于现代医学对这一现象进行科学解读，气感现象并不是仅仅在传统运动领域存在，在中医针灸领域同样存在。针灸讲究"气至而有效"，存在针刺得气、经络感传等现象。我们认为，针刺是通过用针刺激局部产生气感，心身整合是通过觉知刺激局部产生气感，针刺得气与觉知得气之间具有共性，都是人体生命存在的客观现象，主要包括温、热、麻、胀等感受，刺激得气部位产生神经反射，引起微循环改善，细胞代谢增强等有关反应。科学地认识这一现象并且掌握规律，设计出合理的气感训练程序，具有重要意义。觉知训练就是一个气感训练的标准化程序。这个标准化程序，先从手部开始，当手部感受到气感的时候，我们就有了不一样的体会和认识，对此产生更加浓厚的兴趣。由此我们可以进一步推理，手部有气感，全身也可能或者一定有气感，获得这种情况只是时间问题。我们设计身手动态觉知训练的目的，就是将气感从手部引导到全身其他部位，直至全身都获得气感。

经过社区大量的群众实践，半数以上人群在首次练习开合训练时，就会有一定感受，这个训练方法得气快，能够迅速让人们产生感性认识和练习兴趣，有助于学习和坚持。有些人因个体差异，第一次不一定能感受到气感，不过不要紧，多做练习，熟能生巧，自然水到渠成。不排除个别特殊情况，就是怎么练习，花多长时间，都没有任何感觉，那也不要紧，持续觉知训练，仍然有助于心身整体调节，仍然可以从心身整合中受益。

手部动态觉知训练是培养气感的一个阶段性训练方法，全身气感建立后，重点转向练习后面所讲的全身动态觉知和静态觉知训练，这些方法要求全身参与，效率更高，可以替代手部动态觉知训练，这时一般可以不必再进行手部动态觉知训练。当然因为全身已经建立气感，继续练习效果也是非常好的，个别爱好者或者不能练习其他训练的人，可以继续练习手部动态觉知训练。还有些腿脚不便的人，比如坐轮椅的，或者手术术后，手部动态觉知训练也是一个非常好的训练方法。

第四节　心身整合全身动态觉知训练

通过一定程序的手部觉知训练，全身具备了一定的觉知感受，可以进入全身动态觉知训练，也可以直接进入静态觉知训练，在这一个训练环节上可以灵活处理。我们在这里先介绍全身动态觉知训练的几个基础方法。

一、训练方法

01

转身进退训练

本方法取自太极拳。在身体躯干整体的转身进退中，细心体会手脚之间、头手之间、全身各处各种拉力、斥力和温热感受，建立全身的心身生物反馈（图35）。

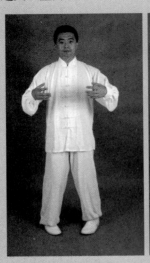 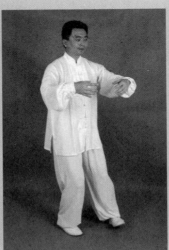 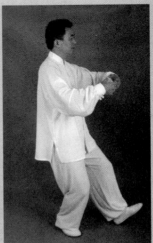

| 预备式 | 动作1 | 动作2 |

预备式：两腿分开，与肩同宽，脚尖内扣，形成内八字，膝盖轻弯，头平颈直，两手抱球于胸前，目视前方，自然呼吸，全身放松。

动作1：身体重心慢慢移向右脚，单脚支撑体重，左脚脚尖翘起，膝盖自然轻弯，身体整体向左侧转身。转身过程均匀缓慢，保持转动能够随时停止并且逆行的状态。

动作2：转至面向左侧方，左脚脚尖勾起。

动作3：身体重心整体前移，左脚掌落地，左脚支撑体重，注意后脚脚跟不要离地。

动作4：身体重心整体后移，后脚支撑体重，左脚脚尖再次翘起。

动作5：身体整体从侧面转向正面，脚部同步拧转扣脚，脚尖指向右侧45°方向，全脚掌落地，形成内八字。然后转向另一边重复左侧同样的动作。

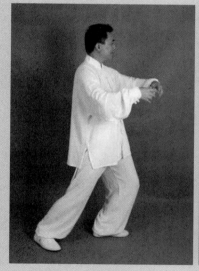 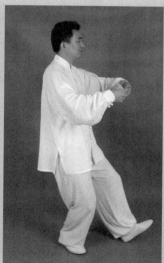 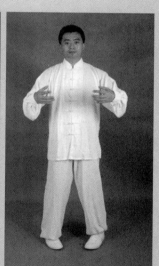

动作3　　　　　　　　　动作4　　　　　　　　　动作5

图35　转身进退训练示意图

02

基本步法训练

本方法取自八卦掌基本步法训练，在慢速行进过程中进一步深化培养全身的经络生物场，并为学习太极步、八卦步奠定基础（图 36）。

预备式： 两脚并拢，脚尖向前，膝盖轻弯，头平颈直，两手抱球于胸前，目视前方，自然呼吸，全身放松。

动作1： 身体重心移到左脚，右脚以腰带动，轻轻抬离地面，可以虚提，也可用脚尖轻轻点地。全身放松，保持脚部随时向前后左右四面八方运动的状态。

动作2： 右脚轻轻向前伸出，幅度以自然达到的距离为度，不求过大，全脚掌轻轻平落地面。此时重心仍然在后脚，前脚虽然落地，但是仍能轻松拿起，不负重。

动作3： 身体重心整体缓慢前移，重心完全移到右前脚。注意移动过程中速度均匀缓慢，保持随时能够停止，随时能够后移的状态。

动作4： 以腰带动左脚轻轻抬离地面，提到右腿侧，自然弯曲，可以虚提，也可用脚尖轻轻点地。同时全身放松，保持随时向前后左右四面八方运动的状态。

动作5： 左脚轻轻向前伸出，重复右脚的动作。

要点： 全身放松，没有一处僵力，腰胯带动，慢慢前行，细心体会。

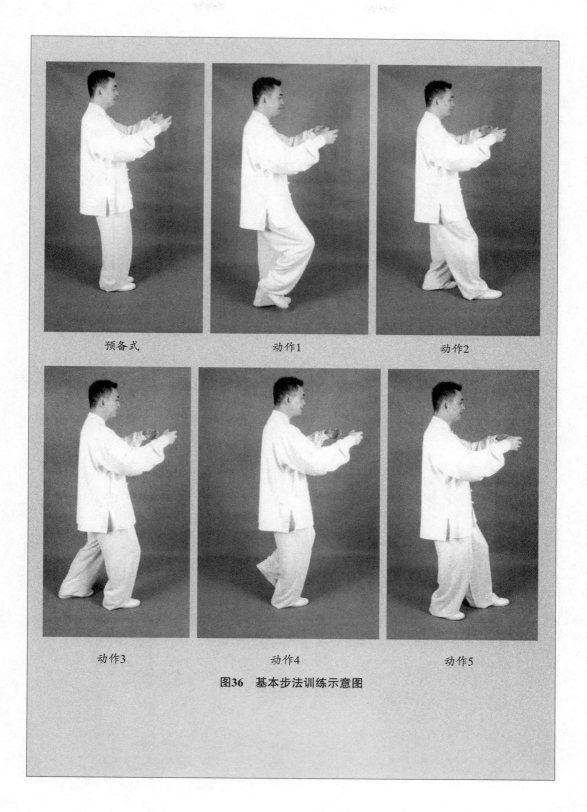

预备式　　　　　　　　　动作1　　　　　　　　　动作2

动作3　　　　　　　　　动作4　　　　　　　　　动作5

图36　基本步法训练示意图

03

八卦步法训练

　　本方法取自八卦掌淌水步法训练，类似基本步法训练，但路线为走一圆圈，速度中速或快速，将在慢速基本步法训练中培养的经络生物场感受延伸到快速运动中，并为八卦掌的学习奠定坚实基础（图37）。

预备式：两腿分开，与肩同宽，脚尖向前，膝盖轻弯，头平颈直，两手抱球于胸前，目视前方，自然呼吸，全身放松。

动作1：身体重心移向右脚，左脚自然向前伸出。

动作2：左脚全脚掌落地，两脚一左一右前行，左脚外摆，右脚内扣，尽量平齐平落，向左走圆圈。

动作3：换方向时，右脚内扣幅度变大，两脚扣成内八字，身体面向圈内，转换方向，右脚迈出向右走圈。

要点：速度中速或者快速，如在齐腰水中行走，圈可大可小，一般八步一圈，但也不必拘泥，自然为要。

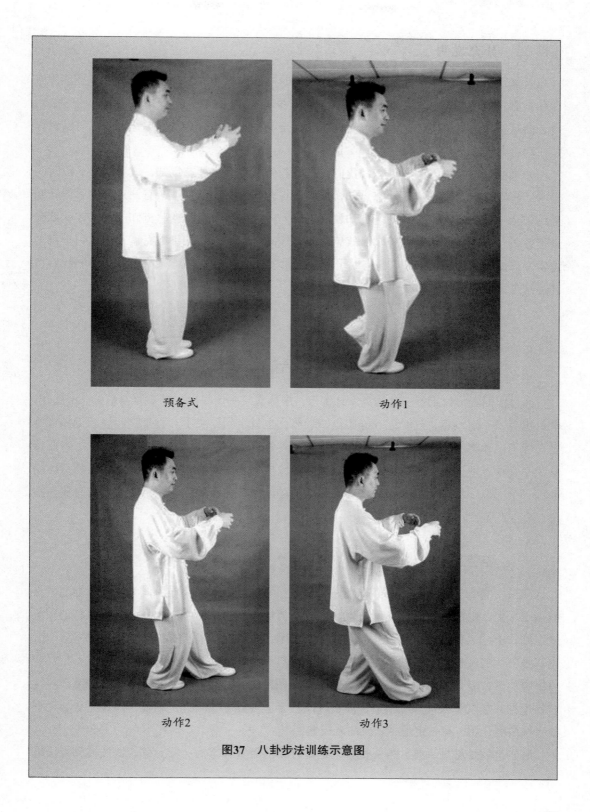

预备式   动作1

动作2   动作3

图37 八卦步法训练示意图

二、补充说明

以上方法是太极拳和八卦掌的基本方法，非常基本也非常重要。我们基于心身整合原理和规则，把这些方法重新定位并定义为"全身动态觉知训练"。觉知贯穿于这些方法始终，而且觉知的对象主要是全身感受，照顾到全身。因此，全身动态觉知训练，可以看作是在动态中训练全身气感的方法。

如果能够直接进入静态觉知，我们还是推荐先重点强化静态觉知，或者练习一段时间全身动态觉知训练后再进入静态觉知，在静态觉知训练中多下功夫，有一定积累后再转回来练习全身动态觉知。全身动态觉知和静态觉知，都需要在全身气感觉知中练习才能取得最佳效果，静态觉知擅长培养全身气感，效率较高，若静态觉知训练有素，再练习全身动态觉知，使气感自然迁移，这样有助于更好练习全身动态觉知，提高训练效率。两者结合，动静结合，效率更高。

第五节　心身整合静态觉知训练

经过前面的形体训练、动态觉知训练等，形体有了一定基础，觉知能力有了一定提升，全身也有了一定气感，这时进入静态觉知训练，也就水到渠成了。心身整合静态觉知训练是在静态中体察身心内在的方法。静态训练身体外形基本是不动的，主要是专注于内在感受，专心致志地进行心身反馈。觉知过程结合放松的方法，将内在感受深化扩展到身体内部每一个部位、每一个细胞。身体外形虽然不动，但是内在实际上在不断运动，身体在整合，心理在整合，心身也在整合。

一、姿势要求

常采用的姿势如下包括站姿、坐姿和卧姿。所有姿势都以合理形体为原则和标准，外而端正平衡，内而放松舒适。理论上，所有姿势均可进行，但是我们强调针对性和循序渐进原则，不同人群和不同阶段应该有所选择和侧重。对于大多数人群，建议从站姿开始，也就是所谓的站桩训练。站桩有了一定体会，自然延伸到坐姿和卧姿。站姿情况下相对容易集中注意，身体容易产生感受，效率较高。如果一开始就进行坐姿或者卧姿训练，往往容易走神，难以契入，烦躁不适，浪费时间甚至适得其反。同样是站姿，建议先从混元桩或者扶按桩开始，有一定基础后再站无极桩。

站姿也就是站桩训练，方法很多，这里介绍三种基本方法：混元桩、扶按桩和无极桩

（图38）。一般情况下，两脚平行，自然站立，脚尖向前，宽度与肩同宽即可，两膝微曲，头平颈直，目视前方或者眼睛微闭，自然呼吸，全身放松，两手自然抱球，环抱胸前，形成圆弧，即为混元桩。两手前伸，大约与肩同宽并同高，如同浮在水面，或者浮在桌面，即为扶按桩。两手自然放在身体两侧，即为无极桩。坐姿训练时可以自然端坐在椅凳上，或者散盘、单盘、双盘坐等，两手自然环抱胸前或者放在膝盖上。仰卧时，两手自然放在两侧或者腹部。

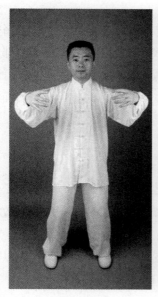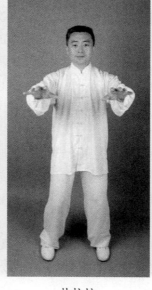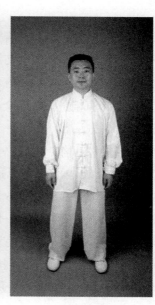

混元桩　　　　　　　　　扶按桩　　　　　　　　　无极桩

图38　静态觉知站姿训练示意图

二、训练方法

姿势只是一个基本要求和训练条件，具体训练重在意识操作。意识操作核心是觉知，意识操作的要点，是意识关注部位及其变化。静态觉知训练，结合放松同步进行，觉知到哪里，放松也就到哪里。训练的总程序是先从局部开始，循序渐进扩展到全身。下面介绍一些常用的训练程序。

1. 三线放松训练

预备姿势：静态感知训练可采取站式、坐式或卧式等姿势练习，大家可以根据自己的情况选择一个姿势。一般先从站式开始。在身体姿势摆好后，将注意力集中起来，按照以下路线进行觉知：

第一条线：从头顶开始—头顶头皮放松—面部放松—颈部前面放松—胸部放松—腹部

放松—两大腿放松—膝关节放松—两小腿前面放松—两脚放松—十只脚趾放松。

第二条线：再从头顶开始—头顶头皮放松—后脑部放松—颈部后面放松—背部放松—腰部放松—臀部放松—两大腿后面放松—两膝窝放松—两小腿肚放松—两脚底放松—十只脚趾放松。

第三条线：再从头顶开始—头顶头皮放松—头部两侧放松—颈部两侧放松—肩放松—两上臂放松—两肘关节放松—两前臂放松—两腕关节放松—两手手心手背放松—十只手指放松。

三条线放松完后，从头到脚整体相对快速全身放松一次。然后可以再按照以上路线进行下一个循环。全身放松方法与局部放松方法类似，局部放松方法是一个部位一个部位的慢慢觉知诱导放松，全身放松方法相对快速，通过注意的操作，从头到脚对全身进行快速扫描觉知，甚至直接整体觉知全身内外上下，诱导全身放松。具体方法也可参考后面"整体放松训练"的方法。

2. 节段放松训练

三线放松训练纯熟后，可以进行简化，进行节段放松训练。

再从头顶开始—头顶头皮放松—整个头部放松—颈部放松—两臂放松—两手放松—胸部放松—背部放松—腹部放松—腰部放松—骨盆、臀部放松—髋关节放松—两大腿放松—膝关节放松—两小腿放松—踝关节放松—两脚放松。

节段放松训练完后，从头到脚整体相对快速地全身放松一次。然后可以再按照以上路线进行下一个放松的循环。全身放松的方法同上"三线放松训练"部分。

3. 中线放松训练

也可进行中线强化。

从头顶开始—头顶头皮放松—眉心放松—喉头放松—心窝放松—肚脐放松—小腹部放松—会阴放松—尾骨放松—骶椎放松—腰椎放松—胸椎放松—颈椎放松—后脑放松。

中线放松训练完后，从头到脚整体相对快速地全身放松一次。然后可以再按照以上路线进行下一个放松的循环。全身放松的方法同上"三线放松训练"部分。

4. 整体放松训练

在训练纯熟后，可进入全身整体放松的训练，使全身同步同时得到一次性放松。头顶头皮放松—两手心放松—两脚心放松—从头到脚全身放松。然后保持对全身整体放松状态的感知，持续一会，时间根据个人情况可长可短。

5. 观察呼吸训练

也可以去观察呼吸，进行呼吸训练。具体方法有很多种，常用的可以观察气息出入鼻孔的感觉，也可以观察腹部起伏的感受，或观察呼吸伴随的全身的感受。呼吸保持自然。开始时可以计数，从一数到一百，然后再从头数起，习惯后可以只是观察呼吸和感受，不用计数。

收势：两手慢慢放下收功，要感觉放下的全过程，不必特别收功（不走神即是收功）。

三、补充说明

静态觉知训练是一个非常综合、全面、高效的训练方式，形体、意识都能得到有效训练。

1. 形体静态微拉伸

就形体而言，这其实是一个静态微拉伸训练，尤其是站桩训练，拉伸效果更加明显。前人称之为抻筋拔骨，在静态站桩姿势下，全身肌肉放松，通过自身骨骼重力以及筋膜自然延展作用等，对全身各个关节肌肉进行微拉伸。这种微拉伸和外形明显的拉伸训练不同，有两个显著特点，一个是拉伸看上去不明显，二是这种拉伸比一般的拉伸更加全面综合，身体就像是一个气球，向四面八方膨胀拉伸，尤其是对于脊柱、骨盆等小关节效果更明显。但是这种效果不是训练初期就可以显现和感受得到的，需要一定时间积累，全身肌肉能够相对放松，全身气感比较明显，气血循环比较通畅，肌肉筋膜自然延展作用等才能够显现出来。

2. 正念与气感训练

就意识而言，这是一个纯粹的正念训练，也就是意识觉知注意内在的训练，训练中我们能够相对清晰地感受到身体内在种种感受，尤其是整体的气感。觉知与气感往往是相伴存在，因此，在这个意义上，这是一个专门气感训练过程，可以专心地体会身体各个部位气感，并且随着时间推移、训练增加，体会气感在全身逐渐增强和深入变化的过程，体会到气感与全身伸筋拔骨并行进步的过程。这个时候，意识无为观照身心，就像是看风景，细心觉察内在的种种景象和感受，"无为而无不为"，身心内在就会自己运化调整，自组织，身体整合、心理整合和心身整合全面进行。

这个时候一方面要深入下去，另外也需要回过头去强化练习全身动态觉知训练，将静态训练中的体会和成果，反过来延伸到全身动态觉知中，全身动态觉知训练的感受和体会，也会进入新的境界。

3. 日常生活训练

以上所讲的都是专门训练，除此之外，也可以将心身整合训练进行扩展，融入生活工作当中。日常生活训练包括两个方面：一个是觉知时间扩展，日常生活行、住、坐、卧之中，如散步、等车时，保持正确的姿势，心身放松，认真觉察自己的动作和身上的种种感受，培养放松能力、觉知能力，强化心身反馈。另一个是觉知内容扩展，将专门训练中培养的觉察能力扩展到对于内心的观察反省，在待人接物之时，时时观察反省自己内心，了解自己的情绪、想法、动机等，并且自觉地培养自己的整体观念、大局观念，在奉献社会中实现自己的人生价值。这一部分在后面的心理健康觉知训练系统中将会详细介绍。

4. 其他补充内容

心身整合可以单式练习，也可整套练习，对于大多数人，一般情况下从形体到动态感知再到静态感知训练，循序渐进。也可根据个人情况选择适合自己的方法练习，比如可以直接从静态觉知训练开始，不必教条主义，应灵活处理，总体上以能够科学培养觉知实现心身反馈为目标。无论如何，只要大家认真练习，日积月累，健康水平、心理素质、道德素养都能获得提升，实现人体系统优化提升。

▶ 第七章
心身整合专项技术应用

我们研究、提取各传统养生运动的共性和精华，形成心身整合科学理论和基本技术，反过来，心身整合科学理论和基本技术可以应用于各传统养生运动，形成具有心身整合特色的专项技术，如心身整合中医气功、心身整合正念训练、心身整合内家武学、心身整合瑜伽健身等（图39）。读者通过本章，可以快速了解各个传统养生运动的核心本质，提升理论与技术水平。

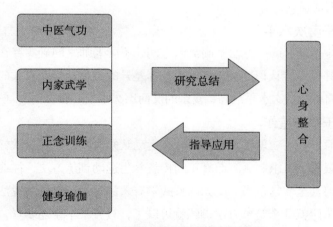

图39　心身整合专项技术应用示意图

第一节　心身整合专项技术应用概述

要将心身整合应用于各专项技术训练中，首先要对各专项运动有一个整体认识，形成整体应用思路和原则。

一、认识传统养生运动的差别

传统养生运动体系庞杂，需要一个正确的认识角度和思维方法，才能形成正确的认识。前面我们讲觉知内在是它们的共性，那么，它们的个性特点又是什么？怎么认识它们之间的差别？

1. 差别源于训练目的

内家武学、中医气功、正念训练、健身瑜伽等的训练目的是不同的，内家武学毕竟为拳，最终服务于技击格斗，中医气功则以内气训练、疏通经络为目的，正念训练以训练觉知、整合心理、提升心理境界为目的，瑜伽也是一个庞杂体系，不过现在国内广为流传的是瑜伽体位法，以拉伸形体、健身美体为主要目的。因为目的不同，训练内容、训练重点必然不同，所以必然形成差别。

2. 差别源于个人风格

即使同一个方法，同一个老师，每个传承练习者自身特点也不尽相同，即使体会一样，即使都达到同一高度，同一水平，其展现也会有所不同，何况每个人水平并不相同，这样代代相传，必然形成风格差异。

3. 差别源于层次水平

不同传统养生运动、同一方法不同流派之间、不同老师之间确实存在水平差别。很多流派的差别，是其传承者认识层次、练习水平等差异的结果。与一般人的认知相反，大道至简，往往是最简单的层次水平最高，复杂的反而层次水平一般。

4. 差别源于有意造作

有意造作的原因很多。现代人对传统养生运动认知有限，往往喜欢标新立异、哗众取宠的东西，博人眼球，寻求刺激。而真正的传统养生运动训练方法，往往是大道至简、朴实无华，入门学习甚至非常枯燥。比如内家武学有入门先站三年桩的说法，这哪是一般人能够接受的？真东西就几个简单方法训练就可以了，教完了学生还要学，怎么办？各种武术套路、各种瑜伽流派应运而生，满足了人们无知的低层次需求，满足了商业利益追求的需要，造成了当前鱼龙混杂、良莠不齐的现状。

二、从事物本身出发去认识问题

这里强调从事物本身去认识问题。具体到传统养生运动的这些训练方法，我们要学会从人本身去认识它们，要认识到我们通过这些方法，来锻炼我们自身的形体、意识，各种训练的方法和要求，是由人自身的规定性决定的，而不是由外而来的。

以脊柱训练为例，脊柱自身结构和活动的要求，决定了脊柱训练的运动模式。躯干在冠状面、矢状面和水平面的前后左右旋转的三个基本运动模式，是脊柱训练的基本动作要求。基于此，就可以构建脊柱的基本训练方法。这些方法与任何门派无关，是基于脊柱结构和运动本身的要求而构建的，是基于事物自身所生成的自然方法。基于这个自然方法，我们可以做一些调整，形成不同风格，于是，有些成了瑜伽，有些成了武术，有些成了体操。

以站桩为例，站桩的形体标准，如虚灵顶劲、下颌微收、含胸拔背、松腰塌胯等其实就是人在站立时最自然、最舒适、最合理的形体姿势内在要求。只有在这样的要领下，人才站得舒服得力。而要遵循这些要领，其实也不复杂，就是每个位置尽量保持放松，尽量寻求舒适，自然就趋向这些要领要求。在此基础上，根据手脚位置的不同、高度的不同、角度的不同等，衍生发展出无极桩、混元桩、马步桩、三体桩等不同风格的桩法，基于不同桩法形成了各具特色的训练体系。

以步法为例，全身整体的步法移动，以最自然的形式去自由发挥，我们就自然能够演绎创造出各类步法，如八卦步、太极步等等。

以心身整体训练为例，心身整体的训练，也有其人体系统内在的要求。心身整合就是要研究和认识这个内在要求、基于心身发展的内在规律而构建一门共性的训练体系。第一步，训练人体自然合理的形体结构，是心身训练的首要要求，重在形。第二步，在合理形体基础上，重点训练意识对身体的觉知，形成心身反馈，重在形神之间。第三，第二步训练形成自动化，意气相合，可专于意识训练，有意无意之间，似有似无，重在神。此三步，是人体心身训练的内在要求，非由外铄。基于此，广泛涉猎各种传统养生运动，提取合理技术，自然就能构建形成心身整合体系。这样我们也就能够深刻理解，所谓太极拳、八卦掌、形意拳、瑜伽等，均是根据人体本身的内在要求发展而形成的不同风格，同时也进一步理解了心身整合并非个性化门派，而是一门共性学科。

三、心身整合应用思路

我们可以将心身整合原理方法应用于各个专项训练中去。心身整合可以在以下几个方面给我们一些启示和帮助。

1. 对不同流派的理解

各个方法流派众多，各有特点。我们要明白流派的差别，源于目的、风格、水平和造作等。不同类型方法，如武学、瑜伽、气功等，主要理解它们的差别源于不同目的，同一方法之间，主要理解它们差别源于风格、水平等的差异。要学习培养一定的鉴别能力，能够从中选择适合自己的方法。不过鉴别能力培养确实有一定难度，传统养生运动是一门实践艺术，鉴别能力往往和自身练习体悟水平相关，没有一定的体验和水平，很难有一定的鉴别能力，说是好坏不分，也不过分。有些老师的东西非常高妙，而那种高妙也只有一定层次的高手才能看出来并产生共鸣，一般的人只是看个热闹而已。而有些老师的东西，虽然层次水平很差，但是他们善于标新立异，哗众取宠，也有很多信徒跟随。尽管如此，还是应当尽力为之，至少在理论上能够对不同流派不同风格有所认识，不至于一无所知，两眼抹黑。另外，所谓天下武术是一家，法门无二，还要懂得从这些个性训练方法中寻求它们的共性本质，把握了共性本质也就往往把握了这门方法的核心精髓。希望心身整合的研究成果，能够帮助更多人认识传统养生运动的共性本质和核心精髓，提升认知水平，培养一定的认知鉴别能力（表6）。

表6　传统养生运动评估分类表

分类维度	因素1	因素2
动静因素	静	动
运动强度	低	高
运动速度	慢	快
意识运用	无	有
整体局部	局部训练	整体训练
放松紧张	放松	紧张
平衡对称	左右平衡发展	左右不平衡发展

依据此表，动静结合、强度适中、快慢有度、意识参与、整体训练、心身放松、左右对称的运动是高级运动形式。可根据本表内容对各种传统养生功法进行评估，对号入座

2. 对训练内容的理解

传统养生运动是一个工具，帮助我们训练形体、意识、内气等，用传统文化的语言来表达，就是训练我们的精气神。我们要认识到：不是我们在练气功，不是我们在练瑜伽，不是我们在练内家武学，也不是我们在练正念训练，而是气功在练我们，瑜伽在练我们，内家武学在练我们，正念训练在练我们，通过这些方法，训练我们的精气神。要学会从我们自身出发，认识不同养生运动的差异。

3. 对练习标准的理解

心身整合有助于我们正确地认识各种传统养生运动的标准，要懂得从自身的自然要求原则中把握认识各个方法的练习要领。这些要领，其实是形体训练、意识训练、内气训练本身的内在要求和自然展现。以动作姿势要求为例，我们要理解，很多所谓标准要求，其实是对动作姿势位置、轨迹等的自然展现的总结。这些总结，有利于我们更好地学习、模仿。我们也要清晰地认识到，这些要求本身是外在的，其本质是人的内在形体意识等的自然表达。每个人的特点不同，胳膊腿的长短、身体柔韧性的差别、学习时间的长短、训练水平的高低等等，都会导致在此阶段每个人的自然表达不同，而这个不同，恰恰是每个人在当前阶段最合适的。通过外在动作要求学习模仿，形成内在的自然标准，才能算是走上

了正确的道路。如果一味以一个所谓的统一标准去要求每个人、每个阶段，那就舍本逐末，走向歧路了。

4. 学习路线的理解

技能的学习是分阶段的，一步步的，就像上学一样，要从幼儿园到小学、初中、高中、大学、研究生等。传统养生运动同样如此。这里人们往往存在一个误区，就是把错误当作必经阶段。学习过程确实需要分阶段，但是并不意味着，学习过程需要走错误的道路。小学、初中、高中、大学、研究生等不同阶段的学习，是能力水平提升的必然过程，但是并不是说，小学、初中学的那些内容是错误的，大学、研究生学的内容才是对的。传统养生运动同样如此。有些人不明白，初级阶段，练习一些低层次的东西，甚至是错误的东西，还美其名曰，这是必经阶段，刚入门就应该这样，这纯属无知。真正明白的老师，会带领学生，一直走在正确的道路上，走最快速的捷径，当然这个捷径同样存在不同阶段、不同层次的要求，但是与走在错误的弯路上的阶段，不是一个概念。按照正确方法练习，从没有掌握到熟练掌握，从练得不到位到非常到位，确实需要一个过程，但是这和开始就按照错误方法练习的情况完全是两码事。很多人都会讲，殊途同归，但事实大多数并非如此。前人讲大道至简，其实核心只有一个，那就是从人本身出发看待事物，领悟核心，才能把握各种方法本质，走在正确的道路上。

总之，通过对心身整合理论与技术的学习，有助于我们更好地理解和认识各类传统养生运动。即使遇不到明师，若是能够将心身整合有关原理和方法很好的理解和应用，虽然不一定能够达到至高境界，但是至少可以保证，能够基本把握其核心精髓，走在一条正确的道路上。

第二节　心身整合中医气功应用

中医气功是中国传统养生运动的典型代表，源远流长、博大精深。目前中医气功学已经成为一门成熟学科，《中医气功学》[①]也成为中医院校教材之一。心身整合研究了中医气功的有关理论和方法，可以反过来应用于中医气功，提升我们的认识和训练水平。

一、对气功的基本认识

气功是什么？对于气功的认识，也是千差万别。中医气功学认为，气功是调身、调心、调息三调合一的训练方法。基于心身整合理解，其实气功是形体、意识、内气的训练方法，

[①]　刘天君，章文春. 中医气功学 [M]. 北京：中国中医药出版社，2016.

其中内气为核心。气功之所以称之为气功，与"气"脱不了干系。当然，"气"不能单独存在，与形体、意识紧密相关，因此形、气、神的训练，是气功的训练内容。这里就涉及几个问题，什么是气？气是客观存在还是主观想象？

二、对气的基本认识

我们认为，内气是人体的一种生物电磁现象。这种生物电磁现象为我们神经系统所捕捉，就形成气感，同时伴有微循环改变、细胞新陈代谢变化等生理效应，集主观感受与客观效应于一体。针灸得气，就是通过针的刺激，对人体生物电磁产生影响，激活感觉系统，人们产生得气的切实感受。专门的内气训练，则通过意识形体训练对人体生物电磁产生影响。人体的电磁现象，可以为我们研究，并且掌握其规律，形成系统的训练方法。

1. 气是一种主观感受

气，首先是一种主观感受或者说伴随着主观感受。很多气功训练，直接就是以培养气感、培养内气为核心。例如真气运行法[1]，其五步训练，从没有气的感受，到感受到气，从微弱不明显，到持续稳定，从一个部位到任督二脉乃至全身。在心身整合训练中，手部觉知训练，同样是专门培养气感的方法，很多人第一次就能感受到温热、拉力、斥力等感受，随着训练日久，气感能够不断强化并向全身延伸。因此气感训练是心身整合核心训练内容之一。

2. 气是一种客观现象

首先，气的主观感受是一种客观现象。虽然目前医学尚未完全研究清楚这种现象的原理，但是这并不表示这种现象不存在。科学的态度，首先是尊重客观现象，而不是主观地依据已有知识和理论对现象进行随意的否定。

其次，气感这种现象的存在，一定伴随着相应的客观变化，这也是一种科学的态度。主观有感受，是一种涌现存在，我们感受到了什么东西，一定是发生了什么，即使是幻觉，也有幻觉存在的相关客观条件，比如出现病理变化等。气感现象是有客观基础的。

再次与气感伴随着的往往是身体的生理反应。以温热感受为例，温热感受伴随着的是相应部位温度的升高，血液循环的改善和细胞代谢的增强，同时伴有细胞生物电磁变化。

3. 针灸也有得气现象

气感现象，非气功独有，针灸疗法也有气感现象。例如针刺某些穴位，身体会产生各种酸、麻、温、热等感受，专业上称之为"得气"，并且强调"得气"对于治疗效果的重要价值，《灵枢·九针十二原第一》[2]指出"气至而有效"。有些气感还会沿着一定路线传导，

---

① 李少波.李少波真气运行法 [M].北京：中国中医药出版社，2010.

② 郭霭春.黄帝内经灵枢校注语译 [M].天津：天津科学技术出版社，1989：7.

称之为"经络感传现象①"。通过针灸这个广为大家熟知的疗法和现象，让大家进一步认识和理解，气感现象是一种客观存在，可为我们研究、认识、把握和利用。

4. 气的本质认识——意识经络生物场涌现假说

意识经络生物场是我们对气的现象进行研究后初步形成的一个基本认识。祖国医学认为，经络是运行气血，联系脏腑和体表及全身各部的通道，是人体功能的调控系统。气和经络关系紧密，现代学者从解剖、声光电等领域展开了研究，也取得了一些研究成果②③，形成了一些学说，如生物电能论、神经电场论、体液论、筋膜学说等等，这些均可以给我们一些参考和启示。

人体生命活动不仅仅是一些物理机械和化学运动。人体是一个活的带电体，它有自身的电磁场，电磁现象其实在人体生命过程中占有主导地位，而不是附属地位和可有可无的。例如细胞的新陈代谢和功能发挥，能产生细胞内外电位变化，心脏器官所有细胞的集体电位构成心电，并且可以传导到体表，通过心电设备测量，就是我们常见的心电图。神经系统的传导也是电传导，脑部电磁的变化测量形成脑电图。心电图、脑电图等都是对人体生物电磁现象的研究和应用。另外，现代物理学研究告诉我们，物质之间的相互作用力只有四种，按强度由强到弱来排列它们分别是：强相互作用力、电磁相互作用力、弱相互作用力、万有引力。人体这个层面的机械力和化学反应等，进一步可以归结为电磁力作用。从这个角度讲，人体生命现象，就是电磁现象。人体电磁场是在胚胎发育过程中，由受精卵细胞生物电磁场发展而来，细胞生物电磁场组成脏器生物电磁场，后者又组成了人体整体电磁场，表现出种种经络现象。经络不是一个外在的东西，而是人体生命现象的一个自然展现。

意识是人脑的机能，意识本身存在对身体的作用。意识一方面可以通过神经内分泌免疫网络作用于人体，另一方面，从理论上讲，意识活动本身伴随着电磁场活动，也可以通过其本身的电磁活动而影响全身的电磁活动。这样，意识与经络电磁场就形成了一个不可分割的整体，我们称之为意识经络生物场。这是一个有别于神经内分泌免疫网络的新的调节系统。神经内分泌免疫网络是解剖可见的，主要通过相关调节物质的电化学反应来发挥其调节功能。意识经络生物场则没有具体的解剖结构，它主要是全身细胞电磁场的反应和通路，通过细胞之间的电磁场的谐振等来发挥作用。气感现象的核心是生物电磁场，生物电磁场跨越组织器官，形成经络现象。经络现象是人体系统的一个整体表现，全身组织器官均有参与，没有明确可见的解剖结构，是由不同组织器官形成的跨越组织器官本身解剖

① 崔洪健，李春日.论经络循经感传机制 [J].辽宁中医药大学学报，2016，18（3）：54-57.
② 郝婷婷，付于.近10年经络本质研究的进展 [J].四川中医，2012，30（7）：154.
③ 吴昊天，魏聪，位庚，等.近年经络实质研究概述 [J].中医杂志，2015，56（16）：1429.

关系的横向协同联系。这里要进一步强调，要对结构有一个广义认识。意识经络生物场结构不仅仅是简单的可见结构，而是身体不同组成部分之间横向协同的一种新的结构，是基于解剖结构而产生的一种新的关系，这也就是系统科学涌现的体现（图40）。

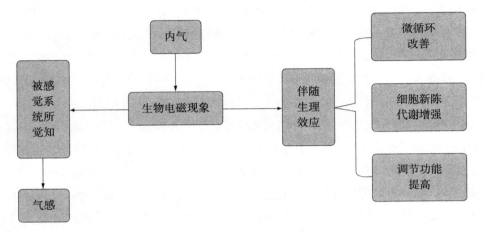

图40　内气本质示意图

三、内气训练原理与方法

人体的意识经络生物场是可以认识、可研究、可干预的。人体经络生物场是人体实体解剖组织新陈代谢运动变化的结果和表现，同时也反过来可以作用于实体解剖组织，我们可以通过针灸推拿、光热电疗、传统运动等手段，对人体电磁场进行干预而改善实体组织新陈代谢，改善其结构功能。中医气功就是专门训练人体意识经络生物场、训练气感、培养内气的方法。如何通过意识和形体的科学训练，培养人体内气是气功的核心，其实也是心身整合的核心。

1. 内气训练本质

内气的训练，本质上是对人体细胞新陈代谢及其生物电磁场的强化和训练。内气产生的感觉，也就是气感，伴随着的是人体生物电磁场的强化，其生理基础是人体细胞新陈代谢的变化，新陈代谢的变化，意味着人体修复、调节等更好地进行运作。

2. 内气训练原理

如何强化细胞新陈代谢，强化生物电磁场是训练的核心。形体运动是促进新陈代谢的方法。因此，通过一定的运动，身体会发热，也能产生类似于气感的感受。但是这种效应会随着运动的结束而逐渐消失。针灸得气也能产生气感，但是也会随着治疗的结束而逐渐消失。

意识对身体的觉知关注，产生气感，是另一个核心方法。意识对身体的关注，可能通过两种途径产生气感，一个是通过有形的神经调节网络，影响神经调节机制，进一步影响血液循环、内环境，改善细胞新陈代谢环境，促进细胞新陈代谢，进而引起生物电磁场的强化。还有一个可能途径是，脑电磁场与身体电磁场直接通过无线沟通机制，对局部生物电磁场产生直接作用，进而强化细胞新陈代谢，增强生物电磁场。总之，无论通过何种途径，都是意识对身体的关注，引起局部细胞新陈代谢增强和生物电磁场强化，进而产生气感，并通过心身正反馈，不断强化。这就是内气训练的基本原理。

3. 内气训练程序

意识对身体的关注，就是所谓的觉知、意守的操作，在心身整合技术部分，我们详细介绍了觉知的基本原理和操作方法。在这里针对内气训练做一个深入介绍。内气训练的程序主要包括：①内气从无到有的建立；②内气从微小到显著的强化；③内气从局部到全身的扩展；④内气全身协同程度的提高（图41）。

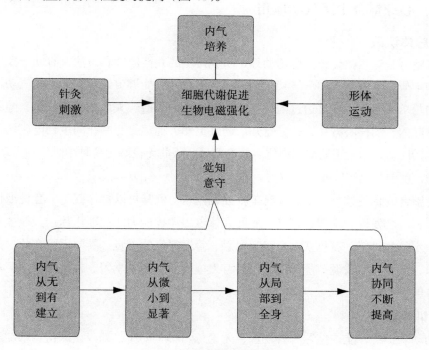

图41　内气训练程序示意图

心身整合其实就包含了标准化的内气训练程序。首先要通过意识觉知身体，建立气感。气功训练都是通过意守的方法去培养气感，只不过是意守的部位有所差别。有些意守心窝，有些意守肚脐，有些意守眉心，有些意守小腹等。心身整合作为普及方法，快速建立气感体验是其目标之一。手部感觉神经、血管丰富，意守手部，容易引起血液循环、新陈代谢的快速变化，并且容易为丰富的感觉神经所捕捉，形成气感，因此我们选择手部作为入手的意守部位。经过验证，大多数人第一次练习手部觉知训练，就能体会到手上的热、麻、胀、拉力、斥力等气感感受，可以让练习者训练建立气感的感性认识，产生兴趣和信心。气感从无到有后，通过训练，从微小到显著，从局部到全身，不断强化扩展，促进全身血液循环和新陈代谢，提高全身健康水平。除了内气在量上的变化，内气在质的方面也会不断强化。这个质，指的是全身内气协同程度的提高。全身的意识经络生物场是一个整体，各个部位之间产生横向远程联系，相互协同，促进心身优化发展。不同部位的协同程度是有差异的，随着训练的增加，协同程度必然不断加深，全身、全脑的意识经络生物场进入高度协同状态，尤其是脑部电磁生物场的高度协调同步，伴随着意识状态的不断变化，表现为不同层次的入静状态或者禅境。而相应的，身体的自组织机制也得到最大化的发挥，人体系统结构功能得到不断优化，心身健康水平不断提升。

四、心身整合中医气功应用

1. 总体认识

心身整合是对各类传统养生运动综合研究得出的共性原理和方法，有助于我们认识中医气功的本质，认识各类中医气功的特点和优劣，并且能够更好地练习中医气功。气功的核心目的是培养内气，并且通过内气，实现对身心的改造、人体系统的优化、健康水平的提升。培养内气的核心方法，就是觉知。通过觉知去捕捉身心内在的生物电磁场，并且通过心身生物反馈，形成正反馈，强化生物电磁场。因此无论练习哪种中医气功，动功也好，静功也好，都要把觉知放在第一位置。

心身整合的训练体系，虽然没有单独强调内气，但其可以看作就是一套标准化的内气训练体系，一套发现、掌握、训练、发展人体电磁调控能力的标准化体系。很多学员仅仅通过第一步形体训练，就可获得全身暖融融、舒适得气的感觉，其原因即在此。人体电磁调控体系，是人体自我调节能力的高级整合发展阶段，通过学习、训练和掌握，对于养生保健具有重要意义。

2. 训练应用

气功动功训练，无论练习哪种功法，无论练习哪个动作，都应该保持觉知注意，不走神，一心一意地认真体会每个动作的姿势、位置、运动轨迹、内在感受，并且把培养气感放在一个核心位置，只有在融融气感中练习每个动作，才能达到最好效果。

气功静功训练，虽然身体没有特别活动，但意识一般都会有一定的操作活动，常见的有内守、观想、意念诱导等，无论何种方法、何种要求，都应理解通过觉知构建心身反馈强化内气是其核心目的，要把觉知训练放在基础核心位置。

为了更好地觉知培养内气，合理形体必不可少。这也是心身整合的内容之一。动态训练本身就包含了形体姿势的训练，而专门的静功训练，会有一些调身的姿势要求，以调整身体到最佳状态，为觉知提供良好的身体条件。总体上来说，虽然内气训练是气功的核心，也要认识到形体训练、合理姿势是进行内气训练必不可少的辅助条件，应该予以重视。因此心身整合要循序渐进，先进行形体训练，等有一定基础后再进行专门的静态训练。

心身放松是进行觉知的另一个条件。意识放松，主要指的是注意强度，无论是动静功法，还是觉知的操作，当以中低强度为主，注意力不可过于集中。觉知本身代表着中枢神经兴奋，注意过于集中，意味着中枢兴奋性过高，易于疲劳，不容易形成全脑电磁协调同步。中低强度的注意，强度适中，易于坚持，并且有助于全脑电磁场协同运作。身体放松主要指肌肉不紧张，尽量不用力。有些气功方法，比如硬气功，因其有特殊的训练目的，不在此例。一般中医气功当遵循放松不用力的原则。只有身体放松，不紧张不用力，才能为觉知创造最佳条件，才能最大化地培养内气，才能最好地实现全身意识经络生物电磁场的协同并且不断提高协同水平。

当然也有一些气功方法，为了培养一些力量，掺杂一些力量训练的内容，希望提高综合素质，这种初衷是好的，但是内气训练和心身协同就只能停留在某一个阶段，无法走向远方。如果确有需要，可以通过专门的力量训练、耐力训练等提升力量和耐力，而对于中医气功训练，我们建议和强调直指核心，目的精纯，心身放松，一念觉知，一门深入，走向远方。这里就体现了认识水平、指导思想、训练层次的差别。

呼吸训练也是中医气功的常见训练内容之一，每个方法要求不一，我们在前面心身整合技术部分介绍了心身整合对于呼吸的认识和训练方法，在这里强调，中医气功的呼吸训练，无论哪种方法，都应遵循其训练要求，并以自然舒适为主，重点还是回到觉知上来。

气功训练过程中身心会有很多变化和现象，对这些现象，要有一个正确的认识和心态，要认识到，它们都是心身系统优化的自然现象，不要过于执着，要遵循每个方法的要求，遵循自然和谐的总体原则，一步步不断前进。

第三节　心身整合内家武学应用

中华武学分为内家武学与外家武学，虽然也有"拳不分内外""天下武术是一家"的说法，但那只是说内外武学目的一致，风格不同，没有高下之别。内外武学在风格特点上有所差别，做一定的区分还是必要的。

一、对内家武学的基本认识

1. 内家武学

那么究竟什么是内家武学呢？内和外分别指什么？"外家"和"内家"源于黄宗羲的

《王征南墓志铭》[①]："少林以拳勇名天下，然主于搏人，人亦得乘之。有所谓内家者，以静制动，犯者应手即仆，故别于少林为外家……"清代以后，民间将以太极、形意、八卦、通背等为代表的武术流派称为内家拳，其他与少林风格一致的拳种称为外家拳。内家拳和外家拳分别是内外武学的核心载体。

对于内家、外家的区别，仁者见仁，智者见智。内家拳是内家武学的核心载体。综合太极、形意、八卦、通背等内家拳的共性特点，我们认为，内家拳基于中国传统文化，将整体观念、天人合一、形神合一、阴阳变化等思想融入武学之中，全面训练人体意识、形体与内气，促进人体系统优化发展，全面提升人体素质，在此基础上，通过一定的训练，培养以内劲为核心的技击格斗能力。

2. 内劲

内家拳之所以称之为内家拳，内劲是其核心。内劲表现形式也很有特色，因层次能力、运用场景等不同也有多样表现，常有僵柔劲、松沉劲、松柔劲、轻灵劲、虚无劲、长劲、短劲、寸劲等。其中以应手即仆、一触即发为核心特色，内劲有成，与人接触瞬间能够完成柔化、控制与打击，并以最小的付出产生最大的效果。

内劲也是一个复杂的东西，同样仁者见仁，智者见智。基于系统科学，我们认为，内劲虽然通过力来表现，但与一般所说的力相比，其有自己的深刻特点。基于系统科学观点，内劲是人体系统协同整合的结果，重点包括两个整合：人体内部系统整合、人与对手的系统整合。①人体内部系统整合：强调内劲是一个整体，是人体全身协同整体运动模式所展现出的一种能力。一般的力由局部肌肉收缩产生，对全身协同要求不高。而内劲是全身神经、肌肉、筋膜、关节、骨骼甚至脏腑等高度协同的结果。这个协同，需要神经系统的高度指挥能力以及外周肌肉、筋膜、关节、骨骼等的高度协作。这些是长期训练的自然结果。所谓三合，即"心与意合""意与气合""气与力合"，目的在此。②人与对手的系统整合：强调内劲以对手为依据合理变化，所谓舍己从人，随人所动。首先要能够觉知了解对手的变化情况，即所谓听劲功夫。在觉知到对方的变化之后，做出合适反应，恰到好处。一般拳术是对抗思维，反应模式是对抗方式，以硬碰硬；内家拳是柔化思维，反应模式是柔化方式，以柔克刚。

内劲训练，重点也在两个整合，一个是内部整合，一个是外部整合。①内部整合：是构建内劲所需的形体结构以及培养整体的运动模式。形体结构就是要全身松开、伸筋拔骨、打破重建，形成"含胸拔背、沉肩坠肘、松腰塌胯、溜臀提肛"等适合内劲发放的结构，这就是所谓的筋骨脱换。运动模式就是要改变局部用力的习惯和能力，转换为整体协调用力的习惯和能力，这就是所谓的换劲。局部肌肉用力，对系统整合是一种障碍，太极

---

① 路迪民.《王征南墓志铭》解读（上）[J]. 武当，2012：34.

用意不用力的目的之一，就是要放松肌肉，抻筋拔骨，形成全身整合体系与整体运动模式。
②外部整合：是整体力与整体运动模式在与对手对抗中的合理应用，最终将内家拳以柔克
刚、一触即发的特色展现出来。无论是内部整合还是外部整合，核心是觉知，一个是知己
功夫，一个是知人功夫。因此基于觉知的整合，是内劲的关键，如果以力量为核心追求所
谓的整体力，那就本末倒置了。内家拳虽不以追求力量为目标，但是通过全身的束展、缩
放，在短距离以及身体接触零距离状态下，产生强大的爆发力。这就叫做求之不得，不求
而得。要对这个因果辩证关系有深刻认识。

内劲本质也体现为力，只不过对于常人理解而言形式特殊。内劲是整合所得，涌现所
得，无中生有。就像是一个生命，开始的时候若隐若现，慢慢一点点培育发展，刚刚形成，
无法对抗制约一般的局部力，这是正常现象。要用辩证发展的眼光看问题。所以前人说太
极十年不出门，以内劲的训练程序，要把这个内劲找出来初步可用，确实不是短时间可以
速成的。所谓速成，用一些方法借一些肢体力是可以的，但绝不是整体层面上的内劲。

总体上，觉知放松、伸筋拔骨等基础，是产生内劲的基本条件，如要获得内劲，就必
须在这些基本要素上下足功夫，这样才能水到渠成，而不是依靠动静形式，也不是依靠什
么奇门妙法。内劲层次又有很多，所谓层次，就是内劲不断发展变化的结果。寻得明师，
遵循正理，日积月累，自然有得。

二、内家武学的训练内容

训练培养内劲为内家拳的核心，以内劲为核心形成综合格斗体系，就是内家拳，其包
括四个核心内容：内气筋骨训练、运动模式训练、接点技术训练、空间技术训练。以上四
者，前两个是知己功夫，后两个是知人功夫（图42）。这本身其实也是一个整体，并不能完
全截然分开，分开是为了方便学习理解。有些流派，各个环节的分别并不那么明显，如太
极拳、八卦掌等动态训练方法，内气筋骨训练与运动模式训练一开始就是一起进行的。

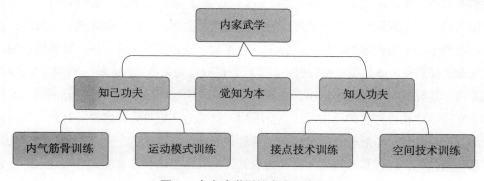

图42　内家武学训练内容示意图

1. 内气筋骨训练

如前所述，内部整合重在筋骨脱换，方法就是内气筋骨训练，它是内气训练与筋骨训练的统一。内气训练就是有关人体意识经络生物场的训练。筋骨训练主要是对肌肉、筋膜、关节、骨骼等的锤炼，以全身的放松拉伸为核心，伸筋拔骨，对拉拔长，让筋骨松开来，软下来，使其自然形成伸缩弹性，能提升全身筋骨的运动能力，形成新的筋骨结构，为内劲的产生奠定基础。筋骨训练不是为了练力量，而是为了练开展缩放，结构重塑，因此放松不用力是核心要求，唯有如此才能彻底把筋骨拉开，前人所讲的"用意不用力""一用力就错"，是非常精确到位的，要对这个有深刻理解，才能够在放松开展中下大功夫，而不是浅尝即止，又在力量上下起功夫，导致层次停滞，走上偏道。这个非常重要，笔者重点强调，学者当细心体会。

内气训练与筋骨训练两者一体，同步进行，不可分割。在放松拉伸身体的同时，要将觉知贯串始终，细心体会全身感受，培育气感。训练日久，注意觉知与气感融为一体，即所谓"神气合一""神气相抱"。其实在这个过程中，内气、筋骨、意识都得到了整体锤炼。在筋骨训练过程中，要始终将内气训练作为核心，筋骨不练而自练。

《易筋经》[①]对人体的内气训练与筋骨训练有详细的描述，如"且夫精气神为无形之物也，筋骨肉乃有形之身也。此法必先炼有形者，为无形之佐；培无形者，为有形之辅。是一而二，二而一者也。若专培无形而弃有形，则不可；专炼有形而弃无形，更不可……务培其元气，守其中气，保其正气……使气清而平，平而和，和而畅达，能行于筋，串于膜，以至通身灵动，无处不行，无处不到。气至则膜起，气行则膜张。能起能张，则膜与筋齐坚齐固矣……行此功者，必使气串于膜间，护其骨，壮其筋，合为一体，乃曰全功。"

《易筋经》也提到了一些内气筋骨的训练方法，可以作为参考。不过我们认为，整体性是最高原则，太极拳、八卦掌、形意拳等内家拳法，其意识、形体、内气整体参与，对内气和筋骨的训练方法最为科学有效，是最优秀的内气筋骨训练体系。在内家武学中，不同门派都有自己的核心内气筋骨训练方法，或静态训练，或动态训练，各有特点。静态训练以桩法为代表，如混元桩、三体式等。在入门初期可选用混元桩。混元桩流传较广，很多门派都有传承，本人传承的宫保田八卦掌，就有混元桩、扶按桩等桩法。站桩的目的是培养内气和脱换筋骨，不是单纯练习腿力，应以舒适放松为原则，混元桩一般两腿与肩同宽，膝盖微弯，这样做身体负荷比较小，能够更好地培养内气和放松身心。混元桩的基础核心是体会感受、放松拉伸、伸筋拔骨，全身不用一丝拙力，把身体彻底松开打开，向四面八方膨胀开、拉伸开，松散开，越是放松、越是散开越好。要在这个上面下足功夫，功夫越深、越松散越好，这样其他技法才能更加细腻到位，才能体会和掌握高层次的东西。若很

---

① 项扬惠，吴德华，张鉴若，等编 . 达摩洗髓易筋经 [M]. 重庆：科学技术文献出版社重庆分社，1990：7.

多技法不能掌握，记得要老老实实回来在这些基本功上再下功夫。动态训练如八卦掌、太极拳等，入门初期的基础功法同样以内气筋骨训练为核心，用意不用力，要在开展放大，放松拉伸上下足功夫。从某种意义上讲，内家武学就是一门立体的拉伸训练系统，我们称之为"中国式立体拉伸"。这种拉伸不是一般的拉筋那么简单，而是一种全身立体的、向四面八方的整体伸展，也包括收缩，尤其是脊柱、骨盆等核心部位，能够培养全身伸缩弹抖、吞吐束展的能力，所谓"无点不弹簧"。

武学并不一定都需要有内气训练，如外家拳，但是内家武学必然或者必须要以内气训练为基础，这是内家拳之所以称之为内家拳的核心标志。一个高层次的内家武学高手，如果能展现出高层次的技击能力，其形体、意识以及内气一定是经过了相当程度的锤炼，达到了很高的境界，一般情况下身体也处于相对较高的健康水平。没有相当的内气锤炼，形体、意识以及内气没有实现脱胎换骨的质变，是绝对不可能有内家拳所追求的高层次的技击能力的。但是并不是说，一个人同时练习气功与拳术，就是内家拳。每个完整的内家拳流派，本身就包含了系统的内气筋骨训练程序，而不是气功与武术的简单拼凑。也不能说，气功就是内家拳，内家拳毕竟是一门技击技术，有自己的独特训练要求和方法，内家拳包含了部分气功的内容，但是不能简单地把气功看成内家拳。

内气筋骨训练，核心是"神气合一""神气相抱"，其实就是心身整合基本技术的内容，完全可以把其直接拿过来作为内气筋骨训练的内容。

2. 运动模式训练

内气筋骨训练，为内劲的产生奠定了基础。内劲需要在运动中体现，运动模式训练是内家拳训练核心内容之一。这个运动模式就是整体运动模式。没有经过训练的人，多数习惯使用局部力，内家拳培养的是全身协同的整体力，整体力通过整体运动模式而产生。武禹襄在太极拳谱《十三势说略》中说："其根在脚，发于腿，主宰于腰，形于手指。[①]"就是对整体运动模式的一种描述。

运动模式训练主要有三种训练方式：①一开始就从动态训练开始，内气筋骨训练与运动模式训练同步进行，如八卦掌的八卦步基本功训练，走转不停，又如太极拳，强调一动无有不动、整体运动，都是直接训练整体的运动模式。②也可以与静态训练相结合，如在走八卦步的同时结合混元桩。③也可以在站桩静态训练有所成就后转入动态训练。这个转入就是要将站桩获得的静态整体性转换为动态整体性。

运动模式训练的核心是虚灵，虚灵有点不易理解，也不易描述，笔者在这里尝试做一阐释，其要点包括：①以觉知为核心，要对全身各处保持觉知，这是全身整体参与运动的前提；②全身协同运动，改变手部或者肩背容易自动的习惯，学会体会从脚底、腰胯开始

---

① 王宗岳．太极拳谱 [M]．北京：人民体育出版社，1991：49．

全身运动的习惯；③轻巧力小：假想脚踏薄冰不洒，头顶碗水不洒，背披衣服不掉，用最小的力去做每个动作，这样去体会整合形成整体运动模式，练习日久就能产生高妙的虚灵劲。这是一个重要的分水岭。很多人通过内气筋骨训练，功力大增，刚猛有力，就走上了另外一条道路，但这无法形成虚灵劲，他们就只能在这个层次上停滞不前了。同样是格斗，一个人用很大的力量取胜，另一个人用很小的力量取胜，同样是取胜，但是这个层级、境界和艺术，孰优孰劣也就不言自明了。其实并不是掌握了虚灵劲的人没有力量，而是根本没有必要使用多余的力量，但很多人都在这个岔路上迷失了。通过虚灵的训练，逐步掌握用最小的力量产生最大效果的方法，就能在与对手对抗中展现出所谓"四两拨千斤"的高妙境界。

整体运动模式的速度可慢可快，而应用时要求无论快慢，都能保持整体的协同。遵循循序渐进、从易到难的原则，训练一般从慢速开始，在慢速中，更容易练习体会全身整体的配合协同，等整体模式形成，就能水到渠成，自然具备中速乃至快速的整体运动能力。当然这不是绝对，八卦掌、形意拳等的动态训练，则一般在中速或者快速中练习，假以时日，同样可以形成整体运动模式。

运动模式训练，核心就是"虚灵"。再次强调，这个也应该引起重视。

3. 接点技术训练

通过内气筋骨训练以及运动模式训练，自身具备了形成内劲、与人格斗的基本条件，但是能否在与对手接触中合理应用，还需通过接点技术训练迁移出来。这里所讲的接点技术训练，就是通俗讲的推手，其以肢体接触为特点，但不仅仅局限于手，全身皆可接触，虽常以手为作用点，但其核心和主宰并不在手而在全身整体，因此我们称之为接点技术训练。

接点技术训练是内家拳最有特色的训练内容之一，主要包括五个方面：①强化运动模式：在与对手接触过程中，培养和发展整体运动模式。②觉知对手变化：通过接触点，觉知对手力量、重心的变化，为正确反应奠定基础。③培养反应模式：反应模式指的是针对对手变化的应对措施。对手力量来了，以力对抗，大力胜小力是一种反应模式，不以力对抗，所谓敌进我退、敌退我进、舍己从人、随人所动，也是一种反应模式。后者是内家拳反应模式的核心特点，强调以柔克刚，以弱胜强。这种反应模式是通过在接点对练中培养沾连粘随、不丢不顶的反应习惯而得。④控制对手能力：通过以上长期训练，若能够对对手力量、重心等形成敏锐觉察，并且能够及时准确反应，就具备了在接点时控制对手的基本能力。此时，可以在沾连粘随过程中，随顺对方运动方向与力量，顺势而为，借力打力，破坏对方重心，使之失势。也可主动对对方施加一定作用，引起对方自然保护反应，出现紧张以及身体失衡，因势利导，放大失衡，使之失势。⑤打击对手能力：在控制对手的前提下，可以主动实施对对手的打击。可以在保持接触的情况下，使用短促寸劲直接给予对方打击，也可通过破坏对手平衡，由接触转为非接触，结合后面的空间技术，实施空间打击。以上五者，分而谈之，训练纯熟，高手境界，触点即发，瞬间完成。

同样是接点推手，层次有别。低手之间过招，多数斗力，累个半死。高手过招，讲究轻灵巧妙，低手遇到高手，有力无处使，不觉得累，被高手放出去，高手能够用最小的力在低手最薄弱的环节下手，因此感觉也是轻松出去的，不觉得痛。这就是接点技术训练至高水平的精妙之处。不过多数人还是以斗力为主，若是能遇明师，得以习练轻灵之法，那才是中华内家武学的精妙所在。

接点训练技术有定式推手和散式推手，均包括定步与活步练习方法。定式推手按照一定程序练习，如单推手、双推手等。散式推手就是自由对练，按照一定规则，不拘形式，自由发挥。定式、散式、定步、活步需要结合练习，重点体悟整体而动、松柔圆活、沾连粘随、不丢不顶等核心要领，克服局部用力习惯，体会用最小的力量去寻找对手的薄弱之处等，提升技术，而非争强斗胜。重点要在"沾连粘随、不丢不顶"中下足功夫，借此培养敏锐的触点觉察能力和正确的反应模式，最终达到一接触就能感受对手变化，一接触就能控制发放对手的目的。高手与低手的差别，在于细腻程度。细腻程度取决于筋骨脱换、整体模式、觉察能力的细腻程度，因此这些基本功至关重要。

要正确认识接点技术的定位和作用，推手万能论和推手无用论都有失偏颇。推手万能论执着于推手，无法进一步提升实战格斗能力。推手无用论则认为推手无用和不必要，否定推手的必经过程和重要作用。内家拳最终以格斗为目标，接点推手只是中间过程，但是这是一个非常重要的过程，这样的认识比较客观。接点技术最能体现内家拳特色，搭手之间，发人丈外，犯者立仆，一触即发，往往为过去很多武学文章所描述，为很多人所追求和追捧。如果真是学习内家拳，这确实是不能绕过去的一个环节。当然，从格斗角度总体而言，这个环节可以没有。即使不接受任何训练，也可以直接进行空间格斗，但这个和内家拳接点训练后再进行空间格斗，就是两码事了。

4. 空间技术训练

人们在格斗的时候，往往是从非接触状态开始的。空间技术训练，也就是通俗所说的散手，相对于接点来说，是在非接触状态下进行的，是一种空间行为，因此称之为空间技术训练。

空间技术训练类似于现代拳击、跆拳道、散打等空间格斗技术，包括闪避、格挡、攻击等综合内容，但有自身显著的特点，主要是以内劲为核心。既然内家拳以内劲为核心，因此要把内劲在空间格斗中体现出来。

这些特点主要包括：①柔化思想：内家拳一般主张以柔克刚，而非以硬碰硬。当然形意拳也讲硬打硬进，但是训练有成的硬打硬进，其实也已经包含了柔化在内。②接点特色：这是内家拳的特色之一。正如黄宗羲《王征南墓志铭》所讲："有所谓内家者，以静制动，犯者应手即仆……"内家拳高手往往表现为高超的接点技术，在与对手接触的瞬间即可完成控制、发放、打击的综合行为，将对手发放而出或者实施打击。

空间技术训练包括两个方面：①空间打击技术：在非接触状态下直接进行的打击行为。②空间接点技术：由非接触状态转化为接触状态、实施接点技法的训练。以上两者是一个整体，总体依靠手、眼、身、法、步等综合训练而完成，其中以八卦掌体系独具特色，八卦掌以走转为核心，擅长步法、身法变换，空间技术特色非常明显。

要想把内家拳的特点展现出来，前面三个阶段即内气筋骨训练、运动模式训练、接点技术训练要比较扎实，有相当基础，把内劲提炼出来，并且应用纯熟。然后再进行空间实战演练，在演练中进一步提炼内劲，提高内劲的应用能力，体会培养以柔克刚、接点控人等技术。当然不经接点技术训练等也可以直接进行空间技术训练，只不过在训练内涵、技术发挥、细腻程度上，就有所不同了。

三、对内家武学的探讨

1. 内家拳与其他养生运动比较

内家拳与其他养生运动相比，有同有异。所谓同，就是心身整合的觉知共性，所谓异，就是内家拳以内劲为核心的技击技术体系。总体来看，内家拳所包含的内容更加广泛。内家拳以内气训练为基础，因此包含了气功的一些内容。内家拳讲究武道合一、以武入道，实际上包含了一些修身悟道的内容，尤其是心身整合主张，可以以内家拳训练技术为载体，将正念觉知训练贯串始终，实现心理整合，提升心身整体健康水平和道德素养。内家拳强调整体性，能够同时训练内气、筋骨、意识等，因此效率极高。虽然各种养生运动具有共性，但是效率却完全不一样。每天同样时间训练，以十年为期，有些方法十年之后只是活动一下肢体而已，没什么大的进步，而若是真正习练内家拳法，十年已然大成，内气、筋骨、意识已经不可同日而语，说是脱胎换骨也不过分。内家拳可谓包罗万象、延伸性强，整体高效，是值得国人学习传承的中华文化瑰宝。

2. 内家拳与外家拳的比较

关于内家拳与外家拳孰优孰劣的问题，各方争论不断。比较内家拳与外家拳孰优孰劣，涉及问题很多，包括评价指标、评价方法等。就像比较两个药物的作用一样，评价指标、方法不同，孰优孰劣结论可能不同。从评价指标来看，可以单纯以当前一次胜负为标准，也可以以长期如十年、二十年乃至到老年的胜负长期跟踪为标准。另外还有一个评价方法问题。个案研究是其中一种方法，但是其证据强度比较低，而样本量足够的随机对照研究相对比较可靠。个人能力优秀，即使横扫千军，这个也仅是个案。举个例子来说明，将一批年龄、性别、体重等基本相同的人，比如 20 岁、男性、65 千克的 100 个人，随机分为两组，每组 50 人，一组按照外家拳或者现代搏击方法训练，另一组按照内家拳方法训练，两组在饮食、作息、训练时间上保持一致，每隔半年进行一次比赛，连续比赛 10 年乃至 50

年，对所有数据进行统计，这样能够得出客观结论。当然这是理想情况，实施起来有难度。天下武术是一家，各门各派，各有各法。全部都要放松，全部都要有抗打能力等等，所不同的是强调了什么。有以力取，有以巧胜，有以柔克刚，有硬打硬进，事物没有绝对的，我们的态度是博采众长，因材施教，扬长避短，充分发展个人能力。萝卜青菜，各有所好，内外武学，天下一家。在此不做定论，须读者自己体会。

3. 不同内家拳比较

太极、八卦、形意等内家拳，不能简单讲孰优孰劣，它们都是人体系统优化的优秀体系，常年训练都能达到很高境界，但各有风格、各有特点、各有所长。就像是有些人使用刀、有些人使用枪、有些人使用棍，他们都拥有很强的格斗能力，不能简单以优劣评价。但并不是说，每个体系都是尽善尽美的，如果对太极、八卦、形意等进行整合，取长补短，还是有很大整合空间的。历史上不乏这样的整合高手。本人恩师当代武学大师荣华丰先生，融合宫式八卦掌[①]、布氏形意拳[②]、吴氏太极拳、五行通背拳、螳螂拳、戳脚等于一身，达到了精妙境界，能够合理提取各内家拳方法，依据学生特点因材施教，形成独具特色的教学体系。本人有缘得以学习传承，真是万幸。

4. 同一拳法传承比较

同样是内家拳，同样一种拳法，一个传承，若不同老师，水平不同，内涵也不同。以太极拳为例，流派众多，都是好拳，都有高手，但是同一流派，不同老师，水平不一，因此广大太极拳练习者也是层次有别，所谓"求道者多如牛毛，得道者凤毛麟角"，多数人不能学习掌握太极拳内涵，仅仅进行简单的肢体运动，练习所谓的太极操，效果大打折扣，甚至还不如一般的跑步锻炼。什么是内家拳的内涵，除了技击技术之外，内气筋骨训练，就是内家拳的基本内涵，再退一步讲，内气训练是内家拳的最基本内涵。如果练习太极拳，一点气感都没有，那可真是仅仅肢体运动了。这是当前为数众多的太极拳练习者的水平现状。当然，内气是一个基本要求，筋骨训练、接点训练、空间训练等，更能彰显水平与层次。若能得遇明师，传承精髓，幸甚至哉！

四、心身整合内家武学应用

心身整合是对内家武学、中医气功等共性原理与技术的提取，是实现人体系统优化的理论与技术体系。人体系统优化，同时也是内家武学的训练基础和目的。心身整合虽不以格斗为目标，但是人体系统优化的实现，为武学技能的学习和训练奠定了良好的基础。心身整合训练体系的方法，提取自各大门派的基本训练方法，如法训练，自然为内劲的培养

---

① 荣华丰. 宫保田八卦掌 [M]. 广州：中国出版集团世界图书出版广东有限公司，2012.

② 布秉全. 形意拳名家布学宽年谱 [M]. 太原：山西出版传媒集团北岳文艺出版社，2016.

奠定良好基础，待机缘成熟，名师一点，自可化蛹成蝶，进入到内劲训练的境界。

1. 觉知是内家拳的训练核心

内气筋骨训练、运动模式训练、接点技术训练、空间技术训练，核心是觉知，这也是心身整合所强调的共性本质。意识训练是内家拳的训练重点之一，以上四个环节，意识训练贯串始终。意识运用之法，不外两类，一类为被动觉知，不作他想，提升基础的觉知能力，第二类为主动想象，如想象在水中游泳，想象在冰上行走等，或想象完美完成动作等，以促成心身整体变化。这两者对于内家拳来说，都很重要，相辅相成，而第一类被动觉知更为基础，越是基础，也就越重要。觉知，是形成心身反馈，提升觉知能力，实现人体系统优化的最基础手段，觉知越深入，功夫也会越深入，也为其他技法包括第二种意识的运用，打下深厚的基础。

2. 在放松不用力上下大功夫

放松不用力是内家拳的核心要求，也是心身整合的核心要求。放松不用力，指的是全身肌肉放松伸展、不紧张，不用多余的力。松和紧是相对的，不紧张就是放松。紧张往往表现为肌肉的缩短积聚，放松也不仅仅是一个概念，放松体现在身体上，主要就是肌肉的伸展拉长，空间放大，利于血液循环，促进身体优化，实现筋骨脱换，为形成整体运动模式奠定基础。很多人不明白放松不用力的原理和作用，认为武术怎么可以不用力？也有些自恃有悟性的人，走中间道路，搞所谓的刚柔相济，用力就是刚，不用力就是柔，这些全然背离了内家武学的原则。内家武学用意不用力的精髓，在于迅速地实现筋骨脱换，完成身体结构的大改造，最终形成整体运动模式，因此需要在放松不用力中下足功夫，才有可能积柔成刚，量变质变，正所谓"为道日损，损之又损以至于无为"。这是真正的纯刚，自然而然，与人故意用力为之的刚，不可相提并论。若故意为之，反而会影响整体整合，在内家武学这个技术上，不进反退。以军队打仗为例，内家拳培养的是整体作战，就像陆海空各个部队相互配合，各归其位一样，而没有经过训练的人，喜欢用局部力量，久而久之习惯成自然，只强化发展了某一部分，好比作战时只使用某一支队伍，结果使整体作战能力无法培养和发挥。这种情况下，对于一般战役或许还可以应对，但是绝对无法达到各支部队均衡发展、整体作战的高层次境界。很多人练习一般拳法，发挥一下自己本有的先天优势，短时间内确实可以克敌制胜，但若是追求一点有层次、有境界的东西，那就不是这个样子了。这就是古人的智慧所在，学者当奉为圭臬，认真体会。放松是一种功夫，所有武术都要求放松，内家外家都一样，所不同的是，把放松放在了什么地位，重视到了什么程度，花多少精力和时间专门训练放松的能力。

五、心身整合内家武学诗一组

文末附笔者日常随笔小诗一组，帮助读者强化理解。

（一）

万千门派万千功，亿万学者歧路行。

若问真道何处是，神气相抱一虚灵。

（二）

形松意充反观内，轻手轻脚步履冰。

日复一日身心化，飘飘荡荡似神龙。

（三）

人道山河风景好，我看身心更妖娆。

神灵气充行百脉，便引诗情到碧霄。

（四）

初学神功愚不灵，笨手笨脚日日行。

待到满腹诗情意，心身脱换趋大成。

（五）

神气合一筋骨换，听化拿发法无限。

待到功成可用日，只在一触毫厘间。

（六）

用力容易无力难，道常无为法自然。

积柔成刚无止境，粘黏连随劲自全。

（七）

意气君来骨肉臣，骨肉分离欲脱身。

气行分肉心身合，如痴如醉修道真。

（八）

神气足，筋骨换，束展出，丹田转。

一层功夫一层理，心身状态天天变。

万变之中不离宗，松柔虚灵一以贯。

（九）

内家武学，心身整合，伸筋拔骨，气行百脉。

正念觉照，神气合一，骨肉分离，筋膜腾起。

丹田内转，遍体争力，束展吞吐，起落钻翻。

刚柔相济，清虚脱换，如法训练，真实不虚。

（十）

心身整合，神气相抱，形松脚底，周身一家。

以根打跟，敷盖对吞，虚灵独觉，有感即应。

一触即发，透体如电，此中滋味，得者方知。

（十一）

一般过招，力大者胜；高手较技，力小者赢。

不以力显，务求虚灵；虚灵至极，便显真功。

为道日损，反者道动；身心明此，方为上道。

（十二）

前即是后，后即是前，上下一线，体成浑圆。

前进后退，左旋右转，恪守中定，功到自成。

内家武学博大精深，笔者承于名门，有所心得，水平有限，抛砖引玉，望同道共勉。

第四节　心身整合正念训练应用

正念训练，主要指的是佛教禅修体系以及从中衍生发展出的正念心理疗法，两者联系紧密，在此一并进行介绍。

一、对禅修体系的基本认识

禅修体系，这里主要指南传佛教以四念处为核心的禅法。佛教发展几千年，体系也是非常庞杂，南传佛法保留了佛陀时期的一些原始教法，以四念处为典型代表。佛教认为人生是苦的，所谓八苦，苦的核心原因是无明，即不能了知宇宙实相，内心存在各种结，认知错误，颠倒梦想，庸人自扰，作茧自缚，或求索不得，于是有苦。如何离苦得乐，永离苦海，是佛教修行的核心目标。四念处，又名四念住，就是身念处、受念处、心念处、法念处，其方法以觉知为核心，通过觉知观察身、受、心、法，达到对自身以及宇宙真理实相的了悟，破除自身存在的错误认知和内心结敷，从而达到解脱自在，离苦得乐。

二、对正念疗法的基本认识

正念疗法是卡巴金[①]等将南传四念处觉知的核心操作应用于心理健康领域，构建的一门心理疗法。正念疗法与南传禅修有同有异。相同点在于都以觉知为核心操作，观察自己的身心内在，达到对自我的正确认知，不同点在于目的。南传禅修的目的是彻底解脱自在，离苦得乐，而正念疗法的目的则是通过对自身心理问题的觉察领悟修通，形成正确认知，解决心理问题，提升心理健康水平。

三、心身整合正念训练研究

1. 对正念的理解

对于解脱自在等可能具有争议性的话题，在此不进行探讨。通过正念训练提升心理健康水平，具有现实意义，是我们探讨的核心。

基于心身整合科学理论，我们认为正念训练等属于人体系统优化的心理整合优化部分。正念训练通过觉知，尤其是对心理活动的觉知，对自己的情绪、动机、需要、信念、心理冲突等形成清楚深刻的认知，进而整合心理资源，消除错误信念、观念，形成正确的行为动机，解决心理冲突，优化心理结构和功能，提升心理健康水平。

2. 对正念的思考

当前正念训练领域存在一些现象和倾向，值得思考。

---

① 余青云，张海钟. 基于正念禅修的心理疗法述评 [J]. 医学与哲学（人文社会医学版），2010，31（3）：49-51.

（1）心身并重的思考

正念训练对心灵成长比较关注，尤其有些人受佛教解脱思想影响，甚至存在轻视身体健康的倾向。我们可以思考一个问题：如果我们在提升心灵境界的同时，能够获得良好身体，岂不更好？我们认为，心身都很重要，心身应该并重，心身整体健康，才算圆满。

（2）循序渐进的思考

很多正念训练流派，将静坐作为主要载体，尤其是在封闭式训练课程期间，静坐、观呼吸等都是常用方法。我们常常看到一个现象，很多人很长时间，都不得入门。首先是坐不住，有些人坐久了都觉得累，有些腰酸背痛，甚至坐出毛病来，这并不少见。但本着对解脱自在、证果成佛的追求，他们仍然在坚持着，信念可嘉，意志可嘉，可惜不得要领，心灵成长不可得，身体也坐出了问题，真是得不偿失。

针对这种情况，针对这类人群，我们有没有更好的方法，能够让他们更快进入状态，有所收获？能不能先进行一定的形体训练，有一定基础后再进行静坐训练？这都是我们应该思考的问题。

（3）方法整合的思考

正念训练的核心是觉知，行、住、坐、卧之中，对自己的身体姿势、动作、感受、心念等保持纯然客观的觉察，至于做什么动作，什么姿势，其实不是重点。吃饭的时候可以觉知，走路的时候可以觉知，专门静坐的时候可以觉知，可以说是贯串于工作生活始终。

我们思考一个问题：我们在打太极拳的时候，在站桩的时候，在练习中医气功的时候，在练习瑜伽的时候，按照正念训练的要领，保持纯然觉知，是不是也是正念训练？答案应该是肯定的。那么继续引申出另一个问题：在练习太极拳等方法时，在提升身体健康水平的同时，进行正念训练，是不是可以获得心身并重的双重效果？

进一步，我们思考，可否整合正念训练与传统养生运动，构建一个心身并重、循序渐进的正念训练体系？这其实也正是心身整合构建的出发点之一，而心身整合就是这样的一个体系。

四、心身整合正念训练应用

基于对以上问题的思考，结合心身整合研究成果，我们可以将心身整合应用于正念训练，构建心身整合正念训练体系。

1. 总体认识

觉知是正念训练的核心，也是心身整合的核心。心身整合认为，觉知可以构建心身生物反馈，发挥人体自组织能力，优化心身结构功能，提升心身健康水平。这与正念训练的目的不完全一致，不过更具科学性和现实意义。

心身整合可能是对正念训练本质原理的一种科学解读。正念禅修实现解脱自在，正念疗法解决心理问题，本质就是人体系统主要是心理系统优化的过程。所谓达到解脱自在、离苦得乐的高级心灵境界，可能就是系统优化的高级阶段。这个话题具有争议，在此不下肯定结论，供有关人士一起研究探讨。

2. 训练应用

心身整合以觉知为核心，是一个循序渐进的训练体系。正念训练的核心也是觉知，而且可以融入行、住、坐、卧之中，也完全可以贯串于心身整合始终，心身整合其实可以看作是一个循序渐进、心身并重的正念训练体系。

形体训练是心身整合的入门方法，其集成了太极、八卦、形意、通背等各种传统养生运动形体训练精华，并且将觉知贯串于每个动作始终。形体训练以动态入手，容易为大多数人所接受，对形体结构有很好的训练调整作用，能提升身体健康水平。因为觉知贯串始终，这也就成为了一种动态正念禅法，是不折不扣的正念训练，也可以看作是身念处。心身整合后面跟着的是手部觉知训练、全身动态觉知训练、静态觉知训练等，转向以觉知感受为核心，可以看作是受念处。心身整合日常训练，要求在工作生活中时刻觉知内心情绪、心念、动机等等，有点心念处和法念处的意思。

总体上，心身整合，觉知为本，可以看作是一套心身并重、循序渐进的正念训练体系，在此抛砖引玉，供感兴趣的有关人士参考。

第五节　心身整合的健身瑜伽应用

瑜伽[①]是印度的传统养生运动，与中国的气功等有类似之处，目前瑜伽在国内也很流行，但同时也存在一些问题，有必要将心身整合有关原理和方法应用于瑜伽中去，以提升广大瑜伽爱好者的理论和训练水平。

一、对瑜伽的基本认识

瑜伽最初也是一种宗教修行方法，目前在国内流行的，主要是一些体位法、呼吸法、冥想训练等，以健身养生为目的，与中国传统运动比较接近。在此不探讨瑜伽的宗教内容，只将其看作一种健身方法来研究讨论。

首先，我们要超越国别、超越名称、超越形式去认识问题。以瑜伽和气功来说，不管它是印度的还是中国的，也不管它叫瑜伽还是叫气功，也不管它们训练形式有多少差别，我们要把握一个核心，就是它们都是针对人体结构与功能的训练。瑜伽与气功的差别，是

---

① 杨如丽.瑜伽在大众体育运动中的社会学审视 [J].南京体育学院学报（自然科学版），2009，8（1）：103.

外在的，是形式的，而其内在本质有着高度一致性。一个弯腰的动作，我们不能说，这个是印度的弯腰，那个是中国的弯腰，这个是瑜伽的弯腰，那个是气功的弯腰，弯腰就是弯腰，与国别无关，与名称无关。当然瑜伽也有自己的一些特点，在国内流传的健身瑜伽主要以体位法为主，重视形体拉伸，同时也强调觉知以及呼吸的配合。

我们也要认识到，瑜伽体系庞杂，同样也可能鱼龙混杂，并不是所有的训练方法都是科学的、有效的，不能对其盲目崇拜，全盘接受。瑜伽产生时代久远，也可能存在一些并不科学的东西。瑜伽流派的产生，有些是源于风格，有些可能真的源于水平参差不齐、个人造作，并不一定经得起推敲和科学的检验。在此无意批判瑜伽，瑜伽作为印度传统方法，必有过人之处，但是当前快餐式的速成培训，大多数人能够接触的深度高度可想而知。我们不能以无条件绝对崇拜的心态去认识和学习瑜伽，而应该以科学的、批判的态度去认识和学习，取其精华，去其糟粕，让瑜伽真正为我们所用。

二、对瑜伽的思考

练习瑜伽的目的是什么？很多练习瑜伽的人，包括很多瑜伽老师自己，并不见得就明白清楚。有些人是为了健康，有些人是为了美丽，有些人是为了修行，有些人是为了谋生，不一而足。我们是否想过，若一个瑜伽就能满足不同人的需求，那瑜伽和健康、美丽、修行、谋生等等之间的关系是什么？为什么为了健康而选择瑜伽？为什么为了美丽而选择瑜伽？为什么为了修行而选择瑜伽？瑜伽真的能够给我们带来健康吗？带来心灵的成长与觉悟吗？如果能，为什么？如果不能，又是为什么？瑜伽是个百宝囊，那么瑜伽真正能够给我们带来什么？

那还要从瑜伽本身和生命本身来认识。瑜伽是一种训练人体意识和身体的方法。广为流传的瑜伽主要包括体位法、呼吸法、冥想法等。体位法专注于身体拉伸训练，给我们带来的核心收获是柔韧提升和结构调整。呼吸法包括动作与呼吸的配合、专门的呼吸调息训练方法等，呼吸法给我们带来的收获是更细微的形体调整、内心宁静等。冥想方法也有很多，有关于三脉七轮等的论述，可以看作是气功的另一个版本，协助我们培养内气，疏通经络，提升心灵等。瑜伽的这些训练，确实可以带来健康、美丽、心理健康等的收获。

但是，我们进一步思考：基于心身健康的目的，瑜伽的训练方法，是否全部必要？瑜伽体位法擅长柔韧训练，瑜伽有很多高难度的动作，如反关节、头倒立、拧麻花，这些是否必要？瑜伽讲究呼吸与动作的配合，这个动作吸气、那个动作呼气，很多流派有着严格的标准要求，而中国太极拳等传统运动，讲究自然呼吸，呼吸与动作的协调，不讲究动作与呼吸的严格配合，而是将注意力专注于动作本身以及内在感受，两者对比，孰优孰劣？孰对孰错？动作配合呼吸，是否必要和必须？呼吸训练的目的是什么？呼吸与动作配合的目的又是什么？基于系统优化、心身整合目的，瑜伽训练方法是否存在局限性？有哪些不足？如何进一步提升完善？

对这些问题，我们要有深刻认识，取其长，避其短，才能领会瑜伽的本质，服务于心身健康成长。

三、心身整合的健身瑜伽应用

1. 总体认识

基于心身整合观点，我们认为瑜伽也是一种意识与形体的训练方法，其核心操作也是觉知。瑜伽体位法、呼吸法、冥想等训练始终，觉知贯串其中，就是一种心身整合训练，只不过瑜伽有自己的个体特点。

2. 训练应用

基于心身整合的认识，我们完全可以对现在流行的瑜伽训练方法进行改造调整，形成心身整合特色的瑜伽训练体系。

（1）体位法应用

我们认为，很多流行的瑜伽体位法过于追求动作的高难度和多花样，这并不一定符合瑜伽的初衷，与健康也没有必然关系。我们不反对练习柔韧性，但是我们反对过于发展柔韧性。我们可以将瑜伽体位法的动作难度适当降低，不追求高难度，不追求高柔韧，而是以满足健康需求为目的，将瑜伽体位法作为一种矫正形体的方法，训练一定柔韧性的方法，培养一定觉知能力的方法，这有点类似于心身整合基本形体训练。

在心身整合形体训练技术部分，我们选取的方法主要是以站立姿势为主，但是那些动作仅仅是一些代表动作，并非全部，心身整合本身是一个开放的体系，我们完全可以从瑜伽体位法中选取动作，组成新的具有瑜伽特色的心身整合形体训练技术。

（2）呼吸法应用

呼吸的本质是一种呼吸运动，呼吸应以自然舒适为主，不应强求动作与呼吸统一配合，应该让呼吸与动作自然配合。每个人有自身的习惯和特点，而且每个动作的速度也并不是一成不变的，速度慢的可以一个动作多做几个呼吸，速度快的可以一个呼吸做几个动作，这些都需要根据实际情况灵活处理。

这个部分可以结合心身整合训练技术部分关于呼吸技术的详细论述加深理解。我们并不反对一定程度上的呼吸与动作的配合，我们反对动作一定与呼吸配合，反对动作与呼吸的配合的标准化与教条主义，反对把动作与呼吸的配合视为高境界的标准。如果一个训练方法，本来不需要去统一动作与呼吸的配合，却专门设计出动作与呼吸配合的训练，这种东西是否有必须存在的价值，就值得商榷了。

（3）冥想内气应用

仅仅训练体位法和呼吸法，还是远远不够的。如果只是干巴巴地做体位法和呼吸训练，没有任何深入的体会，瑜伽的真正价值也就无法真正体现出来。但是，如果我们在练习过程中，能够深入自己的心身内在，在气感融融中练习体位法和呼吸法，那感受和效果，就不可同日而语了。

其实通过觉知培养内气，也是瑜伽的重要训练内容。我们可以通过瑜伽冥想方法训练培养内气，当然也可以借助心身整合的方法培养内气，并且延伸应用于瑜伽训练中。例如，在体位法形体训练中，把这种内气体现出来，也就是在做体位法的时候，身体出现融融的气感，这样体位法的训练，就进入了新的境界，做到心身整合、心身反馈，达到最佳的训练效果。这是我们比较强调的内容，也是心身整合瑜伽的最大特色。

3. 提升发展

当前国内流传的瑜伽训练体系存在一定局限性，即使通过心身整合技术改造仍然远远不够。并不是外国的月亮就是圆的，很多人把瑜伽奉为至宝，而对于我们自己的传统瑰宝却视而不见。对于瑜伽的爱好者们，一定不要把自己局限于瑜伽一隅之内，要通过对心身整合的学习，开拓眼界，提高认识，实现对瑜伽的超越，扩展学习，提升发展。只是浅尝即止或娱乐休闲那无所谓，若有深层次学习追求，提升效率效果，读者尚需用心。

▶ 第八章
心身整合心理健康训练

心理健康是健康的重要组成部分。提升心理健康的理论方法有很多，也很庞杂，基于系统科学与心身整合，整理精炼形成一套简单可行、行之有效的心理健康训练系统，具有重要意义。心身整合包括身体系统优化整合、心理系统优化整合、心身系统优化整合三个部分，心理系统优化整合重点解决的就是心理健康问题。我们将心身整合应用于心理健康领域，对如何提升心理健康水平进行了有益的探索，形成了一些初步的研究成果（图43）。读者通过本章学习，可以掌握心理系统优化整合的核心原理和方法，协助我们更好地提升个人心理健康水平，畅享健康幸福人生。

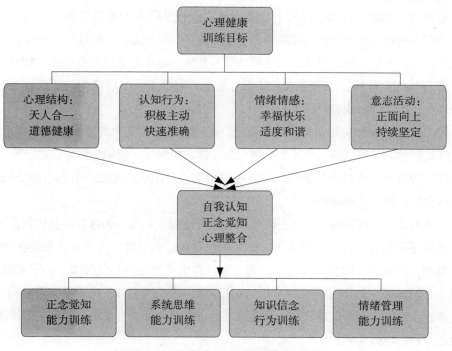

图43　心身整合心理训练总体示意图

第一节　心身整合心理健康训练概述

首先我们要对人的心理有一个基本认识，基于这个基本认识，明确心理健康训练的目标是什么，也就是说，我们想要达到的心理健康境界是什么，再进一步，了解通过什么样的方法，实现这一目标。

一、基于系统科学认识心理

基于系统科学对人的心理进行梳理，形成一个基本认识。

1. 心理是物质世界系统涌现的结果

基于系统科学，心理是人体系统涌现发展的结果。心理是一种客观存在，这种客观存在，不是凭空产生的，而是基于物质世界产生的，是由物质世界发展涌现而来的。具体来说，人的心理是在人脑的基础上产生的，没有人脑，就不可能有心理，但是心理不等同于人脑，它只是人脑的机能，是人脑涌现发展的产物。人脑的健康对心理健康具有决定性作用，反过来心理意识也可以通过某些机制作用于人脑和全身。如常见的心身疾病就是心理因素影响躯体的结果。基于系统科学的心理意识涌现论，让我们站在了科学立场，避免玄学和迷信。

2. 心理结构、功能、行为、过程、状态

系统结构、功能、行为、过程、状态等是系统科学研究的重要架构，应用于心理学，相应的心理系统也具有一定的心理结构、心理功能、心理行为、心理过程、心理状态等。

人的心理是一个系统综合体，由不同的要素构成，这些要素是相互联系、相互作用的，成为一个有结构的整体。心理要素及其相互关系，就构成了心理结构。如意识与潜意识，感性与理性，本我、自我与超我等。

心理行为是心理要素与结构的运动变化，心理行为运动变化的连续形成心理过程，行为与过程是一体的，可以统一表述为心理行为过程，如认知、情绪与情感、意志等。

心理行为过程以心理结构为基础，同时可引起心理结构的变化。引起心理结构发生变化的这种作用，就是心理功能。

心理状态是一个描述量，是对心理要素、心理结构、心理行为过程等整体状况的描述。心理状态从不同角度可以有不同认识，如果站在健康疾病角度，人体整体系统状态包括健康、亚健康、疾病等，因此相应的，人的心理状态也可划分为心理健康、心理亚健康、心理疾病。心理健康就是心理结构、行为、功能正常的表现，心理疾病就是心理结构、行为、功能异常的表现，心理亚健康介于心理健康与心理疾病之间，可能是一种暂时的应激状态，也可能是一种心理微疾病。

二、心理健康训练目标——心理系统优化

心理健康训练的目标，就是提升心理健康水平，本质是人的心理系统的优化发展，具体来说，就是人的心理结构、心理行为的优化发展，包括以下几个方面：

1. 心理结构优化发展——天人合一，道德健康

人的心理是一个复合体，形象地说，人的心理是由多个"我"组成的，它们既各自独立，又相互作用，共同组成人的心理总体。对于"我"，前人也提出一些观点，如本我、自我、超我。这些"我"，都是一个单独的系统，有自己的生命，有自己的需要，有自己的发展。在此我们提出一种更加简单的心理结构分类：小我与大我。

依据系统科学原理，人与世界的关系，是系统辩证统一关系。人本身作为一个个体，是社会整体的一部分，人的存在本身兼有实现个体发展和促进社会发展的双重责任和使命。体现在心理方面，就表现为个体小我与整体大我的心理结构。小我寻求的是自身个体的需要满足，关注个体利益。大我寻求的是社会群体的需要满足，注重群体利益。具体来说，一个人假公济私、损人利己，就是小我占据主导地位，满足个体需要的心理与行为，相反一个人在面临个体生存和社会大义选择时，英勇献身，舍生取义，就是大我占据心理结构主导地位，满足大我社会大义需要，牺牲小我个人生存需要的心理与行为。

小我与大我的关系，对应着自我与世界的关系、个体与整体的关系，就是系统科学世界观、人生观和价值观，这不仅是一种观点，而更是一种客观存在。只有对客观存在形成正确深刻的认知领悟，理解个人与社会、宇宙自然的系统辩证统一关系，充分认识到"有国才有家""全人类是命运共同体""地球是我们的家园""大家好才是真得好"，认识自身定位和价值，才能够从单纯关心自身利益延伸发展到关心他人社会、宇宙自然，培养建立爱人利他、乐于奉献的心理品质。这种品质决定着道德素养和心理健康水平的高低。一个人越是有大局观念，爱人利他，说明其对自我和世界的认知、小我与大我的认知越清晰和深刻，其心理健康水平也就越高。

中国传统文化对小我、大我有着深刻认识，它将小我称之为"人心"，将大我称之为"天心"或"道心"。小我秉承个体，大我秉承天道，小我与大我的关系，体现的是个体与天地、个体与集体、个体与社会的关系，小我关系与大我关系的处理方法是要将小我融入大我，个体发展融入社会发展，最终体现为"天人合一"的境界。

大我与小我之间的需要并不总是相同的，其关系并不总是和谐的，是会出现各种冲突的，甚至同一个"我"的两个需要之间也会存在冲突。心理冲突是心理问题的常见原因，对心理结构中小我与大我进行深刻认识，正确处理小我与大我关系，协调小我与大我需求，协调小我与大我冲突，使大我与小我和谐相处，是维护心理健康的重要途径。这样的认识，

有助于我们正确认识人的心理结构，正确认识和处理小我、大我的关系，自觉地培养大我成为生命的主人，将人性中善良美好的一面放大发挥，提升道德修养，形成高尚品格。

心理学把利他作为人格的重要组成部分之一，如在著名的大五人格理论中，利他是宜人性的子维度之一[①]，利他高分者热心、温和、慷慨，愿意帮助别人，感觉帮助别人是一种乐趣；低分者自私、势力、冷酷，不愿意帮助别人，感觉帮助别人是一种负担。

人本主义心理学家马斯洛[②③]指出：自我实现是人类心理健康的最高境界。他认为自我实现者对人类怀着一种很深的认同、同情和爱的感情。他们感受到亲情和关联，正因为如此，他们具有帮助人类的真诚愿望，就好像所有的人都是一个大家庭的成员。如果一个人的视野不够开阔，那么他就可能体会不到这种与人类的认同感。自我实现者比其他成年人具有更深刻和深厚的人际关系，比一般人具有更多的交融、更崇高的爱、更完美的认同、更多消除自我界限的能力。这些人倾向于对几乎所有人和蔼，或至少对他们都有耐心。在一种非常真实的、特殊的意义上，他们爱或者更确切地说同情整个人类。

历史上有很多关于这种心理品质的描述。如《大学》[④]"大学之道，在明明德，在亲民，在止于至善"，提出通过显明自心的光明道德，服务于民，达到自己人生的至善至高境界。老子《道德经》[⑤]"以其无私，故能成其私"，提出无私、无我成就真实自我。佛教则以普度利益天下众生为使命。历史上也有无数人为了大众抛头颅洒热血，体现了至高的心灵境界。

一个具有爱人利他、乐于奉献心理品质的人，内心会和谐幸福，能获得身心整体健康的利益。另外，从现实利益来说，爱人利他、乐于奉献，有助于与他人建立良好人际关系，能够得到更多人认同和支持，从而获得更多发展机会，取得更多现实利益，虽然不一定有意为之。培养发展大我，形成爱人利他心理品质，不仅仅是心理健康的问题，还具有现实意义。

2. 认知行为优化发展——积极主动，快速准确

认知是人的最基本的心理过程，指人脑通过感觉、知觉、记忆、思维、想象等形式反映客观对象的性质及对象间关系的过程。从信息加工角度来看，包括对事物信息的观察采集、存储、加工处理等行为过程。积极主动，快速准确，是人的认知行为优化发展的目标。

一个正常的人，有认知的自然需要和发展趋势，有天生的好奇探索求知欲望。能够积极主动地求知，探索未知世界，并且在探索过程中，提升自我的知识和能力，获得心理满

① 王艳净，耿晓伟.大五人格宜人性与社会支持的现状 [J].中国健康心理学杂志，2016，24（12）：1906-1910.

② 卜长莉.自我实现的人——马斯洛的健康人格模型 [J].北华大学学报（社会科学版），2002，3（4）：36-39.

③ 彭运石.走向生命的巅峰：马斯洛心理学述评 [M].武汉：湖北教育出版社，1999，：140.

④ 朱熹.四书章句集注 [M].北京：中华书局，1983：3.

⑤ 王弼注，楼宇烈校释.老子道德经注校释 [M].北京：中华书局，2008：19.

足和快乐感。科学研究是人类认知探索的核心领域，致力于科学研究的科学家，在探索研究中实现自我价值，获得幸福快乐。一个正常的人，有着基本的认知能力，认知行为应该是快速有效的，认知结果相对也是客观准确的，能正确认知反映客观事物，包括能否正确认识事物和自身两个方面。如果一个人坚信他看到或听到了什么，而客观世界中并不存在的物质或现象，那这就是幻觉。如果一个人有严重心理行为障碍，却坚称自己没有问题，失去了对自身心理状态的正确认识，这也属于异常。

人们在求知探索过程中，可以发展自我，陶冶情操，培养良好优秀的心理品质，只有心灵有所寄托，实现其升华，才能对不良心理和行为产生自然免疫。培养人的认知兴趣、好奇心、求知欲，训练发展人的认知能力，是提升心理健康的重要内容。

3. 情绪行为优化发展：幸福快乐、适度和谐

情绪和情感，是基于人对需要是否满足的认知评价体验，具有特殊的主观体验、显著的生理变化和表情行为。常把短暂而强烈的具有情景性的感情反应看作是情绪，如愤怒、恐惧、狂喜等；把稳定而持久的、具有深沉体验的感情反应看作情感，如自尊心、责任感、热情、爱等。幸福快乐、适度和谐，是情绪行为优化发展的重要目标。

每时每刻都开心快乐，是我们每个人都希望和追求的目标，也是心理健康的重要标志。甚至佛教把人生看成"苦"，针对如何"离苦得乐"，构建形成了佛教体系，产生了世界性的影响。当然总是快乐并不现实，人生总会遇到不开心的事情，但是一般多数情况下，能够保持幸福快乐心情，却是现实和必要的，想象一下，如果一个人天天愁眉苦脸，痛苦不堪，消极怠慢，其心理怎能健康？

《中庸》[1]云："喜怒哀乐之未发，谓之中，发而皆中节，谓之和。"人有情绪是正常的，没有任何情绪反而是不正常和不可能的。人的情绪应该正常表达，无论是正面的还是负面的。应该愤怒的就表现为愤怒，应该高兴的就表现为高兴。如果我们遇到一个很痛苦的事情，却表现为高兴，就不正常。而这种表达，也应该是适度和谐的，不能毫无节制，过分发泄。

4. 意志行为优化发展——正面向上，持续坚定

基于需要、认知和情绪，就会产生人的行为动机和行为目标，并且付诸实施形成行动，意志体现在这个过程中，是有意识地确立目的，调节和支配行动，并通过克服困难和挫折，实现预定目的的心理过程。意志具有明确的目的，是经过思考的，有计划的，向着一定预知目标前进的。正面向上，持续坚定，是意志行为优化发展的目标。

一个正常人的意志行为，目标应该是正面向上的，行动应该是持续坚定的。目标正面向上，主要是大我的需要和发展。大我关心社会，关心集体，并且将小我的需求融入其中，

---

[1] 朱熹. 四书章句集注 [M]. 北京：中华书局，1983：18.

不是对小我的否定，因此大我的意志行为，必然也是关注社会和集体的发展的，目标必然是正面向上的。

一个对小我和大我有着深刻认识的人，一个对个体和整体有着深刻认识的人，一个对自我和世界有着深刻认识的人，有了正面向上的目标，其行动也必然是持续和坚定的。之所以没有行动，或者行动不能持续，都是因为认识还不够深刻。认识越是深刻，行动就越坚决。有着正确而深刻的认识的人，正确认识小我与大我的人，其行动必然是持续而坚定的。

三、心理系统优化的核心——自我认知，正念觉知

1. 自我认知

心理系统优化是通过心理行为而实现。心理行为包括认知、情感、意志，认知是情感和意志的基础。依据认知对象，认知行为过程包括对外部世界的认知以及对内部世界的认知，即自我认知。自我认知是主体对作为客体的主体的认知活动[①]，也就是是对自己的洞察和理解。现代科技手段比较发达，现代人一般习惯通过这些科技手段观察、认识和改造外部世界。古代科技手段不发达，古人更多是利用自身感官去观察世界，内部身心世界成为重要的认识对象。古人通过观察身心内在，领悟身心规律，由内而外延伸发展，内圣外王，形成"格物、致知、诚意、正心、修身、齐家、治国、平天下"的人生观和方法论。也正是因为古代科技所限，古人对于身心内部世界的观察，就得到了充分的发挥发展，因此形成了一个又一个的优秀思想文化体系。诚如前面心身整合科学理论部分所述，儒家、道家、佛家、武学等等均倡导觉知的方法，这正是自我认知的具体体现。

很多心理问题，其实是认知不清，如果真的明白了，也就没有问题了。很多时候没有行动，其实也是认知不清，如果真的知道了，清楚明白，自然也就有了行动，达到"知行合一"。心理结构冲突，依赖于对冲突的觉察和认知，内省领悟，理顺小我与大我之间的关系，形成新的认识，解决矛盾冲突。自我认知是决定心理健康与否以及水平高低的核心要素，同时也是心理状态调整的主要途径。无论古代、现代，人体内部世界都是应该认识和研究的对象。在科学技术不断进步发展的今天，依赖自身感官认知身心内部世界，尤其是心理世界，认识自己、发展自己，仍然具有重要的现实意义。

2. 正念觉知

正念觉知是自我认知的核心，是认识心理结构，处理心理冲突，促进认知情感意志行为发展的重要手段。正念觉知将注意力集中指向自我，尤其是内部心理世界，强调认识自己的心理结构、认知、情感、意志等心理行为，发现解决内部心理冲突，优化认知、情感、意志等心理过程，实现心理健康和优化发展。

---

① 张元，李洁. 论自我认知的实现途径 [J].《理论界》，2012（7）：104-106.

正念觉知的心理基础是注意。注意是影响信息加工的重要因素。注意的作用是对信息进行选择[①]，本质是对应中枢神经的兴奋活动。通过注意可以强化信息的加工处理。依据注意是否参与，人类的认知加工分为：自动化加工和受意识控制的加工两类。自动化加工不需要注意，是自动化进行的。受意识控制的加工需要注意参与。将注意力放在心理活动上，可以增加处理心理信息的广度、深度，强化心理认知行为过程，能够更好地得出客观结论和正确评价。

心理冲突的解决，本质上是心理内部信息处理的行为过程，正念觉知可以强化这个过程。心理冲突有些是在意识层面的，有些是在潜意识层面的。尤其是潜意识的心理冲突，不为我们所意识到，一般情况下无法有效解决。注意的作用是对信息的选择和强化，正念觉知能够将前意识、潜意识的内容调动到意识层面，有助于解决深层次的问题。自由联想、催眠等心理疗法的作用原理与此有关。

除了解决心理冲突，正念觉知还可以促进相关心理结构的发展。注意所到之处，强化信息处理，同时也就促进该部分心理结构的优先发展，因此可以利用注意实现对心理结构的改造。例如，注意关注个体需要，沉迷于个体满足，就会发展、强化小我，成为一个自私的人，甚至养成恶习。注意关注整体需要，培养高尚情怀，就会发展、强化大我，成为一个高尚的人。

认知能力提升，心理结构优化，有助于进一步加深对自身情感、意志的认识，发现问题，解决问题，从而优化情绪反应，强化意志活动等。

四、心理系统优化方法

1. 不同心理内容的优化方法

心理系统优化是一个整体，正念觉知、认知自我是核心，但不是全部。①心理结构优化方法：主要依靠正念觉知，对心理内部结构主要是小我与大我之间的关系进行清晰认识，合理整合，融合大我小我一体，并自觉培养大我发展。②认知行为优化方法：在正念觉知背景下，重点从三个方面入手，一是通过正念觉知行为训练，提升觉知能力；二是学习系统思维方法，提升思维能力。三是学习相关理论知识，形成知识结构系统。③情绪行为优化方法：在正念觉知背景下，主要从需要动机和认知评价两个方面入手：一是调整需要和动机，清除控制不合理的需要和动机，发展升华形成高尚心理需要和动机；二是形成正确认知评价，学会辩证评价归因等方法，从积极正面角度对事物进行评价，甚至是超越成败得失，达到一种新的人生境界。④意志行动优化方法：在正念觉知背景下，一方面从系统结构、认知、情绪等方面综合入手，对小我与大我、个人与集体、人生使命与价值等形成

---

① 彭聃玲. 普通心理学 [M]. 北京：北京师范大学出版社，2001：184.

深刻认知，并集中形成爱人利他、奉献社会、自我实现的信念系统，并对该信念系统产生情感与信仰，产生实现此理想信念的强烈需要和动机，进而形成坚定意志，并以行动表现出来；另一方面可通过持续的行动，在行动中磨炼意志，培养良好的意志品质。

2. 心理系统优化体系——心理整合

围绕正念觉知，结合上述心理结构优化、认知行为优化、情绪行为优化、意志行动优化等方法，我们探索构建心理整合训练系统。人体系统优化包括身体优化、心理优化、心身优化三个部分，心理优化就是心理整合、心理健康的维护，本质上就是心理整合行为过程。心理整合，是维护和提升心理健康水平的核心方法，是心理系统对内外资源进行整合的一种特定行为，心理系统通过内外整合，实现心理系统内部稳定并与外界保持良好互动。

心理整合的核心途径是自我认知，自我认知的关键是正念觉知。心理整合由四个核心部分组成：正念觉知能力训练、系统思维方法训练、知识信念行为训练、情绪管理能力训练。四个部分形成一个完整的体系，是可从实际入手改善心理健康的四个基本途径。①正念觉知能力训练：全方位提升觉知能力的方法体系。正念觉知是基础，对心理结构、认知、情感、意志等有着全方位的作用。②系统思维方法训练：思维能力是认知能力的核心，通过学习系统科学思维结构，培养如实观察的思维态度，综合运用各种思维方法，整合发展系统思维能力，为更好地学习、认知奠定基础。③知识信念行动训练：获取核心知识，培养正确信念，形成坚定意志行为的训练体系。学习系统世界观、人生观和价值观以及其他涉及心身成长的核心知识，形成核心知识结构，积累丰富知识经验，提升认知能力。但只有知识还不够，知识还要转化成信念和行动。做到知识学习结合正念觉知，深化系统世界观、人生观和价值观，培养爱人利他、乐于奉献的信念，形成以利己、利他、利群统一动机为核心的行为，最终实现知行合一。④情绪管理能力训练：幸福快乐是人生的核心追求之一。人的情绪归根结底是受到需要动机和认知评价的影响。通过需要动机管理升华和认知评价管理，正确认识是非成败，保持正面情绪并适当表达，维护良好心态，才能畅享幸福快乐人生。

提升心理健康水平的方法很多，我们基于系统科学、心身整合等视角，对心理健康训练进行提炼总结，形成这四个方面的内容，这些虽然不是心理健康提升的全部，但它们是核心措施，通过以上四个方面的学习训练，能够综合提升个人心理健康水平和道德素养。下面笔者将对每一部分做详细介绍。

第二节　正念觉知能力训练

我们在心身整合训练技术部分已经对正念觉知技术做了总体说明，在心身整合训练实务部分，详细介绍了觉知身体的训练方法，并且提到，觉知对象可以从身体扩展到心理。这一节在前面的基础上，笔者将重点介绍正念觉知在心理健康训练方面的应用。正念觉知能力训练是其他所有心理训练模块的基础，是心理健康训练的首要任务。

一、正念觉知内涵

正念觉知，在此特指将注意力放在身心内在的操作行为，其包括两个要素，一个是注意力的指向，另一个是对内部信息的处理和认知。

从系统科学角度来看待人体，生命是一个不断处理内外信息的过程，人在处理各种信息的过程中实现进化发展。我们处理的信息来源很多，按照人体内外划分，可以分为内在信息与外在信息。日常生活中，我们往往关注并处理外在信息，而内在信息处理是自动化的，没有进入意识领域。那么，我们可以设想，是否可以选择强化内在信息处理？如果可以，如何实现？注意的操作为我们提供了一条可行道路。

注意是意识的指向和集中。我们每天接触很多事物，处理很多信息，我们的处理能力是有限的，只能对信息做一定的选择，这个选择的过程也就是注意的过程，注意的作用就是对信息的选择，强化被选择对象的信息处理过程。而在实际生理层面，注意是大脑中枢兴奋与抑制的结果，大脑兴奋的区域，是信息处理的核心，哪里兴奋，哪里信息处理就活跃，而外在就表现为我们注意到哪里。因此中枢兴奋处理信息是本质，注意选择是表现。注意所到之处，本质上代表着中枢神经处理信息工作的核心之处。

二、正念觉知作用

正念觉知的总体作用，正是心身整合的核心原理。正念觉知通过注意身心内在，选择强化内在信息处理，发挥人体本有自组织功能，更好调控人体，实现人体系统的优化发展。数千年来，古圣先贤们所缔造的各种养生运动，如觉知、内观、意守的本质，正是注意内在的操作过程，这就是心身整合的核心所在。注意是人体系统高级涌现的产物，同样也影响着人这个系统的发展。注意是我们可以把握自我的核心门径，是涌现创造的源泉。注意障碍和能力不足往往是制约个人发展的核心所在，心身整合训练，本质上也是注意训练，可以提升注意品质和能力，提升心理基础素质，对于人的整体发展起到基础支撑作用。

具体到心理健康方面，正念觉知作用包括：①通过注意选择，影响心理发展方向：注意就像一束光，指到哪里，就亮到哪里。对于人的差别而言，注意能力、注意对象的差别是重要方面，将注意放在学习上，学习就能取得进步，将注意放在个人私欲上，就会沾染和助长坏习惯，乃至走上违法犯罪的道路。生活中，可以通过对注意的主动操作，培养好习惯，去掉坏习惯。②通过注意转移，调节情绪情感：有时候我们深陷在某个领域之中、某个情境之中，往往不能自知，不能自拔，良好的注意品质和觉知能力，良好的注意转移和控制能力，是我们尽快摆脱不良情境和情绪的有力武器。③强化自我认知，提升心理健康：正念觉知、认识自我，是心理健康的核心。后面所说的系统思维能力、知识信念行为、情绪管理能力等，都离不开和依赖于正念觉知，都包含了一些正念觉知的训练内容，可以看作正念觉知的应用延伸。如果对于自我和环境没有清楚的觉察和认知，没有自知之明，不能审时度势，是不可能有正确的认知、信念、评价、归因、目标和行动的。只有通过不断的正念觉知，才能对知识、观念、信念进行反复检验，去伪存真，形成正确认知和信念，并以此为基础，形成正确评价，产生正确的动机和行为，从而强化自我认知，提升心理健康水平。

三、觉知内省训练目标

正念觉知主要是通过正念觉知行为，一方面更好处理心理信息，形成正确的认知、观念、信念等，为正确评价动机行为等奠定基础，另一方面在正念觉知过程中引起觉知结构和觉知能力的提升。这两个方面相辅相成。人脑的结构是可以重塑的，用进废退，若经常合理使用，就能使部分神经突触增多，神经链接增加，结构变得复杂，功能也相应会变得更加强大。通过正念觉知行为强化觉知结构，提升觉知能力，更好地处理各种问题，是正念觉知能力训练的核心目的。

四、正念觉知训练方法

如何提升正念觉知能力并且实现心理整合优化？核心方法就是持续不断地进行正念觉知行为。觉知的对象是身心内在，包括身体动作、身体感受、心理活动等内容。心身整合训练技术中，形体训练重点是觉知动作，手部觉知、静态觉知等重点是觉知感受。通过这些训练可以提升觉知能力，进而自然延伸到对于心理活动的觉察。在形体训练、觉知训练纯熟后，可以将觉知延伸、迁移到心理活动觉察，在训练中同时觉察整个身心状态，也可以延伸到日常生活中，随时觉察心理状态。一般情况下，心身整合专门训练要将重点放在感受上，在日常生活中重点可以放在心理活动上。

在心身整合部分中，我们已经介绍了身体觉察，在此仅介绍心理觉察的内容。重点包括以下几个内容：①心理结构觉察与整合：通过对内部心理结构的认识，尤其是小我与大我的认识，正确处理小我与大我的关系，协调两者可能的矛盾冲突，自觉地培养发展大我，让大我成为生命的主人，自然培养关爱他人、关注社会、勇于承担、乐于奉献的大我精神。②认知行为觉察与整合：通过对认知本身的觉察，发现认知本身存在的问题，提升认知能力，如信息采集是否充分？认知方法是否科学？认知过程是否合理？认知结论是否可靠？③情绪反应觉察与整合：对于情绪反应保持觉知，能够及时地觉察知道自己的喜怒哀乐，这是进行情绪管理的先决条件。在此基础上对情绪合理宣泄和控制，并且进步一部深入觉察情绪背后的需要、欲望、虚荣、控制等心理现象以及认知评价过程，领悟修通，实现对情绪的高度控制管理。④心理动机觉察与整合：对自己内心产生的念头、想法以及发展表现于外的行动进行觉察，觉知这些想法行动背后的动机以及动机背后的需要和信念等，培养构建以大我为基础，以利他奉献为核心动机的行为，并且通过行动不断改造自我和世界，创造有意义的人生（图44）。

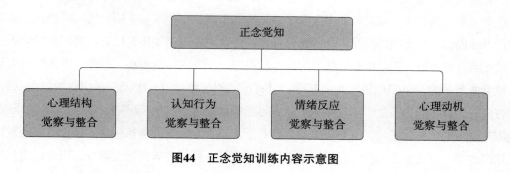

图44　正念觉知训练内容示意图

笔者在这里仅仅介绍基本纲要，正念觉知在思维、信念、行动、情绪等的具体训练方法，在后面几节做详细介绍。

第三节　系统思维方法训练

正常的思维能力，是心理健康的基础，是认知能力的核心。思维方法有很多，基于系统科学，我们构建了系统思维方法，培养系统思维能力。在正念觉知背景下，学习掌握系统思维方法、掌握系统思维能力，对于提升我们的认知能力和心理健康水平具有重要意义。

一、思维内涵

思维的本质，是人脑对事物或者信息进行操作的行为过程，思维能力体现在这个行为过程中。思维行为过程，是一个由多种因素构成的动态系统，主要包括思维对象、思维主体、思维操作和思维方法四个要素。思维对象是思维活动的原材料或者说操作对象，思维主体是具有思维能力的人，思维操作是思维主体对思维对象的思维操作行为过程，是思维的核心。思维方法是思维操作行为过程中运用的工具和手段。

思维本质上是一个信息处理的行为过程，因此从信息处理的角度，思维行为过程是信息获取、信息分析、结论生成这三个环节的不断动态循环。如果需要行动，还可以在结论生成之后加上行动方案这个环节。思维行为过程，其目的往往是为解决问题而实施的。针对问题的解决，一般会有一个提出问题、分析问题与解决问题的过程。这个过程是和信息处理过程一致的，通过信息获取、信息分析和结论生成而实现对问题的提出、分析和解决。

二、思维能力

思维能力本质上是信息处理能力，体现在思维行为过程中，并且进一步体现在思维对象、思维主体、思维操作、思维方法上。具体来说，思维能力的差别，表现在几个方面：①思维对象：思维操作的对象的多少和丰富，比如下棋，能否统观全局？能同时对几个数字进行思维操作？思考问题时是否已经储存一定的思维对象可供使用？已有的知识和经验不仅可以成为思维对象，还能影响思维结果，这就是知识学习的价值所在。即使一个人拥有很好的思维能力，若对于陌生领域毫无基础，没有足够的思维对象，也无法做出有效思维判断。拥有良好的思维能力，是一种基础素质，它可帮助我们迅速对新领域进行学习、调研，获得思维对象，进行有效思维，取得思维成果。对于新研究领域进行信息采集、调查研究的意义也就在这里。②思维方法：操作过程中运用的方法是否科学有效？能否熟练运用合适的思维方法，决定能否正确认识和思考问题、得出正确结论。③思维速度：思维操作除了方法差别，还体现在速度上，思维操作运算过程是否快速？快速与否，取决于多个因素。有生物素质因素，如有些人反应敏捷，有些人反应迟缓，也有后天训练因素。通过思维方法训练，可以提高思维熟练程度，简化思维过程，快速得出结果，这就是学习、练习的作用所在。

三、思维能力培养途径

要想获得思维能力的提升，主要从思维对象、思维方法、思维速度三个方面着手。这主要体现在：①增加操作对象广度，获得并储备更多的思维对象材料；②使用科学有效的思维方法；③提升思维操作的熟练程度和速度。

思维对象和材料是相关领域已有知识的经验总结，需要通过学习记忆来掌握。思维方法则需要通过学习、练习来掌握。思维对象广度和思维操作速度是学习和思维过程中熟练优化的结果。因此，提升思维能力的方法就凝练为：相关知识的学习和记忆、思维方法的学习和练习。我们将在下一节对知识的学习和记忆进行介绍，本节主要介绍思维方法的学习和练习。

四、常见思维形式

在学习思维方法之前，我们依据思维对象和思维操作，了解一下常见的思维形式。常见的有：形象思维、逻辑思维、动作思维、直觉思维等。

形象思维：是以直观形象和表象为对象素材的思维过程。形象思维始终伴随着形象，是通过"象"来构成思维流程，常用想象和联想等具体方法。例如，画家创作一幅图画时，都要在头脑里先构思出这幅图画的画面。

逻辑思维：是抽取出事物的本质属性，撇开其非本质属性，形成概念，运用概念进行判断，并按一定逻辑关系进行推理，从而产生新认识的思维过程。逻辑思维要遵循逻辑规律，如同一律、矛盾律、排中律等，并且运用抽象与概括、分析与综合、归纳与演绎、对比与分类等具体方法。

动作思维：与当前直接感知到的对象相联系，解决问题的思维方式不是依据表象与概念，而是依据当前的感知觉与实际操作。儿童用手摆弄物体进行计算活动，就属动作思维。

直觉思维：是指对一个问题未经逐步逻辑分析，直接认识事物本质并得出结论的思维过程。直觉思维并非无源之水、无本之木，而是长期应用积累的自然结果。直觉思维体现在，当我们对知识的积累和问题的思考已经有相当基础，形象思维与逻辑思维等方法运用相当纯熟时，思维过程就会自发自动地迅速完成，在尚未为人们所意识到时，就已经直接得出结论。直觉思维不是偶然的，而是有意识加以训练和培养的，需要平时对事物本质认识的积累和思维方法的训练。

五、系统思维方法

在思维活动中，思维方法构成了思维主体和思维对象发生联系的中介和桥梁。没有科学思维方法，思维就不能顺利进行。前面所讲的几种思维方式，都有一些具体的思维方法可供学习和训练。在这里不详细展开，读者可以参考有关资料。在此重点介绍我们基于系统科学以及心身整合所构建的系统思维方法。此处所说的系统思维方法，是有所特指的，它主要包含以下三个方面的内涵（图45）。

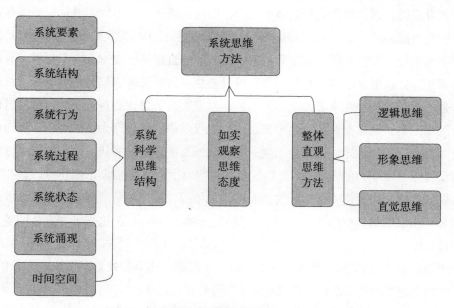

图45　系统思维方法示意图

1. 系统科学思维结构

基于系统科学构建认知思维结构，从系统要素、结构、行为、过程、状态、功能、空间、时间、涌现等角度，整体全面地去考察和认识事物、分析问题、解决问题。要把问题解析到具体的要素、结构、行为等层面，不能只停留在语言文字概念上。

比如说提升人体自组织功能，这个功能就需要解析到自组织结构和自组织行为上去认识，才能把握自组织功能的本质。培养思维能力，也必须要将能力这两个字落实到思维行为过程上来，如思维对象的多少、思维方法的应用、思维速度的快慢等，才能把握思维能力的本质。这些都是系统科学思维结构应用的具体实例。如果只是笼统地说发挥自组织功能，培养思维能力，那我们对事物的认识就只能停留在语言概念上，无法深入洞察事物的本质。

2. 整体直观思维方法

在系统科学思维结构的构建和应用过程中，需要综合运用逻辑思维、形象思维、直觉思维等形式及其各自的具体思维方法，尤其是形象思维和直觉思维的应用。逻辑思维一般用语言作为思维操作对象，形象思维一般以形象符号等作为思维操作对象，要综合运用语言和形象为操作对象，一方面借助语言文字，通过概念、判断、定理等认识和把握事物，另一方面要发挥想象力，将语言描述转换为形体图景进行思维操作，将事物的要素结构、行为过程、因果关系等的形象图景在头脑中构想出来，构建时空关系结构图或者逻辑关系结构图，形成事物的整体直观认识。

我们尤其强调形象思维的应用。思维过程是认识客观事物的过程，客观事物是一般以实体形式存在的，语言概念是对实体形式存在的间接描述，而形象图景是对实体存在的复制还原和直接描述。以形象图景为操作对象有很多优势：①可避免仅仅停留在语言文字上，思维落不到实处。②形象图景就是事物本身代表，能直接从事物本身入手思维，有助于把握事物实相。③以形象图景为操作对象，可以避免语言歧义等引起的思维谬误，跳过语言陷阱，直达事物本质。综合借助语言和形象，对事物有了整体直观认识后，可以再借助语言或者图形工具，把这个认识表达出来。如果仅仅以语言概念作为思维对象，因为语言与事物之间存在的信息偏差，可能会出现一些问题，当前也有很多从语言角度入手分析解决思维谬误提升思维能力的方法。"皮之不存，毛将焉附"，如果借助形象思维，紧扣事物本身，可以直接跳过避免这一问题。这就是形象思维综合应用的价值和意义。④形象思维可以直接和系统思维结构相结合，构建事物要素、结构关系、行为过程等的立体图景，形成形象整体认识。

如果逻辑思维与形象思维能熟练应用到一定程度，达到自发自动、快速高效的阶段，我们就能够迅速得出思维结论，直觉思维能力得到极大提升。

对于这些思维方法的综合运用，我们构建形成"整体直观思维方法"。这种思维方法整体运用语言文字和形象图景为思维对象，综合逻辑思维、形象思维等多种方法，并且强调自动自发、直觉思维的运用，整体性与直观性是它的两个核心特点，因此称之为"整体直观思维方法"。

3. 如实观察思维态度

思维过程常常会受到各种干扰，尽量排除干扰，得出相对客观的认识，是认知的重要目的，这就需要一种如实观察的态度。如实观察是正念觉知的应用体现，以旁观者的心态观察事物和思考问题，将自身从事物和问题中抽离出来，尽量避免情绪干扰，尽量不加主观干预，尽量保持客观公正，如实观察和还原事物本来面目。这是一种态度，也是一种方法。心身整合训练，如实觉知当下动作和感受等，可以看作一种动作思维，能够很好地培养如实观察态度，并且因为时时觉知当下，与行为过程同在，因此对于行为、过程、结构、功能等系统科学思维结构自然产生直观的感受和领悟，形成深刻认知。

六、训练提升之道

以上三个方面，是系统思维方法的三个特点，也是培养思维方法的三个途径。

实际上我们从小接受的教育，语文、数学课程等都包含了大量思维方法的训练内容，我们每天做的工作也往往需要运用某些思维方法，我们每个人都具备基本的思维能力。但是很多人往往认识不够清晰，方法不够全面，未能形成系统思维框架，思维能力有待提高。我们可以通过专门的思维能力训练课程进行提升。具体而言：①可以通过对系统科学核心知识的学习，形成系统思维认知结构，作为认识、思考问题的基础。②自觉地学习应用各种思维方法，重点包括逻辑思维训练和形象思维训练，掌握综合运用语言文字和形象图景思考问题的能力，训练纯熟、自动自发，形成整体直观思维。③进行心身整合觉知训练，或者练习某一传统养生运动，长期坚持不懈，训练动作思维能力，并在工作生活中体会实践，如实观察态度。通过以上三个核心手段，坚持不懈，日积月累，系统思维能力就可以不断强化、提升。

本书内容就是运用系统思维方法进行研究和阐述典型案例，大家在阅读过程中可以反复体会。

第四节　知识信念行为训练

人的心理状态通过行动呈现，如果一个人总是行为良好，我们基本可以说这个人的心理是健全的。拥有良好行为是心理健康的表现，也是我们努力的目标。所有的事情，都是通过行动去完成，没有行动就没有改变，就没有成功，构建正确行动目标，持续行动推进，实现个人梦想，造福社会大众，也是人生的重大课题。围绕行为培养，有一个知信行（知识信念行为）模式[①]，将人类行为的改变分为获取知识、产生信念及形成行为三个连续，我们吸收过来并做完善补充，形成心理整合的知识信念行为训练体系（图46）。

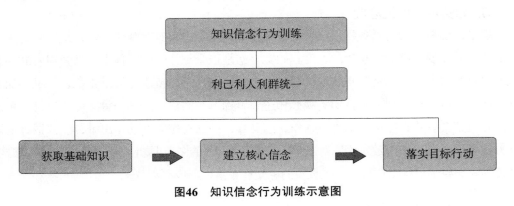

图46　知识信念行为训练示意图

一、知识信念行为内涵

1. 知识

人具有通过学习从外部获取知识的能力，通过从外部获取知识来影响改造心理系统，直观、可操作、有效。

知识是人类在实践中认识主观世界和客观世界的成果，通过对知识的学习，可以迅速继承前人研究成果，增加个人知识量，提升个人能力。我们从小读书上学，接受各类教育，就是从知识这个途径来提升心理健康水平和各项能力。各种事物都可以成为人们认识的对象，也都有很多研究成果，人类已经获得并积累的知识非常之多，如果一个人要全部学习，即使用上千百年时间都无法完成。仅在如何提升心理健康这个领域，无数心理学家就有无数研究成果，形成了大量知识。然而大多数人，并不需要去学习了解那么多知识。提升个人心理健康的知识不是无边无际的，而是有一个核心的，在当前心理学发展的今天，虽然很多问题尚待研究，但是这些知识也已经非常充分，具备凝练和总结条件，我们把这些知识整合形成一个核心，即心理知识系统，可供人们迅速学习掌握有关知识，提升个人心理健康水平。

2. 信念

知识对人的主导力量有限，只有知识是远远不够的，从知识中提炼出观念，观念要上升到信念，信念要上升到行动，形成知行合一的完整链条，学到的知识才能够真正起作用。通过知识学习和生活实践，可以获得和形成一些观念。观念是人们对事物的总体认识，它

---

① 杨柯君摘编. 知信行模式 [J]. 上海医药，2013，34（10）：42.

一方面反应客观事物，同时又加上了主观色彩，是主观与客观认识的综合，比如世界观、人生观、价值观等。这些观念在生活工作中接受验证，有些被留下了，有些被丢弃了，有些被否定了；留下来的观念经过多重验证，直至深信不疑，就形成了信念。信念就是人们在一定的认识基础上，对某种观念（包括思想理论、学说和理想等）所抱的坚定不移、真诚信服与坚决执行的态度，是认知、情感和意志的融合统一。

信念中包含有一定认知，如果没有这些认知或观念，人们就没有所相信的对象，也就不会有信念。但信念不仅仅是认知，坚定的信念往往伴随着炽热的感情，它不仅仅深藏于内心，还要向外表现出来，表现为意志行为。因此知识和观念，要发挥作用，上升为行动，就必须要建立坚定信念。信念是强大的精神力量，在信念的鼓舞下，人们的意志是坚强的，行为是坚决的，能全身心投入到信念所要求的事业中去，积极奋进、克服困难，甚至生命受到威胁也不轻易放弃，始终不渝，能够超脱个人名利，成为心胸宽阔、精神自由、心理健全的人。因此，树立正确信念非常重要。建立了正确而坚定的信念，也就为行为奠定了基础，把知识、观念、信念转化为行动，通过行动改造自我，改造世界，实现知行合一。

3. 行为

强烈而坚定的信念产生了实现信念的愿望，这种愿望是一种心理需要。需要是人的内部缺乏或不平衡状态引起的生理和心理上对客观事物的某种要求和心理倾向。需要是有机体生存和发展的重要条件，它反映了有机体对内部环境或外部生活条件的稳定要求。只有满足了这些需求，有机体才可能得以健康成长。人的需要包括生理需要和心理需要，生理需要满足个体生存，心理需要满足个体愿望，与信念的满足和实现紧密相关，信念是产生心理需要的基础。人是社会的人，不仅仅像动物一样只是满足自身的生理需要，而是有着爱、自我实现、助人利群等的高级需要，这也体现了建立高尚的核心信念的重要意义。动机是在需要的基础上产生的。当人的某种需要没有得到满足时，它会推动人去寻找满足需要的对象，从而产生活动动机。动机是激发和维持有机体的行动，并将使行动导向某一目标的心理倾向或内部驱力。坚定的信念，产生心理需要，为了满足心理需要，产生心理动机，心理动机进一步支配形成人的外在行为。

行为是受思想支配而表现出来的活动，广义的行为不仅仅指可见的外在活动，还包括不可见的内在信念以及语言，因此行为是人的信念、语言和行动的总和。语言和行动其实也可以统一看作行动或者言行，在不同语境下可以合并或者分开表述。信念在内不可见，通过语言和行动表现出来，一个正常的人，信念和语言、行动是统一的，有什么样的信念，就对应表现为什么样的语言和行动。心口不一或者心行不一，无论是有意还是无意为之，实际上都是相对应。如果不是有意或无意为之，信念和言行出现不统一，就可能是心理疾病的表现。信念和语言、行动的关系是：信念是决定言行的核心。信念的核心是动机，也就是思考问题、付诸行动的出发点，是引起、维持和推动个体行动的内部动力。动机的基础是需要，需要的基础是信念。

二、知识信念行为训练目标

通过以上的论述，我们可以理出一条主线：知识、观念、信念、需要、动机、行为，基于这一主线，可以构建一个知识信念行为系统。这个系统的目标是什么？我们要树立的坚定的核心信念、动机与行为是什么？

这里强调基于系统思想的利己利人利群统一的信念、动机与行为。基于系统原理，系统整体和系统要素是辩证统一的关系，系统要素为系统整体服务，系统整体反过来也为系统要素服务。对于人来说，个体为集体或群体服务，集体或群体也要为个体服务，两者是统一的。理论上讲，我们应该做出利己利人利群的行为来，如果确实出现个体、整体利益不统一，个体应该服从系统整体的最高需要。基于这样的系统世界观、人生观和价值观，充分认识世界存在的系统本质，个人与整体的辩证关系，自我实现与社会发展的辩证关系，在奉献社会中实现个人的人生价值。

信念最终以行为去展现。为了更好地界定行为，我们从利他（人）和利己的角度划分，可以简单分成九类（表7）：①自利利他：对自己有利，同时对他人也有利的行为。②单纯利他：对他人有利，对自己无所谓利害的行为。③舍己为人：舍弃自己利益，利益他人的行为。④单纯利己：对自己有利，对他人无所谓利害的行为。⑤不利己不利他（中性）：对自己和他人都没有明显利害关系的行为。⑥单纯害己：对自己有害，对他人无所谓利害的行为。⑦损人利己：损害他人利益，利益自己的行为。⑧单纯害他：对他人有害，对自己无所谓利害的行为。⑨害人害己：对自己有害，同时对他人也有害的行为。如果进一步用利己、利他、利群三维标准来划分，理论上讲就变成27个分类。在这里不去详细列举和具体解释每种情况，主要是想说明我们可以从自己、他人和更多的群体的角度去思考我们的行为，准确认识自我、他人和群体的关系，并且从更高的群体利益高度思考和行动。具体操作上，这个分类不一定有多大用处，但是为我们提供了一个参考标准和思考方向，让我们在行为计划制定和选择时知道从什么角度去思考和对比。这个思考和对比，最终还是要回到信念动机这个源头上来，从对自己的核心信念和行为动机的内省反思，外化为行为的选择、计划以及执行实施。

有了这样的核心信念、动机和行为，我们就会自觉地去构建利己利人的人生目标和事业，并且付诸实施，持续行动，超脱个人成败得失和眼前利益，成为一个心理健全、道德高尚、精神自由的人。

表7　行为分类表

分类维度	利己	中性	害己
利他	自利利他	单纯利他	舍己为人
中性	单纯利己	不利己不利他（中性）	单纯害己
害他	损人利己	单纯害他	害人害己

三、知识信念行为训练方法

有了目标，如何构建？通过知识学习，获取核心观念，正确认识自我和他人的关系，通过反复实践和正念觉知内省，把利人利己作为自己的核心信念，围绕核心信念，生成自我实现信念的心理需要和行为动机，进一步转化为外在表现。

1. 获取基础知识

那么这些知识主要有哪些内容呢？其实本书内容就是这些知识的核心，具体来说，主要包括以下几个方面：①系统科学及系统思想：学习系统科学，尤其是系统结构、行为、功能等基础知识，帮助建立系统科学思维结构。学习系统思想，主要是系统世界观、人生观、价值观等内容，从系统和联系角度，充分认识个人与集体的系统辩证关系，认识利己与利他的辩证统一，认识自私与无私的关系，自觉培养无私奉献的心理品质。②心身整合与觉知方法：学习心身整合，掌握觉知方法，认识到觉知自我，是提升个人身体健康和心理健康的核心方法。③国学经典与人生哲学：学习国学经典，领悟人生哲学，树立人生目标、建立人生规划，学习生命智慧，提升心理健康。④心理知识与训练体系：学习心理知识，掌握提升方法，包括觉知内省、信念行动、情绪管理的有关知识。总体上，只有通过学习这些知识，我们才能知道世界是什么，人是什么，我们应该怎么样活着，怎样活着才有意义，主动把握自己的人生，知道目标，知道方向，知道原理，知道方法，从而能够用自己的行动不断前进，创造未来。

2. 建立核心信念

在这个系统中，核心信念是基础，有了坚定的核心信念，才会延伸发展形成行动。这个核心信念就是系统世界观、人生观、价值观，利己利人利群的辩证统一。如何建立核心信念？正念觉知是核心方法。信念取决于我们对观念的相信程度，这种相信程度来自于我们对事物的深刻认识和把握，来自我们对过去经验与知识的累积，认识越深刻，情感越热烈，信念越明确，意志越坚定。在工作生活中，可以通过知识学习，获得正确的观念（利己利人利群统一），在生活实践中对所学观念进行反复反省和求证，以此获得深刻认识，我们要对这一核心信念深信不疑。信仰不坚定，没有行动，是因为信念不坚定，信念不坚定，是因为认识不深刻。解决方法是深入内省觉知，持续思索探求或者认识，有了深刻认识，自然就有坚定信念。古人强调内省，通过格物致知、诚意正心的方法提升道德修养，实际上就是不断认识自己，构建内心正确信念的过程。有了坚定的核心信念，就能基于信念产生实现信念的心理需要，心理需要进一步产生行为心理动机，而心理动机就是行动的出发点。

3. 落实目标行动

信念、动机必然发展形成意志行动，真知真行，知行合一。知行合一最终通过行为目标和行动执行体现出来。信念落实为行动需要目标，有了目标，才有方向。没有目标的行为将是一盘散沙，无法有效组织资源，无法有效利用时间。长期目标是整个人生的导向，短期目标是在长期目标背景和指导下的一个阶段的具体任务。长期目标往往不是非常具体的，是相对模糊的，但其有很强的导向性，是整个人生持续不断的行动指引。我们强调基于核心信念建立自利利他利群的人生目标，为他人、为社会做出自己的贡献，在这个过程中同时实现自己的人生价值，完成自利利他利群的统一，实现内圣外王的人生境界。有些人认为逍遥自在、随遇而安、没有目标、活在当下是一种至高人生境界，这种没有目标的随遇而安就是他们所追求的目标。我们反对这样一种错误见解，对目标不要过于执着是对的，但是没有目标却是不对的。

但是只有目标还是不够的，要把目标具体化、可执行、可落实、可实现，并且付诸实施，持续行动，这就是一个执行过程。没有行动执行，只有信念目标，只能成为一个摆设，即使付诸实施，也不会持续，三天打鱼两天晒网，是绝对不能成事的。执行管理最重要的是时间管理，就是把时间和精力用在什么地方，怎么分配，孰先孰后等。因为市面上有很多专门论述这方面的图书，我们这里只进行强调，管理好自己的时间，就是管理好自己的生命。时间管理和目标管理是一体的，人生短暂，我们要把有限的时间，用在有价值、有意义的地方，让我们的每一分每一秒都不白白度过。

以心身整合学习练习为例，我们通过学习了解到，心身整合是提升心身健康的核心方法，有必要把练习心身整合，保持身心健康作为整个人生的目标之一，并且进一步将这个目标上升到使命高度，自己学习掌握，并根据条件和机缘，向身边的家人、朋友传播，惠利更多人，实现自利利他的统一。要想实现这个目标和使命，就必须有切实行动。行动就是由每天一点一滴的学习和练习组成的，保证每天都有一定时间的心身整合练习，应该成为我们时间管理的一部分，成为我们生活方式的一部分。这就是执行管理，这就是时间管理。

四、儒家《大学》方法印证

儒家经典《大学》中所讲的八目，即格物、致知、诚意、正心、修身、齐家、治国、平天下，讲的实际就是知识信念行为系统。

通过"格物"，即观察身心内外的各种事物，达到"致知"，即形成对事物和自身的正确认识，因为认识深刻，所以"诚意"，即心意真诚，符合客观事实，不欺人，不自欺，这样自然就"正心"，即正确的认知、正确的信念、正确的动机，于是"修身"，自身修养获得整体提升的同时，要求我们行动起来，从身边做起，利益他人，做到"齐家""治国""平天下""内圣外王"，即提升自我，利益他人，建功立业，实现自己的人生价值，"止于至善"。

第五节　情绪管理能力训练

对于幸福快乐的追求，是每个人内心深处的强大生命原动力。如何管理好自己的情绪，实现人生幸福快乐，是心理健康的重要内容之一。情绪不可能被完全消灭，但可进行有效疏导、管理，适度控制（图47）。

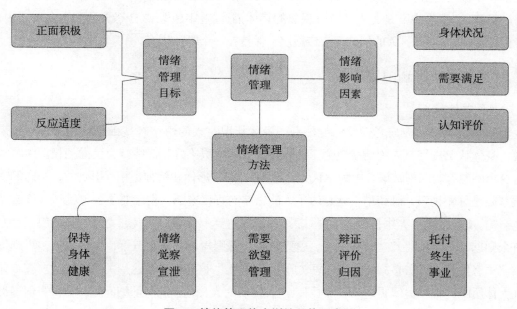

图47　情绪管理能力训练总体示意图

一、情绪与情感

情绪和情感，是基于人对需要是否满足的认知评价体验，人们常把短暂而强烈的具有情景性的感情反应看作情绪，把稳定而持久的、具有深沉体验的感情反应看作情感。为了表述方便，在本节中统一以情绪作为代表。人类有几百种情绪，快乐、愤怒、悲哀和恐惧是四种基本形式。情绪无好坏之分，一般只划分为积极情绪（正面情绪）、消极情绪（负面情绪）。积极情绪包括：高兴、快乐、开心等，消极情绪包括愤怒、害怕、抑郁等。

二、情绪管理目标

情绪管理重点实现以下两大目标：①正面积极：正面积极的情绪、负面消极的情绪，是人对需要是否满足等的自然反应，人皆有之，对人的生存和发展都有意义。正面积极情绪是快乐的、舒适的，负面情绪是痛苦的、难过的，因此正面积极情绪是人们所追求和希望的，负面消极情绪是人们尽量避免的。情绪对人的身体状况会产生影响，一般来说，正面积极情绪产生正面影响，负面消极情绪产生负面影响，心身疾病就是典型例子。因此，尽量保持正面积极的情绪，是情绪管理的首要目标。②反应适度：情绪反应人皆有之，不能消除，负面情绪可以让我们觉察和发现问题，具有重要意义。总体上情绪反应应该是适度的，不能过于强烈。即使是正面情绪，也应该在一个适当范围，反应过于强烈，不利于身心健康。"喜伤心"是古人对这一现象的具体描述。《中庸》："喜怒哀乐之未发谓之中，发而皆中节谓之和"，人的情绪反应应适度，保持在一个中和状态。

三、情绪影响因素

1. 身体状况

情绪是生理反应与心理反应的统一。身体状况对人的情绪有基础影响作用。一般来说，身体状况良好，人的情绪也会正面积极，身体状况不好，情绪就会负面消极。中医学对这个问题有着深刻认识。中医学认为"形神一体"，形体和精神是相互影响的，情志的物质基础是脏腑精气，脏腑精气盛衰对于人的情绪有直接影响，情绪对于脏腑精气同样会产生影响。《黄帝内经》中提到："心气虚则悲，实则笑不休。""肝气虚则恐，实则怒。""血有余则怒，不足则恐。""怒则气上，喜则气缓，悲则气消，恐则气下，惊则气乱，思则气结。""怒伤肝，喜伤心，忧伤肺，思伤脾，恐伤肾。"这些都是对这一关系的描述。在人体九大体质中，有一类体质是"气郁质"，这种体质的人，存在肝气郁结问题，常常表现出抑郁不舒的情绪。保持良好身体状况，提升体质、强健体魄，是保持正面积极情绪的重要条件。因此，身体状况良好就会产生积极情绪，身体状况不良就会产生消极情绪。

2. 需要满足

人作为一个生命个体，有着自身需要，这些需要包括生理需要和心理需要。追求需要满足，是人的心理和行动的基础动力之一。一般来说，人的需要获得满足，就会产生正面积极的情绪，需要不能满足，就会产生负面消极情绪。

3. 认知评价

心理学中有个著名的情绪 ABC 理论，A 代表激发事件，C 代表行为结果，B 代表通过认知和评价而产生的信念。通常人们会认为诱发事件 A 直接导致了人的情绪和行为结果 C，发生了什么事就引起什么样的情绪体验。然而同样一件事对不同的人，也会引起不同的情绪体验。同样的考试两个人都没及格，一个人无所谓，而另一个人却伤心欲绝甚至自杀。相同的A为什么导致C有如此的巨大差异？这是因为很多问题的产生，往往不在于A，而在于B，即由经受这一事件的个体对它的认知评价所产生的信念（B）所引起。错误信念也称为非理性信念，错误信念产生自错误的认知评价。因此如何正确评价事物，避免非理性信念出现，是心理健康的一个重要组成部分。一般人，B或多或少都存在一定的问题，并不能完全客观地反映和认知客观世界，在这方面，精神病人和大智慧者是两个极端，一个完全扭曲客观世界，产生幻觉妄想，一个则如实观照客观世界，远离颠倒梦想，洞悉事物实相。痛苦有些确实是外在的境界带来的，可悲的是，更多人是庸人自扰，自己制造种种本来没有的痛苦。因此，评价结果正面就会产生积极情绪，而评价结果负面就会产生消极情绪。

四、情绪管理方法

情绪管理重点依托两大力量：①觉知力：情绪管理，首先要有对情绪的觉知能力，通过觉知发现问题，强化处理。②意志力：意志力是人的强大的理性力量的体现，可以对情绪实施有效控制。根据前面的论述，情绪管理的核心方法包括：

1. 保持健康身体

虽然有些人可能有着非常乐观的心态，即使身体有问题，依然可以笑对人生，但是，健康的身体，仍然是维持正面积极乐观情绪的重要因素。无论是谁，无论是否为了保持正面积极情绪，都应该把身体健康的维护放在首要位置。健康的身体、强健的体魄，为适当情绪反应提供了良好的生理条件，同时也对自己形成正面评价，能帮助我们增加自信心，产生正面积极情绪。

2. 情绪觉察宣泄

情绪觉察就是对情绪反应的捕捉，能使我们清楚了解自身的情绪状态，是对情绪进行有效管理的前提。生气了，知道生气，高兴了，知道高兴，害怕了，知道害怕，紧张了，知道紧张。如实觉察，如实知道。情绪觉察过程，就是纯粹觉察，不做特别评价和控制干预。不用对自己说生气不好，也不用强迫自己不生气，也不用分析为什么生气，只是觉察，让情绪自然流动，自然宣泄，自己就像是坐在岸边观看水流的旁观者，与情绪同在。心理作为一个系统本身具有自我调节机制，注意情绪本身可以强化心理调节行为，情绪自然得到一定调节并且合理宣泄。时刻能够保持觉知，觉察情绪状态，其实并不容易，有时候已经闹情绪很久，自己深陷其中，而不自知。能够有效觉知，需要一定觉知能力，这就是心身整合训练觉知动作和感受提升觉知能力的意义。培养觉知能力，同时培养情绪觉察习惯，一旦形成习惯，情绪产生时，心中自然明了，我们对自己的认识和把握就达到了一个新的高度。

3. 需要欲望管理

对于情绪的觉知内省，可进一步培养觉知能力和觉知习惯，但这还是不够的，需要深入下去，觉察管理情绪背后隐藏的东西。而情绪背后隐藏的就是需要与欲望的满足与否。需要和欲望满足了，就会产生正面情绪，需要和欲望不满足，就会产生负面情绪。需要与欲望是重大人生问题，若无法控制需要和欲望，被其奴役，将使人生沉沦，心灵痛苦。正确认识需要和欲望，能够自主驾驭，是决定心理健康水平的重要因素。正确认识的前提就是要清楚知道，需要是比较复杂的，也是比较细微的，要通过觉知将需要和欲望区分出来，只有区分才能知道是非对错，才能进行有效管理，才能够自觉消除不正确的需要和欲望。如果没有需要，没有欲望，也就无所谓满足与不满足，就不会失望和出现负面情绪。

①区分需要与欲望：需要和欲望有所不同。需要是人的内部缺乏或不平衡状态引起的对客观事物的某种要求，倾向于客观角度。需要引起欲望，欲望是需要的自然表现，倾向于主观角度。两者有所区别，但也是一体的，归结于需要。②区分生理需要与心理需要：人的需要很多，按照马斯洛需要层次理论，人的需要包括生理需要、安全与归属需要、爱的需要、尊重的需要、自我实现的需要等，可以归结为生理需要和心理需要两大类。生理需要是身体客观需要，比如饥饿，源于身体感受。心理需要比较复杂，不过主要源于信念。有了信念，就有了实现信念的需要，有了需要就有了动机，也就有了行动，同时因为需要的满足与不满足，以及通过信念对满足与不满足的评价和归因，产生各种情绪。③区分正常需要与过度欲望：人的欲望是无穷的，主要在于心理需要的无穷。我们要把心理需要梳理出来，区分正常需要和过度欲望。正常需要可通过正常途径满足，过度欲望则需要克服消除。所谓"食色性也"，吃饭和性爱是人的正常需要，通过劳动付出养活自己，通过婚姻生活满足性爱，都是正常需要的正常满足，是人之常情，应该得到尊重和保护。但是吃饭挥霍无度、铺张浪费，婚姻中三妻四妾，就不是正常需要。俗话说："打肿了脸充胖子""死要面子活受罪"，也都是不真实、不正当的需要和欲望，害人害己。通过正念觉知内省，觉察区分这些需要和欲望，从虚华不实的欲望中回归到真实需要。这也就是古人格物致知诚意的道理。真地看清楚了自己的虚荣，真地明白没有必要，也就回到了自己的真实（诚意）。④区分正常控制与异常控制："控制"本身是一种心理需要，但因其普遍性、难辨性、重要性，在此特别说明。心理控制是一种正常心理现象，尤其是在亲人之间，如夫妻之间、父母与子女之间，控制、被控制、反控制无处不在。控制，有时候是以爱的名义，让人难以分辨和觉察。很多冲突，都往往是控制和反控制的结果。很多痛苦烦恼，也往往来自于我们想去控制，而结果不受控制。控制常常是痛苦的深层次原因和根源。消除内心深处的控制，是灭除痛苦烦恼的重要方法。但是，控制同样不受控制，并不是我们想去除就可去除的。要静心觉知内省找到这个控制，区分什么是控制，什么是爱。进一步要学会识别，什么应该控制，什么不应该控制，什么可以控制，什么无法控制，最终非常熟

悉控制这一心理现象，能够把握和超越。哪些应该控制，哪些不应该控制，这是主观层面。我们并不是要完全放下控制，对人对事无欲无求，什么也不管，而是应该控制的要去控制，不应该控制的，就学会放弃控制。在客观层面，我们还要学会识别，哪些是可以控制，哪些是不可控制。世界是客观的，有其自身运转规律，不以我们个人意志为转移，我们需要清晰知道有些东西不受控制，无法改变，如果我们偏偏想去控制，违背客观规律，注定不能如愿，只能平添烦恼。应该控制、不应该控制、可以控制、无法控制有时候是交叉的。知不可为而为之，是知道无法控制，却要去控制，体现着一种道义精神。至于如何选择，只要能够识别明白，取舍才可能正确。

4. 辩证评价归因

人们对很多事情需要评价是非对错，遇到成败得失，需要总结原因，涉及评价与归因问题。如果努力了、付出了，目标没有实现，怎么办？很多心理问题，可能由于不恰当评价归因引起，构建合理评价归因体系，正确认识和评价事物，对于心理健康具有重要意义。

（1）辩证评价

怎么样正确评价事物？这就是融合客观评价和主观评价于一体的辩证评价体系。客观评价，是对事物是否符合客观事实的评价，是关于是非对错善恶成败的评价，一般都有相对明确的评价标准和评价结果。一个东西，是就是，不是就不是，对就是对，不对就是不对，不能是非不分、混淆不清。基于客观评价，我们支持好人好事，追求成功，反对坏人坏事，防止失败。很多人都有成败得失，但是反应却不完全一样。除了客观评价，还有一个主观评价体系。主观评价是事物对于个体意义的评价，我们从一些熟悉的语句中来认识理解。①"失败是成功之母"：事情失败了，客观上确实是失败了的，但是这个失败给了我们失败的经验教训，让我们离成功走近了一步，有积极正面意义。②"成事在天、谋事在人""尽人事而安天命"：一件事情的成败得失，并不仅仅取决于自己的努力与否，还受到各种内外条件的制约，这里的天不作唯心主义解释，可以看作是各种内外条件的总和。在一定范围内，可以发挥主观能动作用去干预事物发展的方向和结果，但是，在更大的范围内，很多人和事并不是我们能够把握的，可能出现不可预见事件，导致结果与预期产生偏离，出现事情失败或者利益损失。我们需要对此有深刻认识，有心理准备，以防无法接受失败和损失而出现心理危机。③"一切都是最好的安排"：要认识到失败和损失是当前条件的一个客观结果，是一种必然，我们所期望的当下成功和获得，实际上违背了当前条件和客观规律，此时的失败和损失已经是当前最好的结果和安排，我们应该安然接受这个结果，否则就超出了我们应得，就是一种妄求。如果有这样的认识和评价，事情意义就从负面转向正面，变得不一样了。④"塞翁失马，焉知非福""祸兮福之所倚，福兮祸之所伏"：有时候很多东西并不是我们能够完全看到的，失败和损失，表面看起来可能是不好，但是实际上也可能是一种好事。这样的主观意义评价，有利于我们正确认识事物的成败得失，保持心理平衡，吸取经验教训，重新整合资源，再接再厉，取得更大成功和收获。

客观评价和主观评价辩证统一，形成辩证评价系统。辩证评价系统，一方面让我们能够正确认识事物，另一方面让我们可以从成败得失中抽离出来。①首先我们可以从自己、他人、整体三个角度来评价得失。对于自己，得到还是失去？对于他人，得到还是失去？对于群体，得到还是失去？②再进一步，在客观评价基础上，进行主观评价，赋予得失一种正面价值和意义。③再进一步，超越得失，一切都是最好的安排，没有成败得失，我们人都将有一死，人生是一种经历和体验，从这个意义上，没有失去，只有得到，我们失去的可能是物质或者其他事物，但我们的心灵永远在收获。基于对成败得失的超越，我们对人生目标和使命进一步深化理解，设定人生目标，承担人生使命，勇敢追寻梦想，一往无前，甚至"知不可为而为之"！

（2）客观归因

对于事情事业之成败（尤其是失败）得失，或者与他人之矛盾关系，人们会思考是外在原因，还是内在原因，是他人原因，还是自己原因。理想情况是客观归因，原因是什么就是什么，但是归因是人的主体对事物原因的认识，具有主观性，可能与客观原因一致，也可能与客观原因不一致。

有些人喜欢或倾向于把原因归于外在他人，即外归因，有些人则相反，喜欢或倾向于把原因归于自己，即内归因。有两种情况需要注意，一种是过度内归因，把什么都归结为自己的错，尤其是与人产生矛盾时，可能受了一些错误观念影响，把一切原因归结为自己修养不够，归结为自己的错，找自己原因。这样的态度是好的，但无助于解决现实问题。自己因为矛盾成败而烦恼，自己看不开，那是自己的错，但是事情本身的对错就是客观的，有些分歧往往在于自己立场是对的，别人立场是错的，这个时候心里应该明确是非观，站在正确的立场上，而不能把什么都当作自己的错。还有另外一种相反情况，就是过度外归因。很多人总是把成败得失归结为别人原因，归结为环境原因，不知道从自身上找原因，这也是不对的。外界纵然有很多阻力，有很多障碍，有很多条件不具备，我们也不能有太多埋怨，应该沉下心来，提升自己修养和能力，踏实做好工作，已有的条件会渐渐成熟，没有条件的去创造条件，外界的阻力，一次两次可能会形成阻碍，但绝不会永远阻挡前进的步伐。很多人并不明白这个道理，总认为自己能力非凡，别人没有眼光，看不到自己的能力，把事情成败得失归结为这些外因，在一次一次的失败中轮回。当然，所说的这些外因是客观存在的，但是，这些绝不是决定事物成败的根本原因。内因才是根本原因，外因只是辅助条件。

如果能够认识和避免这两种情况，就基本可以做到客观归因。要想做到这一点，首先得要有一颗客观观察的心，能够把自己从情境中抽离出来，避免情绪和个人利害关系的影响，尽量如实地观察把握事物本质。这就是前面所介绍的觉知内省作用所在。

5. 托付终生事业

情绪管理最后一个重要内容，是托付终生事业，将自己的一生交付寄托于可以为之奋斗的追求和事业中去，奉献社会，成就自己。这个追求和事业，不一定轰轰烈烈，不一定惊天动地，不一定有多伟大，但是一定是适合自己的，一定是自己喜欢的，一定是自己愿意为之付出的，能将自己的能力发挥出来的，也一定是融个人发展与社会贡献为一体的。

这其实就是前面讲的信念行为系统。这里从情绪管理角度重复强调说明。终生事业追求，源于自我实现的心理需要，心理需要源于核心信念。培养核心信念，升华心理需要，拥有理想梦想，一生为之奋斗，有了这样的情怀和追求，人生境界就能瞬间升华，这将引导我们每个人走上至高的生命境界，无论顺境逆境，无论遇到什么困难，因为心有寄托，心有追求，心有梦想，就能乐观面对，一往无前，幸福快乐！

▶ 第九章
心身整合国学经典集成

　　经典哲学是心身整合哲学思想的三大组成部分之一，也是心理整合知识信念行为训练系统的重要内容。国学经典学习是提升个人文化素养与心理健康的重要方法之一。受限于时代，国学经典不可避免地存在一些问题，但是瑕不掩瑜，基于现代思想和科学成果，尤其是基于心身整合研究，对国学经典进行精选和解读，可以集成并构建国学经典核心骨干课程（图48）。读者通过本章学习，一方面可以了解儒家、道家、佛学、中医等传统文化，认识国学精粹，另一方面通过国学经典学习，树立正确的世界观、人生观和价值观，掌握提升个人修养和心身健康的根本方法，正确认识和对待烦恼和痛苦，正确对待生活、学习和工作，提升心理健康和道德修养，心身健康成长，实现自我价值，畅享健康幸福人生！

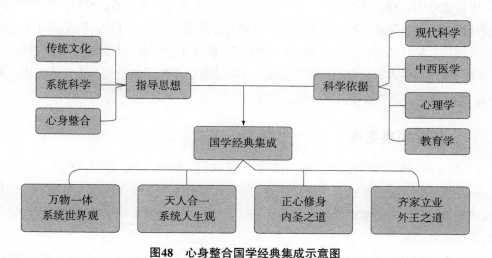

图48　心身整合国学经典集成示意图

第一节　心身整合国学经典集成概述

一、国学经典概况

国学是中国传统文化与学术，国学经典是国学的重要组成部分，是国学文化的文字成果，是传承和学习的重要载体。学习国学经典，不是因为它是中国的，不是因为它是历史悠久的，不是因为它是历史上有名人物讲的，而是因为它包含了古人对宇宙人生体悟的高度总结，从国学经典中，穿越时空，与古代先贤们展开对话，他们教导我们：如何看待世界？如何看待人生？如何认识自我？如何树立人生的目标？如何进行职业规划？如何正确看待挫折和痛苦？这些是人生的重要课题，在当代仍然具有重要意义。

二、当前存在问题

国学经典值得学习，传统文化需要复兴，但是其并非尽善尽美，无所不能。当前国学经典教育领域还是存在一些问题的，主要表现在：①造神运动，盲目崇拜：把国学经典视为神明，不分青红皂白，全盘接受。②读经万能，不求甚解：把经典读诵视为万能灵药，或者倡导大量读经，或者倡导只读一经，对于经典的真实内涵反而不予重视，舍本逐末。③民族主义，复古主义：中国的就是好的，西方的就是不好的，古代的就是好的，现代的就是不好的。例如有人认为中医是妙手回春，西医是万恶之源，其实是不求甚解，以偏概全，思想僵化的表现。④神秘主义，虚无主义：向往他方世界，消极避世。⑤重视心灵，忽视身体：国学热爱者往往比较重视心理健康与心灵成长，这非常好，但是部分人走向了另一个极端，把什么都归结为心灵，一切唯心，忽视身体健康。⑥形式主义，教条主义：把国学经典的一些内容尤其是外在形式视为不变真理，不懂灵活应用。⑦理论空谈，不切实际：空学理论，夸夸其谈，死读书，读死书。

三、国学经典集成

针对国学经典领域存在的问题，我们提出了我们的解决方案，即以人的心身成长为目标，以系统科学、心身整合、传统文化为指导，以现代科学、中西医学、心理学、教育学研究成果为依据，对国学经典进行合理提取、系统集成，构建形成一套适合现代人学习传承的课程体系。

核心内容包括：①天地一体系统世界观：古代对于宇宙的认识、朴素的系统世界观。②天人合一系统人生观：古代对人生的认识、天人合一、内圣外王。③正心修身内圣之道：格物致知诚意正心修身——明明德，做圣人。④齐家立业外王之道：齐家、治国、平天下——爱家庭，成事业。

　　主要特点包括：①针对造神运动，盲目崇拜，倡导正确认识国学经典，其是古人对于宇宙人生的感悟所得，对今人仍有教育应用价值，但这并不是颠扑不破、绝对不变的真理，局限错误在所难免，不能过分夸大，盲目崇拜。②针对读经万能，不求甚解，反对读经万能，反对毫无目的地大量读经，也反对盲目崇拜地只读一经，倡导合理精选，科学解读，强调经典服务于心身成长，为我所用。③针对民族主义，复古主义，倡导东西贯通，古为今用。④针对神秘主义，虚无主义，反对消极避世，倡导积极入世并有所作为的凡人之道，倡导好好做人，真实面对生活，提升道德素养，服务家庭社会，尤其强调家庭责任及社会责任，倡导当下所作和成就，路在脚下，当下行动，不求他方，不等明日，积极行动，构建和谐安康社会。⑤针对重视心灵，忽视身体，倡导心身并重，反对一切唯心，客观对待身心。⑥针对形式主义，教条主义，倡导超越形式规矩，把握核心精髓，强调灵活运用，超越形式又非否定形式。⑦针对理论空谈，不切实际，倡导知行合一、理论实践相结合，反对纯粹理论空谈，反对只是单纯读经和读书，倡导从自己身心活动和生活工作中实践体会，尤其是在心身整合训练和生活工作中反观自心，内省觉知，格物致知，达到对国学经典文化精髓的领悟。

　　本章集成的经典主要包括：《大学》《中庸》《论语》《孟子》①《易经》②《诗经》③《礼记》《孝经》④《道德经》⑤《庄子》⑥《荀子》⑦《墨子》⑧《韩非子》⑨《孙子兵法》⑩《黄帝内经》⑪⑫《难经》⑬《中阿含经》⑭《太上老君说常清静经》⑮《王阳明全集》⑯

①　朱熹.四书章句集注 [M].北京：中华书局，1983.
②　郭彧译注.周易 [M].北京：中华书局，2010.
③　王秀梅译注.诗经 [M].北京：中华书局，2006.
④　胡平生，陈美兰译注.礼记孝经 [M].北京：中华书局，2007.
⑤　王弼注，楼宇烈校释.老子道德经注校释 [M].北京：中华书局，2008.
⑥　孙通海译注.庄子 [M].北京：中华书局，2007.
⑦　安小兰译注.荀子 [M].北京：中华书局，2007.
⑧　李小龙译注.墨子 [M].北京：中华书局，2007.
⑨　陈秉才译注.韩非子 [M].北京：中华书局，2007.
⑩　骈宇骞，王建宇，牟虹，等译注.孙子兵法孙膑兵法 [M].北京：中华书局，2006.
⑪　郭霭春.黄帝内经素问校注语译 [M].天津：天津科学技术出版社，1981.
⑫　郭霭春.黄帝内经灵枢校注语译 [M].天津：天津科学技术出版社，1989.
⑬　叶霖.难经正义 [M].北京：人民卫生出版社，1990.
⑭　中国佛教文化研究所点校.中阿含经 [M].北京：宗教文化出版社，1999.
⑮　田诚阳.中华道家修炼学 [M].北京：宗教文化出版社，1999.
⑯　王守仁.王阳明全集 [M].北京：中央编译出版社，2014.

《吕氏春秋》①《论衡》②《春秋繁露》③《前出师表》④《说文解字》⑤《颜氏家训》
《温公家范》《朱子家训》⑥《横渠语录》⑦《弟子规》《三字经》⑧等。

四、核心学习方法

经典学习的方法有很多，这里重点强调三点。

1. 适当熟读背诵

重复与背诵是学习的重要方法，所谓"书读百遍，其义自见"。国学经典有很多名言警句，千古流传，值得背诵，若是不能背诵，至少也应熟读，有助于我们增加对国学的把握和理解。

2. 正念读经方法

在熟读和背诵的过程中，将觉知方法融入诵读始终，诵读同时觉知声音与身心状态，即"正念读经方法"。当前很多国学爱好者倡导读经，很多小孩子也在读经，但是读得苦不堪言，难言快乐。而正念读经方法，可以怡情易性，陶冶情操，读经时如痴如醉，开心快乐，同时又可提升心理健康水平，是读经方法的不二之选。

3. 心身整合实践

心身整合的核心是觉知，对身心内在进行内省觉察，有助于在认识自我中去体悟古圣先贤的经典教诲。古人也强调学习应该是"半日读书，半日静坐"，读书与静坐相辅相成。如在心身整合训练中体会自身，可以感受到自己身心内在的持续变化，帮助我们体验理解《道德经》"无为而无不为"、《大学》"格物致知"、《论语》"内省"等思想内涵。

第二节　万物一体系统世界观

世界是什么？这是古人和今人都在探索研究的重大课题，虽然当前科技发达，但

---

① 张双棣，张万彬，殷国光，等译注. 吕氏春秋 [M]. 北京：中华书局，2007.

② 王充原著. 袁华忠，方家常译注. 论衡全译 [M]. 贵阳：贵州人民出版社，1993.

③ 闫丽. 董子春秋繁露译注 [M]. 哈尔滨：黑龙江人民出版社，2003.

④ 张连科，管淑珍校注. 诸葛亮集校注 [M]. 天津：天津古籍出版社，2008.

⑤ 许慎. 说文解字 [M]. 北京：中华书局，1963.

⑥ 郑宏峰主编. 中华家训 [M]. 北京：线装书局，2008.

⑦ 章锡琛点校. 张载集 [M]. 北京：中华书局，1978.

⑧ 李逸安，张立敏译注. 三字经百家姓千字文弟子规千家诗 [M]. 北京：中华书局，2011.

是这一问题并未完全明了。不过当前借助物理学、系统科学的有关成果，形成了一些有价值的认识。古人对这一问题也进行了一些探索，形成了一些朴素的系统思想，我们会在大家学习国学经典的同时，穿插介绍系统科学、现代科学的有关成果，协助人们树立正确的世界观。

一、世界的本源

1. 经典选读

道可道，非常道。名可名，非常名。无名天地之始；有名万物之母。

——《道德经·第一章》

有物混成，先天地生。寂兮寥兮，独立而不改，周行而不殆，可以为天地母。吾不知其名，强字之曰道，强为之名曰大。

——《道德经·第二十五章》

夫道，有情有信，无为无形，可传而不可受，可得而不可见；自本自根，未有天地，自古以固存；神鬼神帝，生天生地；在太极之先而不为高，在六极之下而不为深，先天地生而不为久，长于上古而不为老。

——《庄子·大宗师》

2. 体会分享

世界的本源是什么？世界从哪里来？中国古人给出了自己的理解，那就是"道"。

那么，"道"是什么？"有物混成，先天地生。寂兮寥兮，独立而不改，周行而不殆，可以为天地母。吾不知其名，强字之曰道……""夫道，有情有信，无为无形……生天生地……"从老子和庄子的论述中，我们可以看出，道是天地之母，生天生地，在太极之先，无为无形，道是一切的源头，道生万物，道又无处不在。

二、世界的产生

1. 经典选读

道生一，一生二，二生三，三生万物，万物负阴而抱阳，冲气以为和。

——《道德经·第四十二章》

是故易有太极，是生两仪，两仪生四象，四象生八卦。

——《周易·系辞上》

2. 体会分享

中国两大经典《道德经》和《周易》都介绍了道生万物的宇宙生成模型。

"道生一，一生二，二生三，三生万物"，道是天地之母，无为无形，化生太极混元一气，一气变化为二分阴阳，阴阳变化生三才（天地人），三才变化生万物。

"易有太极，是生两仪，两仪生四象，四象生八卦"，道本无极，生太极混元一气，一气变化为二分阴阳，阴阳二维组合生四象，阴阳三维组合生八卦，八卦相合变生六十四卦乃至万事万物。

综合以上两者我们可以看出：万物虽殊，其本则一。道本先天无极，无形无为，化生太极混元一气，一气动而为二分生阴阳，阴阳整合变化，三才、四象、五行、六气、八卦、六十四卦乃至万事万物，为我们描绘了一幅宇宙从简单到复杂涌现变化的宇宙生成系统模型。

在这里可以结合系统科学涌现世界观来学习理解。下面从大爆炸宇宙论、生物进化、人体胚胎发育等几个角度，来认识这一模型。大爆炸宇宙论认为：宇宙是由一个致密炽热的奇点大爆炸后膨胀形成的。早期的宇宙是一大片由微观粒子构成的均匀气体，温度极高，密度极大，且以很大的速率膨胀着。气体的膨胀将使温度降低，使得原子核、原子乃至恒星系统得以相继出现，最终发展形成现在无限复杂、丰富多彩的宇宙。大爆炸宇宙论只是一个假说，虽然不一定完全正确，但是宇宙包含原子核、原子乃至恒星系统的这种系统关系，还是客观真实的，可以协助我们更好理解系统世界观。地球生物进化是从单细胞到多细胞、从简单到复杂的过程。人体胚胎发育，从一个受精卵，不断分裂，到两个细胞、四个细胞、八个细胞等的过程，就是"易有太极，是生两仪，两仪生四象，四象生八卦"的过程，直至发育形成完整的人。这实际上与系统科学涌现性是一致的。

这一模型是宇宙生成过程，同时也是世界存在的状态，事物形成之后本身还同时拥有一、二、四等不同层面的属性。例如，这个宇宙同时存在微观粒子和宏观物体，人同时存在干细胞和分化的组织细胞。

这一模型对传统养生、中医中药、中华武学等都产生了深远的影响。以人体疾病为例，从不同层面看待，会有不同认识，我们既要从具体层面来认识疾病的病位、病性，又要从阴阳层面，把握身体的寒热阴阳，还要从"一"的层面，看正气之兴衰。要结合各个层面，全面把握才能更好地认识和处理问题。

这个模型，可以用于诸多领域的分析，体现了系统思想，并且具有现实指导意义和实用价值。

三、世界的基质——气

1. 经典选读

天地合气，万物自生，犹夫妻合气，子自生矣。

——《论衡·自然》

清阳为天，浊阴为地，地气上为云，天气下为雨，雨出地气，云出天气。

——《素问·阴阳应象大论》

本乎天者，天之气也。本乎地者，地之气也。天地合气，六节分而万物化生矣。

—— 《素问·至真要大论》

通天下一气耳，圣人故贵一。

—— 《庄子·知北游》

2. 体会分享

前面也讲了，"道生一"，由道化生世界，始于一。万事万物都是从这个"一"分化出来的，这个分化万物的"一"，就是世界最基本的基质——"气"。

气是世界的本原，是构成宇宙的元初物质，是构成天地万物的最基本元素。世界上一切事物都是气的不同形态和组合。这也就是中国古代的气一元论思想。

宇宙为太虚，在广阔无垠的宇宙虚空中，充满着无穷无尽具有生化能力的气。气敷布宇空，统摄大地，天道以资始，地道以资生。一切有形之体皆赖气的生化而生成。气是宇宙的始基，是世界万物的渊源和归宿，是构成宇宙的本始物质，气本为一，分为阴阳，气是阴阳二气的矛盾统一体。"天气"是自然界的清阳之气，"地气"是自然界的浊阴之气。阴气浊重，降而凝聚成为有形的物体，构成了五彩缤纷的大地；阳气清轻，升而化散为无形的太虚，形成了苍莽的天宇。天地阴阳之气上升下降，彼此交感而形成天地间的万事万物。总之，气是物质性的实体，是构成自然万物的最基本元素。

第三节　天人合一系统人生观

万物一体的系统世界观，具体体现在人，就是天人合一的系统人生观。

一、人的产生——天地合气

1. 经典选读

天覆地载，万物悉备，莫贵于人，人以天地之气生，四时之法成……夫人生于地，悬命于天，天地合气，命之曰人。人能顺四时者，天地为之父母，知万物者，谓之天子。

—— 《素问·宝命全形论》

2. 体会分享

人是万物之灵，属于世界的一部分，人与世界其他万事万物一样，源于道，从一气而化生。从宏观来看，人类生命的起源，源于天地日月，其中主要源于太阳的火和地球的水土等物质材料。从微观来看，具体到一个人，其来源于父母精血，也就是精子和卵子结合，形成受精卵，然后再分裂发育成完整的人。

二、人的基质——气

1. 经典选读

人之生，气之聚也。聚则为生，散则为死。

——《庄子·知北游》

气者人之根本也。

——《难经·八难》

出入废则神机化灭，升降息则气立孤危，故非出入，则无以生长壮老已；非升降，则无以生长化收藏，是以升降出入，无器不有。

——《素问·六微旨大论》

2. 体会分享

世界的基质是气，延伸到人，人的基质也是气。天人合一,万物一体，生命的本源和万物的本源，都是由气所构成的。人体的生命是运动变化的，即气化。生命现象就是气化的结果，包括气的聚、散、升、降、出、入等。

三、人与宇宙关系——天人合一

1. 经典选读

人法地，地法天，天法道，道法自然。

——《道德经·第二十五章》

天人之际，合而为一。

——《春秋繁露·深察名号》

与天地相应，与四时相副，人参天地一。

——《灵枢·刺节真邪》

天之在我者德也，地之在我者气也，德流气薄而生者也。

——《灵枢·本神》

人与天地相参也，与日月相应也。

——《灵枢·岁露》

天地与我并生，而万物与我为一。

——《庄子·齐物论》

夫人者，天地之心。天地万物本吾一体者也。

——《王阳明全集·传习录·答聂文蔚》

2. 体会分享

天地来源于道之一气，人秉天地之气而化生，也源于道之一气，两者同根同源同体，浑然为一，也就是"天人合一"。基于系统思想，宇宙是一个系统，人是宇宙这个系统的一部分，是宇宙的组成部分、要素或子系统。两者在系统这个角度上，成为一个整体。

四、人性的特点——人心与天心（道心）

1. 经典选读

天命之谓性，率性之谓道，修道之谓教。道也者，不可须臾离也，可离非道也。

——《中庸》

心一也，未杂于人谓之道心。杂以人伪谓之人心。人心之得其正者即道心，道心之失其正者即人心，初非有二心也。

——《王阳明全集·传习录·徐爱录》

2. 体会分享

世界由道而化生，人秉天地之气而生，因此人具有两种属性，一种是作为天地一部分的天地之性，一种是作为人而独立存在的个体之性，前者可以称之为天性、道性，后者可以称之为人性。

天性、道性对应着天心、道心，人性对应着人心。"人心之得其正者即道心，道心之失其正者即人心"。一般意义上，道心无我无私，如天地日月，不私一物，也就是心理结构中的大我，在某种意义上也就是社会性。人心有我有私，所谓"人不为己，天诛地灭"，也就是心理结构中的小我。人心之导向在于个体利益与生存，天心之导向在于群体利益与发展，它们既有矛盾又是一体，是矛盾对立统一体。

五、理想人类社会——大同世界，天下为公

1. 经典选读

大道之行也，天下为公。选贤与能，讲信修睦。故人不独亲其亲，不独子其子。使老有所终，壮有所用，幼有所长，鳏寡孤独废疾者皆有所养。男有分，女有归。货，恶其弃于地也，而不必藏于己；力，恶其不出于身也，而不必为己。是故谋闭而不兴，盗窃乱贼而不作。故外户而不闭。是谓大同。

——《礼记·礼运》

昔先圣王之治天下也，必先公。公则天下平矣。平得于公。尝试观于上志，有得天下者众矣，其得之以公，其失之必以偏。凡主之立也，生于公。故《鸿范》曰："无偏无党，王道荡荡。无偏无颇，遵王之义。无或作好，遵王之道。

无或作恶，遵王之路。"天下，非一人之天下也，天下之天下也。阴阳之和，不长一类；甘露时雨，不私一物；万民之主，不阿一人。

——《吕氏春秋·贵公》

2. 体会分享

人因为与天地同体同源，人与人也是天下一家，不分彼此。大同世界，天下为公是理想的人类社会。

天下为公，实际上是系统思想在人类社会中的具体体现。整个社会就是一个系统，每个人都是这个系统的一个组成部分，个人与社会是辩证统一的关系。若每个人能在自己的位置上，为系统整体发展贡献自己的力量，每个人也能够得到自我发展，自我实现。

六、人生使命——内圣外王

1. 经典选读

大学之道，在明明德，在亲民，在止于至善。知止而后有定，定而后能静，静而后能安，安而后能虑，虑而后能得。物有本末，事有终始。知所先后，则近道矣。古之欲明明德于天下者，先治其国；欲治其国者，先齐其家；欲齐其家者，先修其身；欲修其身者，先正其心；欲正其心者，先诚其意；欲诚其意者，先致其知；致知在格物。物格而后知至，知至而后意诚，意诚而后心正，心正而后身修，身修而后家齐，家齐而后国治，国治而后天下平。自天子以至于庶人，壹是皆以修身为本。其本乱而末治者，否矣。其所厚者薄，而其所薄者厚，未之有也。此谓知本，此谓知之至也。

——《大学》

是故内圣外王之道，暗而不明，郁而不发，天下之人，各为其所欲焉，以自为方。

——《庄子·天下》

为天地立心，为生民立命，为往圣继绝学，为万世开太平。

——《横渠语录》

2. 体会分享

人生路漫漫，如果没有目标和使命，就如同帆船迷失在茫茫大海，无法到达理想彼岸。人生的目标是什么？人生的使命又是什么？答案仁者见仁，智者见智。但只有站在系统高度看待人生，才能够从根本上把握核心。

基于系统思想，人是一个个体，同时又是社会的一部分，宇宙的一部分。如前所述，心有道心、人心之别，认识"天人合一"的真相，回归天地境界，成就天地之心，彰显天地无我无私之明德，是核心目标。想实现这一目标，就要落实《大学》里的八目：格物、致知、诚意、正心、修身、齐家、治国、平天下，这是一个内圣外王的过程。其中格物、致知、诚意、正心、修身是内圣之道，齐家、治国、平天下是外王之道。

从心理学角度来看，这就是一个自我实现的过程，通过格物致知正心修身，内而成圣，进而齐家、治国、平天下，外建事工，完成内圣外王之道，既利于社会，造福天下，又能止于至善之境地，达到自我实现。

内圣和外王是辩证统一的。内圣是外王的实施基础，外王是内圣的自然展现。内圣是为了更好地外王，外王是为了更好地内圣。

内圣与外王相比，内圣更基础。外王是帮助我们更好地内圣，内圣是外王的真正目的。做成事情当然重要，但是在做事中磨炼心性，提升自我更重要。明白这个道理，我们就能够在外王处事之中保持一种超然的心态，坚守内心的信念，不为外部事情的成败得失所动摇。

第四节　"正心修身"的内圣之道

内圣外王是人生使命。内圣主要就是正心修身，提升自己修养和能力，为齐家治国平天下的外王之功奠定基础。内圣的核心就是认识"天人合一"的系统人生观。

一、人生根本——修身

1. 经典选读

物有本末、事有终始，知所先后，则近道矣。

——《大学》

自天子以至于庶人，一是皆以修身为本。

——《大学》

孟子曰："人有恒言，皆曰：天下国家。天下之本在国，国之本在家，家之本在身。"

——《孟子·离娄上》

2. 体会分享

人的一生，说短不短，说长不长，要做的事情其实还有很多，但是做什么，为什么做，怎么做，还是有很多学问的。有的人蹉跎一生，碌碌无为，有的人建功立业，名垂青史。为什么会有这样大的差别？除了先天遗传和社会环境等因素外，抓住人生的根本，掌握人生的智慧，才是其核心决定因素。

那么，什么是人生的根本呢？古人告诉我们：内圣外王是人生使命，而内圣之道，根本在于修身。"天下之本在国，国之本在家，家之本在身"，修身是成家立业、治国平天下的根本。这对于现代人仍然具有指导意义。很多人也想做一番事业，可是围绕做人与做事这个问题，不得要领。修身为本，告诉我们，做事先要学会做人，以德行为本，这样才可能做好事情。当然这里说的做人，不是所谓的善于圆滑处事，两面三刀，而是指提升自己的道德修养，正心修身，心中存有家国天下，成为一个顶天立地的人。

二、修身目标——致良知，做圣人

1. 经典选读

天命之谓性，率性之谓道，修道之谓教。道也者，不可须臾离也，可离非道也。

—— 《中庸》

恻隐之心，人皆有之；羞恶之心，人皆有之；恭敬之心，人皆有之；是非之心，人皆有之。恻隐之心，仁也；羞恶之心，义也；恭敬之心，礼也；是非之心，智也。仁义礼智，非由外铄我固有之也，弗思耳矣。

—— 《孟子·告子上》

人之所不学而能者，其良能也；所不虑而知者，其良知也。孩提之童无不知爱其亲者，及其长也，无不知敬其兄也。亲亲，仁也；敬长，义也；无他，达之天下也。

—— 《孟子·尽心章上》

故凡学，非能益也，达天性也。能全天之所生而勿败之，是谓善学。

—— 《吕氏春秋·尊师》

人之初，性本善。

—— 《三字经》

千帆皆过影，良知乃吾师。

—— 《王阳明全集·外集二·长生》

心者身之主也，而心之虚灵明觉，即所谓本然之良知也。

—— 《王阳明全集·传习录·答顾东桥书》

夫良知即是道，良知之在人心，不但圣贤，虽常人亦无不如此。若无有物欲牵蔽，但循著良知发用流行将去，即无不是道。但在常人多为物欲牵蔽，不能循得良知……若是知行本体，即是良知良能。

—— 《王阳明全集·传习录·答陆原静书》

是非之心，不虑而知，不学而能，所谓良知也。良知之在人心，无间于圣愚，天下古今之所同也。世之君子惟务致其良知，则自能公是非，同好恶，视人犹己，视国犹家，而以天地万物为一体。

—— 《王阳明全集·传习录·答聂文蔚》

2. 体会分享

成为一个顶天立地的人，提升自己的道德修养，目标就是致良知，做圣人。

人之初，性本善。良知是人本心的光明本性，也就是天心与道心。良知人人本有，非由外铄。不过与天心同在者还有人心，人心自私，天心无私，自私之人性可能会遮蔽无私之天性良知，因此无法明明德。我们要做的并不是要去学习增加什么，而是"达天性也"，恢复人本有的良知天性。如此，即可超凡入圣，做得圣人。

这里的圣人，也只是一个称谓而已。若是一个人真正修身致良知，就会变得朴实真实，平淡平凡，并不见得就会光芒四射，光彩照人，也绝对不会以圣人自居。致良知的人，能够看见自己内在光明良知的本性，也能看见自己内心小我的私欲和软弱，同样看得见别人与自己一样，心中都有良知在，能够洞察人性与人生的真相，明白平凡是真的道理。

三、修身方法——觉知内省

1. 经典选读

> 曾子曰："吾日三省吾身：为人谋而不忠乎？与朋友交而不信乎？传不习乎？"
>
> ——《论语·学而第一》

> 子曰："见贤思齐焉，见不贤而内自省也。"
>
> ——《论语·里仁第二》

> 司马牛问君子。子曰："君子不忧不惧。"曰："不忧不惧，斯谓之君子已乎？"子曰："内省不疚，夫何忧何惧？"
>
> ——《论语·颜渊第十二》

> 古之欲明明德于天下者，先治其国；欲治其国者，先齐其家；欲齐其家者，先修其身；欲修其身者，先正其心；欲正其心者，先诚其意；欲诚其意者，先致其知。致知在格物。
>
> ——《大学》

> 观身如身念处，观觉如觉念处，观心如心念处，观法如法念处。
>
> ——《中阿含经·因品念处经》

> 先生曰："教人为学，不可执一偏。初学时心猿意马，拴缚不定，其所思虑，多是人欲一边。故且教之静坐，息思虑。久之，俟其心意稍定。只悬空静守，如槁木死灰，亦无用。须教他省察克治，省察克治之功则无时而可间，如去盗贼，须有个扫除廓清之意。无事时，将好色、好货、好名等私欲逐一追究搜寻出来，定要拔去病根，永不复起，方始为快。常如猫之捕鼠，一眼看着，一耳听着。才有一念萌动，即与克去。斩钉截铁，不可姑容，与他方便。不可窝藏，不可放他

出路，方是真实用功。方能扫除廓清，到得无私可克，自有端拱时在。虽曰'何思何虑'，非初学时事。初学必须思省察克治，即是思诚，只思一个天理，到得天理纯全，便是'何思何虑'矣。"

——《王阳明全集·传习录·陆澄录》

2. 体会分享

如何致良知，达天性，做圣人？觉知内省而已。

《论语》中曾子曰："吾日三省吾身"，《大学》的方法则是："欲修其身者，先正其心；欲正其心者，先诚其意；欲诚其意者，先致其知。致知在格物。"格物就是观察事物，可以观察身心内在之物，也可以观察身心外部事物，古人擅长观察身心内在，亦即觉知内省。南传佛教甚至将觉知视为洞察身心实相，获得解脱自在的根本方法。觉知内省这一方法，可以说是儒、释、道诸家之根本，一以贯通。解脱与否暂且不论，不过通过觉知内省，确实可以深入了解自己的本心，看清楚人心与天心，处理好两者之间的关系，自然而然达到致良知的目的。

四、养生方法——精神内守

1. 经典选读

恬淡虚无，真气从之，精神内守，病安从来。

——《素问·上古天真论》

内观其心，心无其心；外观其形，形无其形；远观其物，物无其物。三者既悟，唯见于空。

——《太上老君说常清静经》

我守其一，以处其和。

——《庄子·在宥》

2. 体会分享

人生在世，致良知，做圣人并不是全部，拥有健康身体，才是重要且必要的。养生保健知识浩如烟海，然而，大道至简，养生保健的根本并不复杂，不过"精神内守"而已。

养生方法所说的精神内守，和觉知内省其实是一个意思，都是将注意力关注身心内在，只是应用方向有所不同。修身在正其心，注意的对象主要是心理。养生保健的目的是心身整体健康，除了心理，还有身体，而且身体所占比重更大。《黄帝内经》论述颇为精到，"恬淡虚无，真气从之，精神内守，病安从来"，其强调通过恬淡虚无，精神内守的方法，调整人体气血运行，使得真气顺从，从而获得心身健康。

觉知内省，精神内守，其实就是心身整合。具体到现代人，完全可以通过练习心身整合或者太极拳、八卦掌等传统养生运动来提升心身健康水平。

五、少私寡欲

1. 经典选读

非以其无私邪？故能成其私。

——《道德经·第七章》

见素抱朴，少私寡欲。

——《道德经·第十九章》

名与身孰亲？身与货孰多？得与亡孰病？甚爱必大费，多藏必厚亡。故知足不辱，知止不殆，可以长久。

——《道德经·第四十四章》

祸莫大于不知足，咎莫大于欲得，故知足之足常足矣。

——《道德经·第四十六章》

孔子曰："君子有三戒：少之时，血气未定，戒之在色；及其壮也，血气方刚，戒之在斗；及其老也，血气既衰，戒之在得。"

——《论语·季氏第十六》

天无私覆也，地无私载也，日月无私烛也，四时无私行也。行其德而万物得遂长焉。

——《吕氏春秋·去私》

圣人之所以为圣，只是其心纯乎天理而无人欲之杂。犹精金之所以为精，但以其成色足而无铜铅之杂也。人到纯乎天理方是圣，金到足色方是精……盖所以为精金者，在足色，而不在分两。所以为圣者，在纯乎天理，而不在才力也。故虽凡人，而肯为学，使此心纯乎天理，则亦可为圣人……学者学圣人，不过是去人欲而存天理耳，犹炼金而求其足色……后世不知作圣之本是纯乎天理，欲专去知识才能上求圣人，以为圣人无所不知，无所不能，我须是将圣人许多知识才能逐一理会始得。故不务去天理上着工夫。徒弊精竭力，从册子上钻研，名物上考索，形迹上比拟。知识愈广而人欲愈滋，才力愈多而天理愈蔽。正如见人有万镒精金，不务锻炼成色，求无愧于彼之精纯，而乃妄希分两，务同彼之万镒，锡、铅、铜、铁杂然而投，分两愈增而成色愈下，既其梢末，无复有金矣……吾辈用功，只求日减，不求日增。减得一分人欲，便是复得一分天理，何等轻快脱洒，何等简易。

——《王阳明全集·传习录·薛侃录》

2. 体会分享

回归天性，彰显天心，只是一个方面，同时要学会正确面对人心，格除人心过多的私欲。

"祸莫大于不知足，咎莫大于欲得""人为财死，鸟为食亡"。欲望是人心的本能，是一把双刃剑，人的适当私欲是合理的而且必要的，可以引导我们不断追求和前进，但是超出实际的过度的欲望可能引导我们走向深渊。我们应该正确认识欲望，控制把握，减少或者消除不合适、过度的私人欲望，升华培养无私无我、德被万物的高尚追求。

回过头来，要想正确认识和把握私欲，还需要天心与良知的配合。"圣人之所以为圣，只是其心纯乎天理而无人欲之杂。"致良知，内心的主人已经不是那个个体自私的自我，而是天心道心做主，是本心光明本体，这个光明本体，来于天地无私之本性，因此人的道德就表现于外，成为一个关爱他人、乐于奉献、有着较高道德涵养的人。

六、真实真诚

1. 经典选读

自诚明谓之性。自明诚谓之教。诚则明矣，明则诚矣。唯天下至诚，为能尽其性；能尽其性，则能尽人之性；能尽人之性，则能尽物之性；能尽物之性，则可以赞天地之化育；可以赞天地之化育，则可以与天地参矣。

——《中庸》

子曰："巧言令色，鲜矣仁。"

——《论语·学而第一》

子曰："由，诲汝知之乎！知之为知之，不知为不知，是知也。"

——《论语·为政第二》

子曰："刚、毅、木、讷，近仁。"

——《论语·子路第十三》

万物皆备于我矣，反身而诚，乐莫大焉。

——《孟子·尽心上》

2. 体会分享

一个致良知的人，能洞察人性与人生真相，回归天地怀抱，无得无失，不再妄求不属于自己的东西，自然会是一个真诚真实的人，不自欺，不欺人。

这种人因为认识自己，所以不自欺，因为对他人没有妄求，所以不欺人。知道自己，了解他人，理解人生，明白自己人生的价值和使命，所以能超越是非成败，不计较荣辱得失，一心一意做好自己，成为一个真实真诚的人。

七、知行合一

1. 经典选读

未有知而不行者。知而不行，只是未知……知是行之始，行是知之成。

——《王阳明全集·传习录·徐爱录》

知之真切笃实处，即是行；行之明觉精察处，即是知，知行工夫本不可离。只为后世学者分作两截用功，失却知行本体，故有合一并进之说……不可外心以求仁，不可外心以求义，独可外心以求理乎？外心以求理，此知行之所以二也。求理于吾心，此圣门知行合一之教，吾子又何疑乎？

——《王阳明全集·传习录·答顾东桥书》

2. 体会分享

人之一生，其实不过知行二字而已。知是内在，行是外显，两者统一，知行合一。内圣主要是探索和发展内部世界，提升内在修养，重在一个知字。外王主要是探索和改造外部世界，成就一番事业，重在一个行字。内圣外王，知行合一。

一般正常的人，内在与外在是统一的，真知道，必然有真行动，如果没有行动，说明还并不是真知道，或者说认识还不够清楚。我们很多内在的心理问题，本质是认知不清和心理冲突，通过觉知内省操作，可以强化自我认知的心理过程，对心理冲突进行有效梳理，形成新的领悟认知，解决心理问题。心理问题解决了，自然带来情绪、行为等的外在变化。

第五节　"齐家立业"的外王之道

与内圣相对应的，就是外王之道。外王既是内圣的自然延伸，也是内圣的重要载体。外王的核心就是对"天人合一系统人生观"的践行。

一、齐家之道

【总体原则】

1. 经典选读

所谓治国必先齐其家者，其家不可教而能教人者，无之。故君子不出家而成教于国。孝者，所以事君也；悌者，所以事长也；慈者，所以使众也……一家仁，一国兴仁；一家让，一国兴让；一人贪戾，一国作乱，其机如此。《诗》云："桃之夭夭，其叶蓁蓁。之子于归，宜其家人。"宜其家人，而后可以教国人。

——《大学》

齐景公问政于孔子。孔子对曰："君君、臣臣、父父、子子"。公曰："善哉！信如君不君，臣不臣，父不父，子不子，虽有粟，吾得而食诸？"

——《论语·颜渊第十二》

父子有亲，君臣有义，夫妇有别，长幼有序，朋友有信。

——《孟子·滕文公上》

2. 体会分享

外王实践，应从身边做起，从家庭做起。首要就是齐家，协调好自己的家庭。协调好家庭，是进一步带领团队做好事业的前提条件。齐家之道，核心是天人合一人生观在家庭中的落实。

家庭系统正常和谐运作，是家庭存在发展的目标。家庭成员之间需要建立共同的价值观和评价标准，不是以谁说的为标准，而是以"道"为标准。所谓的"道"，就是"天人合一系统人生观"。一个家庭，是一个整体，每个人是家庭的一个组成部分或者子系统。个人与家庭的关系是辩证统一的关系。个人好，一家人才好，家庭好，个人也才好。每个家庭成员都应深刻认识这一关系，把个人的健康幸福与家人的健康幸福联系起来，自觉地维护自己的心身健康，为家庭的整体健康幸福和发展承担责任和做出贡献。因此这个标准就是，是不是为了大家好？是不是为了每个人好？大家可以就这些标准去一起研究分析，就能形成一些共识。那么什么是真正的好？这个好，最终落实在"内圣"上。这个好，不是用金钱和地位去衡量的，而应该是以个人心身成长去衡量的。这也就是前面所说的，外王以内圣为目的。家庭生活也是为了协助个人成长，使我们的人生圆满。

范围扩大开来，在处理社会问题时，也要认识家庭和社会的关系。个人是家庭的一部分，家庭是社会的一部分，家庭成员要达成这样的共识，个人的好，家庭的好，是为了社会的好。每个家庭成员应该为了社会更加和谐安康而努力，在处理社会问题时，应该以是否有利于社会为标准。

这样就形成了三个标准：是否有利于个人、是否有利于家庭、是否有利于社会，并且以利于社会为最终旨归。如果大家都有这样的认识，家庭成员正面向上，在服务社会中提升自我，那么这一定是一个和谐幸福的家庭。这应该成为每个家庭的家风，代代传承。

在这样的总标准下，进一步正确认识每个成员的定位。家庭这一系统由父母、夫妻、兄弟姐妹、子女等几代人组成，每个人都有自己的位置、责任和使命。这正是"君君、臣臣、父父、子子""父子有亲，君臣有义，夫妇有别，长幼有序"的含义。家庭成员之间的责任和义务，并不是完全相同的。比如男女夫妻之间，一般男主外，女主内，这是分工协作的结果，不是社会尊卑关系的结果。我们不能把这种家庭分工，看作身份地位的不平等，同时也不能标榜所谓男女平等，抹杀男女之间的生物差异和合理分工。父母的权利和威严，也不是为了彰显天然权利，而是为了整个家庭更好的发展。所谓上梁不正下梁歪，父母要承担整个家庭发展的责任，如果父母本身确实存在问题，"父不父，子不子"，那就另当别论了。从个人心理发展来看，心理健康的核心品质是爱人利他，乐于奉献，家庭成员都是自己最亲密的人，首先要在家庭这个环境中，去培养和磨炼这些心理品质。如果一个人对自己的家人都不能爱护，不能体现出一种无私无我的情怀，那么很难想象他对社会上的其他人会有什么样的态度，其内心将是多么的自私和狭隘。

家庭是社会的单位，是个人的港湾，心身整合家庭文化建设，是我们一直强调重视的一个环节。这里摘录笔者于 2018 年 2 月 3 日写下的一篇随笔：

"心身整合者，简单平凡人，不清高自傲，不避世离群，脚踩于大地，心系在民生，步步往前走，念念觉照中，事业与家庭，同是试金石，锅碗与瓢盆，处处见真情，若是有彼此，争吵无有终，你我成一体，幸福共此生，家家若如此，人人皆喜乐，大家同努力，天下一太平！心身整合家庭文化倡导修身齐家、正念觉照、你我一体、小我化无、身体力行、身边做起、自利利他、远及天下。或许一个行动，就可以成为每个人人生新的拐点，让我们一起努力！"若是家庭成员都能够学习和践行心身整合，构建积极向上的家庭学习氛围，使得家庭健康可持续发展，和谐幸福，那真是"家家若如此，人人皆喜乐"了。

【夫妻之道】

1. 经典选读

死生契阔，与子成说。执子之手，与子偕老。

——《诗经·邶风·击鼓》

妻子好合，如鼓琴瑟。

——《诗经·小雅·常棣》

2. 体会分享

夫妻是一个家庭的核心，正所谓"一阴一阳之谓道"。"妻子好合，如鼓琴瑟"，夫妻恩爱甜蜜，像弹奏琴瑟声调和谐，是夫妻相处的最高境界。夫妻之道，核心是天人合一系统人生观在夫妻之间的落实。

基于天人合一系统人生观，夫妻应该是一体的。虽然当前人们强调夫妻个体独立的重要性，但是我们在强调这一点的时候，不要忘了一个前提，就是这种独立是在夫妻一体的基础上的相对独立，如果离开夫妻一体去谈个人独立，就失去了夫妻的意义。

夫妻一体，核心是生命一体，更何况是外在财富。很多现代夫妻，标榜 AA 制，财务独立，一个家庭，变成了一个有限责任公司，其实是现代人的悲哀。

生命一体，你的生命就是我的生命，你的快乐就是我的快乐，甚至你的生命重过我的生命，夫妻之间有这样的认识和情义，才是真夫妻。

不过这确实也是一个很高的要求，必须夫妻之间能够有着共同的认识，两个好人在一起，才能是一对好夫妻。这种缘分是可遇不可求的。齐家的前提是修身，每个人能够修好自身，才可能去齐家。如果每个人都能做好自己，同声相应，同气相求，才有可能遇到与自己相应的另一半。

夫妻要有共同的认识，要有共同的目标，也有共同的是非对错评价标准，这是最理想的情况。这个标准就是基于系统思想的家庭观。退而求其次，认识不一样，但是愿意沟通，能够沟通，逐渐达成一些共识，也是很好的，再不行，确实很多不同意见，懂得互相尊重，求同存异也能够和谐相处，如果认识不同、目标不同、标准不同，又不相互沟通，各行其是，那么夫妻也就很难能够长久了。

最理想的情况是，夫妻能够一起把"格物、致知、诚意、正心、修身、齐家、治国、平天下"作为共同的目标和理想，并以是否"心正"作为夫妻衡量是非对错的标准。"心正"的标准又以"爱人利他"为核心，夫妻比较的是谁更加无私，而不是谁更加自私。两个人要比，标准是谁更关心对方，谁更关心社会。好的夫妻因为相互礼让而争，反面的夫妻因为相互要求而争。这是截然相反的两种情况。

从个人成长来看，夫妻之间相处，能不断地让自己的小我变小，大我变大，从夫妻关系中，可以体会感悟无私无我，进而不断去体悟人与社会一体、天人合一的生命境界。这种合一，大我无私的品质的培养，首先要从夫妻关系开始，如果夫妻之间都不能做到无私无我，何谈社会他人了。夫妻是人间最亲密的关系，也是心理成长的修炼道场，放下自己，成就他人，不分彼此，共同成长，才能体会领略生命的新境界。

【父母之道】

1. 经典选读

养不教，父之过，教不严，师之惰。

——《三字经》

夫严家无悍虏，而慈母有败子。吾以此知威势之可以禁暴，而德厚之不足以止乱也。

——《韩非子·显学》

祖宗虽远，祭祀不可不诚；子孙虽愚，经书不可不读。

——《朱子家训》

为人母者，不患不慈，患于知爱而不知教也。古人有言曰："慈母败子。"爱而不教，使沦于不肖，陷于大恶，入于刑辟，归于乱亡。非他人败之也，母败之也。自古及今，若是者多矣，不可悉数。

——《温公家范》

父母威严而有慈，则子女畏慎而生孝矣……父子之严，不可以狎；骨肉之爱，不可以简。简则慈孝不接，狎则怠慢生焉。

——《颜氏家训》

2. 体会分享

父母是相对孩子而言的，父母之道主要是指与孩子相处的学问。

教育孩子是家庭的重要任务，也是父母的重要责任。教育要以孩子为本，一切从孩子出发，一切为了孩子。绝对不能重男轻女，应一视同仁，给每个孩子创造平等的受教育机会，使他们成为一个有用人才。

父母是家教的执行者，父母的修养高低直接决定了家教的水平高低和效果。孩子教不教得好，还是父母的责任。家长是天地，就要承载起天地的位置和责任，以高标准要求自己，提高自身修养，学习并掌握科学的教育理念方法，达到天地境界，以身作则，言传身教，正己化人。教育孩子的过程，同时也是家长不断学习和成长的过程。修身方能真齐家。以父母为源动力，构建学习向上的家庭氛围，创建和谐的学习型家庭，家家如此，则学习型社会和国家可成。

教育孩子，有些人强调慈爱，有些人强调严厉。而实质上，慈爱和严厉并不矛盾，而是一体两面，慈爱是爱，严厉也是爱。正如《颜氏家训》所言："父母威严而有慈，则子女畏慎而生孝矣"。爱是教育的基础，没有爱就没有一切。但是只有爱而没有严格要求，就成了溺爱。只有把爱心和严厉结合起来，才是完整的教育。如果没有爱心，严厉就是冷冰冰的，那么教育出来的孩子就是机器或者动物。如果没有严厉，只有爱心，那么孩子就不能受到应该的约束，就会变得没有规矩，无法无天，不知礼节。只有把两者有机结合起来，给孩子无微不至的爱，在这个爱的基础上，对孩子进行严格教育，才能构成完整的教育体系，孩子因此能够懂得爱，懂得规矩，知书达理，发展成为一个德才兼备的人才。

如果孩子已经长大成人，应该学会放手，学会授权，学会给孩子自己决定和发展的空间，不要过度干预孩子的自由。父母不可能一辈子为孩子做主，很多事情需要孩子自己去面对，自己去处理，甚至跌倒再爬起来，唯有如此他们才能不断成长，不断成熟，能够自己撑起一片天空。长江后浪推前浪，一辈新人换旧人，这就是人生。很多父母并不明白这个道理，对于成年的孩子过多干涉，不但阻碍了孩子的成长，而且还可能造成父母与孩子的冲突，家庭不睦。如果能够秉承正确的教育方法，尤其是在家庭中传承传统文化，一个孩子在成人之后，一般是可以自己去处理多数问题的，是值得信赖的，是可以放手的。当然，特殊情况下，教育不当，孩子确实不走正道，那就另当别论，还是要进行深入干预。

【子女之道】

1. 经典选读

　　夫孝，德之本也，教之所由生也……身体发肤，受之父母，不敢毁伤，孝至始也。立身行道，扬名于后世，以显父母，孝之终也……夫孝，始于事亲，中于事君，终于立身。

——《孝经·开宗明义章第一》

曾子曰："……敢问子从父之令，可谓孝乎？"子曰："是何言与？是何言与？昔者天子有争臣七人，虽无道不失其天下。诸侯有争臣五人，虽无道不失其国。大夫有争臣三人，虽无道不失其家。士有争友，则身不离于令名。父有争子，则身不陷于不义。故当不义，则子不可以不争于父，臣不可以不争于君，故当不义则争之，从父之令，又焉得为孝乎？"

——《孝经·谏诤章第十五》

有子曰："其为人也孝悌，而好犯上者，鲜矣；不好犯上，而好作乱者，未之有也。君子务本，本立而道生。孝悌也者，其为仁之本与！"

——《论语·学而第一》

子游问孝。子曰："今之孝者，是谓能养。至于犬马，皆能有养；不敬，何以别乎？"

——《论语·为政第二》

孝子之至，莫大乎尊亲；尊亲之至，莫大乎以天下养。

——《孟子·万章上》

入孝出悌，人之小行也。上顺下笃，人之中行也；从道不从君，从义不从父，人之大行也……孝子所不从命有三：从命则亲危，不从命则亲安，孝子不从命乃衷；从命则亲辱，不从命则亲荣，孝子不从命乃义；从命则禽兽，不从命则修饰，孝子不从命乃敬。

——《荀子·子道篇》

2. 体会分享

子女是相对父母而言的，子女之道主要是指与父母相处的学问。作为子女，与父母相处，核心是孝道的认识与践行。

古人把孝道放在非常重要的位置。"夫孝，德之本也""其为人也孝悌，而好犯上者，鲜矣；不好犯上，而好作乱者，未之有也。君子务本，本立而道生。孝悌也者，其为仁之本与！"一个人能够孝敬父母，才能够忠君爱国，才能成为一个人才，担当重任。但是，古往今来，君王和父母为了树立自己权威，扭曲孝道，变成了一种权力控制手段。正确认识孝道的本质，正确处理与父母的关系，具有重要意义。而古人对这一问题有着清晰深刻的认识。

"孝之至，莫大于尊亲""孝，善事父母者"，孝道就是如何尊重侍奉父母。简单一句话，就是对父母好。孝道其实是良知自然运作，在与父母关系处理上的自然展现，孝道统一在系统思想、自利利他、良知道义这些总的纲领之下。怎么样算是对父母好呢？这个标准可以千差万别，是不是言听计从、百依百顺就是对父母好呢？事实绝非如此。

"入孝出悌，人之小行也。上顺下笃，人之中行也；从道不从君，从义不从父，人之大行也。"真正的孝，并不是一味言听计从、百依百顺，更不是满足父母的私欲和虚荣等，而是自己成长，引导父母成长，养父母之身，同时养父母之心，让父母心灵成长，精神富足，过上有价值、有意义的晚年生活。

"身体发肤，受之父母，不敢毁伤，孝之始也。立身行道，扬名于后世，以显父母，孝之终也。夫孝，始于事亲，中于事君，终于立身。"当然不一定是为了扬名于后世，有些特殊历史时期和特殊情况，确实不能陪在父母身边尽孝道，但是子女能够发展成才，有所创造，做一番事业，推进社会发展，也是对父母最大的回报，也是最大的孝道。

【兄弟之道】

1. 经典选读

悌，善兄弟也。

————《说文解字》

诗云，宜兄宜弟。宜兄宜弟，而后可以教国人。

————《大学》

子曰："弟子入则孝，出则悌，谨而信，泛爱众而亲仁。"

————《论语·学而第一》

入则孝，出则悌。

————《孟子·滕文公下》

兄道友，弟道恭，兄弟睦，孝在中。

————《弟子规》

2. 体会分享

兄弟之道，指兄弟姐妹之道。兄弟姐妹是同一父母所出，骨肉至亲。兄弟姐妹之间，应该互敬互爱，和睦相处。

自古以来，兄弟不和，甚至反目成仇的情况总有发生，不仅骨肉亲情不再，甚至连异姓旁族之人都不如。为什么会出现这种局面呢？

其实，越是亲近之人，越是把别人当成自己，总是希望兄弟姐妹按照自己的意愿去发展，是为了他（她）好，自己内心深处的控制欲望总是自觉或不自觉地在日常生活中表现出来。兄弟姐妹虽然是至亲，但是毕竟性格、兴趣、能力各有差别，所谓人各有志，不能强求。因此要通过与兄弟姐妹的相处，学会观察审视自己，发现自己内心的控制欲和期望，也要学会从兄弟姐妹的同与不同中，去进一步认识自己，学习兄弟姐妹的长处，提升自己。同时也要有一种包容的心态，要有各自独立的心理和生活空间，保持适当的距离，让每个人做自己的主人，去独立发展发挥，成就各自的事业。

二、教育之道

1. 经典选读

玉不琢，不成器；人不学，不知道。是故古之王者，建国君民，教学为先。

——《礼记·学记》

古之学者必有师。师者，所以传道受业解惑也。人非生而知之者，孰能无惑？惑而不从师，其为惑也，终不解矣。

——《师说》

事师之犹事父也。

——《吕氏春秋·劝学》

臣闻明王圣主，莫不尊师贵道。

——《后汉书·孔僖传》

其身正，不令则行；其身不正，虽令不从。未有不能正身而能正人者也。

——《论语·子路第十三》

老吾老以及人之老，幼吾幼以及人之幼。

——《孟子·梁惠王上》

2. 体会分享

活到老，学到老，教育是人生永恒的主题。父母是孩子的第一任老师，家庭承担着教育的重要责任。家庭关系之外，最重要的莫过于师生关系了。中华文化代代相传，尤其是太极拳、八卦掌等传统瑰宝，传承至今，都是无数的师徒共同努力的结果，师徒关系也就更显重要了。

尊师贵道，师徒之间传承的是道，不仅仅是知识、技能，还包括理想、情怀、德行等等。"事师之犹事父也"，师徒关系犹如父子关系。作为老师，为人师表，以身示范，要把学生当做自己的孩子，"幼吾幼以及人之幼"，尽心尽力地教育孩子。老师与父母一样，也要以最高的标准要求自己，自己的一言一行，影响的不仅仅是自己，而是一群人，责任重大。而学生也应该把老师当做自己的父母一样对待。

现代社会，我们接受教育的途径非常多，学校教育、各类培训、师徒传承等，时代变了，但是教育的精神没有变，尊师重道、教学传承，仍是我们应该好好学习的人生课题。

三、交友之道

1. 经典选读

孔子曰："益者三友，损者三友。友直，友谅，友多闻，益矣。友便辟，友善柔，友便佞，损矣。"孔子曰："益者三乐，损者三乐。乐节礼乐，乐道人之善，乐多贤友，益矣。乐骄乐，乐佚游，乐宴乐，损矣。"

——《论语·季氏第十六》

居是邦也，事其大夫之贤者，友其士之仁者……放郑声，远佞人。郑声淫，佞人殆……道不同，不相为谋。

——《论语·卫灵公第十五》

曾子曰："君子以文会友；以友辅仁。"

——《论语·颜渊第十二》

子曰："德不孤，必有邻。"

——《论语·里仁第四》

染于苍则苍，染于黄则黄，所入者亦，其色亦变……故染不可不慎也。非独染丝然也，国亦有染。……非独国有染也，士亦有染。

——《墨子·所染》

蓬生麻中，不扶而直；白沙在涅，与之俱黑。兰槐之根是为芷，其渐之滫，君子不近，庶人不服。其质非不美也，所渐者然也。故君子居必择乡，游必就士，所以防邪辟而近中正也。

——《荀子·劝学》

亲贤臣，远小人，此先汉所以兴隆也；亲小人，远贤臣，此后汉所以倾颓也。

——《前出师表》

2. 体会分享

朋友可以看作兄弟姐妹的延伸。兄弟姐妹是骨肉之情，朋友是交往相知之情。朋友之贵重在心灵。

朋友也有不同层次，有灵魂伴侣，也有酒肉朋友。在此，我们倡导结交志同道合、三观一致的朋友。所谓"道不同，不相为谋""同声相应""同气相求"，就是这个道理。志同道合的朋友，心灵相应，志趣相同，有着相似的世界观和人生观，能够成为共同奋斗或者分享心情的好朋友，共同创造生命的意义。我们不提倡结交只为吃喝玩乐的所谓狐朋狗友、酒肉朋友。

如何拥有志同道合的朋友？首先你得有志，有道，有追求，有境界，如果自己什么志向、追求都没有，又怎么可能有志同道合的朋友呢？"德不孤，必有邻""君子以文会友，以友辅仁"，我们要做的其实就是用心追求自己的梦想，做好自己，在这个过程中自然会吸引和结交志同道合的朋友。

同时我们还要学会善于保护自己，不要随波逐流。在社会中总会接触和认识形形色色的各色人等，我们要明确自己心中的定位，不要为了交朋友而交朋友，更不要结交损友、小人。"蓬生麻中，不扶而直；白沙在涅，与之俱黑"，要善于甄别并且选择自己的朋友，不要受一些品行不端的朋友的影响而学坏，这对于涉世未深的青少年，尤其重要。

四、礼仪之道

1. 经典选读

礼之用，和为贵。先王之道斯为美，小大由之。有所不行，知和而和，不以礼节之，亦不可行也。"

——《论语·学而第一》

林放问礼之本。子曰："大哉问！礼与其奢也，宁俭；丧，与其易也，宁戚。"

——《论语·八佾篇第三》

子曰："质胜文则野，文胜质则史，文质彬彬，然后君子。"

——《论语·雍也第六》

颜渊问仁。子曰："克己复礼为仁。一日克己复礼，天下归仁焉。为仁由己，而由人乎哉？"颜渊曰："请问其目。"子曰："非礼勿视，非礼勿听，非礼勿言，非礼勿动。"……子曰："君子博学于文，约之以礼，亦可以弗畔矣夫！"

——《论语·颜渊第十二》

子曰："君子义以为质，礼以行之，孙以出之，信以成之。君子哉！"

——《论语·卫灵公第十五》

不学礼，无以立。

——《论语·季氏第十六》

不知命，无以为君子也；不知礼，无以立也；不知言，无以知人也。

——《论语·尧曰篇第二十》

夫礼者，所以定亲疏、决嫌疑、别同异、明是非也……道德仁义，非礼不成；教训正俗，非礼不备；分争辨讼，非礼不决；君臣、上下、父子、兄弟，非礼不定；宦学事师，非礼不亲；班朝治军，莅官行法，非礼威严不行；祷祠、祭祀、供给鬼神，非礼不诚不庄。是以君子恭敬撙节，退让以明礼。鹦鹉能言，不离飞鸟，猩猩能言，不离禽兽，今人而无礼，虽能言，不亦禽兽之心乎？夫唯禽兽无礼，故父子聚麀，是故圣人作，为礼以教人，使人以有礼，知自别于禽兽。太上贵德，其次务施报。礼尚往来，往而不来，非礼也，来而不往，亦非礼也。人有礼则安，无礼则危，故曰：礼者不可不学也。夫礼者，自卑而尊人，虽负贩者必有尊也，而况富贵乎？富贵而知好礼，则不骄不淫；贫贱而知好礼，则志不慑。

——《礼记·曲礼》

2. 体会分享

礼仪是人们在社会交往活动中，在仪容、仪表、仪态、仪式、言谈举止等方面约定俗成的行为规范。中国自古就是"礼仪之邦"。在中国古代，礼仪是为了适应当时社会需要而产生的，因而不可避免地带有时代特点及局限性。现代礼仪与古代礼仪已有很大差别，对规范人们的社会行为，协调人际关系，促进人类社会发展具有积极的作用。

礼仪不是随意凭空臆造的，也不是可有可无的。无论何时何地，我们都要以最恰当的方式去待人接物，这个恰当之处就体现在礼仪上。人们可以依据各种礼仪规范，正确把握交往尺度，合理处理人际关系。

礼仪包含了一些形式，但是礼仪绝对不仅仅是形式。礼仪的核心是与人交往善意和感情的自然表达，应是出自内心的诚意，诚于中而形于外，不是巧言令色和徒具形式的繁文缛节。

"质胜文则野，文胜质则史，文质彬彬，然后君子"说的是"质朴超过了文饰就会粗野，文饰超过了质朴就会虚浮，质朴和文饰内外一致，才可以成为君子。"内在的真诚朴实要与外在的礼仪形式相统一。

"礼与其奢也，宁俭；丧，与其易也，宁戚。"礼仪不是奢侈铺张，而是真诚简朴。

我们明白这个道理，诚心诚意与人交往，掌握适当礼节，也就可以了。如非特殊工作需要，也不必挖空心思，矫揉造作，过于注重外在形式，忽略了内在真诚。真实真诚的内心比外在的形式更重要。

五、管理之道

【成就他人】

1. 经典选读

江海之所以能为百谷王者，以其善下之，故能为百谷王。是以圣人欲上民，必以言下之；欲先民，必以身后之。是以圣人处上而民不重，处前而民不害。是以天下乐推而不厌。以其不争，故天下莫能与之争。

——《道德经·第六十六章》

善为士者，不武；善战者，不怒；善胜敌者，不与；善用人者，为之下。是谓不争之德，是谓用人之力，是谓配天古之极。

——《道德经·第六十八章》

2. 体会分享

管理之道，有明暗阴阳两条主线。明线成事，暗线成人。所谓成事，就是领导管理一个团队，把事情做好，达成团队目标。所谓成人，就是带领培养团队每一个成员，在做事中不断成长，实现个人价值。两者是辩证统一关系，事成人也要成。作为管理者，需要深刻理解这两条主线的关系，统筹兼顾，不可偏废。一般来说，大家对于成事都有充分认识，团队成员都是要为了团队目标去奋斗的，但是往往忽略了成人这一主线。因此，管理者对于成人这一主线尤其要重视。

这实际上就是基于人本主义心理学助人成长的人本管理精髓。管理者深刻了解每个人的兴趣、能力、志向，协助每个人在团队同一目标的框架内，确立个人发展的小目标，帮助个人实现自己成长的最大化，这是一个领导者、管理者应有的责任。在这样的框架下，个人最大程度的成长，必然带来团队总体最大的成长和现实受益，体现出来的是团队能力和业绩的最大化，管理者管理能力的最大化。

一个领导者、管理者，并不是高高在上的，而更应该是虚怀若谷，作为一个服务者的角色出现。正所谓是"人民公仆"，名副其实。

一个领导者、管理者，要善于授权与放权，包容谦卑，居于下位，所谓"善用人者，为之下"，这样才能够把每个人的积极性调动起来、能力发挥出来。

【正己化人】

1. 经典选读

政者，正也，子帅以正，孰敢不正？

——《论语·颜渊第十二》

上好礼，则民莫敢不敬；上好义，则民莫敢不服；上好信，则民莫敢不用情……其身正，不令而行；其身不正，虽令不从……苟正其身矣，于从政乎何有？不能正其身，如正人何？

——《论语·子路第十三》

上好礼，则民易使也。

——《论语·宪问第十四》

行有不得者，皆反求诸己，其身正而天下归之……君仁，莫不仁；君义，莫不义；君正，莫不正，一正君而国定矣。

——《孟子·离娄上》

大人者，正己而物正者也。

——《孟子·尽心上》

贤者以其昭昭使人昭昭，今以其昏昏使人昭昭。

——《孟子·尽心下》

2. 体会分享

一个领导者、管理者，本身也应该是一位导师，是下属的引领和榜样。要想下属和员工做好，自己首先要做好，以身作则，才能带动大家。正所谓"子帅以正，孰敢不正？"如果自己都做不好，还总是要求其他人，人们怎么可能会信服并且遵从呢？

【有为无为】

1. 经典选读

将欲取天下而为之，吾见其不得已。天下神器，不可为也，不可执也。为者败之，执者失之。是以圣人无为，故无败；无执，故无失。

——《道德经·第二十九章》

道常无为而无不为。侯王若能守之，万物将自化。化而欲作，吾将镇之以无名之朴。镇之以无名之朴，夫将不欲。不欲以静，天下将自正。

——《道德经·第三十七章》

为学日益，为道日损。损之又损，以至于无为。无为而无不为。取天下常以无事，及其有事，不足以取天下。

——《道德经·第四十八章》

子路宿于石门。晨门曰："奚自？"子路曰："自孔氏。"曰："是知其不可而为之者与？"

——《论语·宪问第十四》

人有不为也，而后可以有为。

——《孟子·离娄下》

宋人有闵其苗之不长而揠之者，茫茫然归，谓其家人曰："今日病矣！予助苗长矣！"其子趋而往视之，苗则槁矣。天下之不助苗长者寡矣！以为无益而舍之者，不耘苗者也；助之长者，揠苗者也；非徒无益，而又害之。

——《孟子·公孙丑上》

2. 体会分享

作为管理者，要深刻理解有为无为的道理，善于运用有为无为的方法，管理好团队。

有为无为是一个相对的概念。依系统观点而言，宇宙万物无时无刻不在变化运动，这个运动变化，就是为。运动变化有自组织，有他组织。一个系统，我们不去干预，其凭借自身系统的自组织能力运动变化，我们可以称之为无为。相对的，如果我们对某一系统施加外力，改变其系统状态产生运动变化，我们可以称之为有为。无为有为并无绝对高下，都是手段，达成我们所要的变化和结果，才是目的。

对于团队的管理，有时要有为，通过行政干预手段，让团队成员执行落实，有时则要无为，不做过多干预，让团队成员自己去创造发挥。有为无为取决于具体情境，要把握核心精神，懂得灵活应用，不能教条主义，否则会取得相反效果。

六、事业之道

【人生立志，坚韧不拔】

1. 经典选读

　　子曰："吾十有五而志于学，三十而立，四十而不惑，五十而知天命，六十而耳顺，七十而从心所欲，不逾矩。"

——《论语·为政第二》

　　故立志者，为学之心也；为学者，立志之事也。

——《王阳明全集·文录五·书朱守谐卷》

　　志不立，天下无可成之事。虽百工技艺，未有不本于志者。今学者旷废隳惰，玩岁愒时，而百无所成，皆由于志之未立耳。故立志而圣，则圣矣；立志而贤，则贤矣；志不立，如无舵之舟，无衔之马，漂荡奔逸，终亦何所底乎？

——《王阳明全集·续编一·教条示龙场诸生》

　　志不强者智不达，言不信者行不果。

——《墨子·修身》

2. 体会分享

志向对人生有着重要的意义，王阳明曾经说过："志不立，天下无可成之事，虽百工技艺，未有不本于志者。"有了志向，才有目标，才有方向，才有动力，才有行动，才有成功的希望。没有志向，没有目标，就不可能有效地组织自己的时间和资源，只能是守株待兔，做一天和尚撞一天钟，不会有大的出息，不会有大的收获，不可能成大事，甚至连小事也成不了，一生碌碌无为，一事无成。因此，人生要想取得成功，就必须首先立志。

【抓住根本，抱元守一】

1. 经典选读

　　物有本末，事有终始，知所先后，则近道已。

——《大学》

　　曲则全，枉则直，洼则盈，敝则新，少则多，多则惑。是以圣人抱一为天下式。

——《道德经·第二十二章》

昔之得一者：天得一以清；地得一以宁；神得一以灵；谷得一以生；侯得一以为天下正。其致之也，谓天无以清，将恐裂；地无以宁，将恐废；神无以灵，将恐歇；谷无以盈，将恐竭；万物无以生，将恐灭；侯王无以正，将恐蹶。

——《道德经·第三十九章》

2. 体会分享

人生需要掌握根本智慧，站在战略高度，把握事物本质，抓住事物根本，掌握大法，驾驭小术。一就是根本，一就是本源，只有掌握根本大道，才能举一反三，触类旁通。

下面摘录笔者以前写的一篇随笔，分享关于"一"的智慧。

一是什么？是整体，是核心，是不二。

孝悌忠信礼义廉耻之八德，不过一心。得一正念，万德兼备！

表里寒热阴阳虚实之八纲，不过一气。神守一气，病安从来？

掤捋挤按採挒肘靠之八劲，不过一灵。得一灵触，有感即应！

道生一，一生二，二生三，三生万物。易有太极，是生两仪，两仪生四象，四象生八卦。物有本末，事有终始，知所先后，则近道矣！

凡事有体有用，有本有末，若不能抓住根本，在本体上用功夫，事倍功半，终无是处。大智若愚，大巧若拙，大道至简，大器晚成。事情有方法，但绝无捷径。抓住根本，耐住寂寞，登峰造极，功到自成。

一心，一气，一灵，均不离心身整合之一念正觉法，还归于一。

【立足核心，待时而动】

1. 经典选读

子曰："不患无位，患所以立；不患莫己知，求为可知也。"

——《论语·里仁第四》

子曰："君子谋道不谋食。耕也，馁在其中矣；学也，禄在其中矣。君子忧道不忧贫。"

——《论语·卫灵公第十五》

君子藏器于身，待时而动。

——《周易·系辞下》

2. 体会分享

一个人要想成就一番人生事业，无论哪个行业，无论何种形式，都要具备核心品质，这个品质包括能力和德行，所谓德才兼备。

能力大者，建功立业，能力小者，养家糊口，无论何者，能力都是核心。一个君子，应该"不患无位，患所以立；不患莫己知，求为可知也"，只要有能力，害怕这个世界上没有自己的位置？只要有能力，害怕天下人不知道你？我们应该关心的是，自己有没有这个能力，这才是核心。

除了核心能力，一个人的德行也很重要。有才无德，能力越大，对社会的危害也就越大。"君子谋道不谋食"，作为一个真正的人才，想要成就一番事业，必要有长远眼光，立足于道，要有一定的精神信仰和人生追求，不能只看眼前利益和一日三餐，也不能只看现实利益。

【 欲速不达，无见小利 】

1. 经典选读

子曰："无欲速，无见小利。欲速，则不达；见小利，则大事不成。"

——《论语·子路第十三》

计利当计天下利，求名应求万世名。

——于右任题赠蒋经国对联 [①]

2. 体会分享

快速达成目标，立即得到利益，当然是每个人的正常愿望。不过这个愿望是主观的，并不一定与客观事实相符。目标的达成，利益的收获，往往需要努力付出，需要时间积累，需要耐心等待。如果企图快速收获，违背自然规律，只能弄巧成拙，事与愿违。

当前利益也是一样。要成就一件大事，获得更大利益，往往需要我们当前更多的付出和牺牲。为了当前蝇头小利，鼠目寸光，往往要付出长远利益的损失，大事不成。我们应该高瞻远瞩，从长远利益出发，懂得放弃和牺牲当前的蝇头小利，迎接未来更大的辉煌和胜利。

明白欲速不达，无见小利，并且能够付诸行动，需要强大的内心修养，这也就是正心修身的意义所在。

【 预先计划，谋而后动 】

1. 经典选读

凡事豫则立，不豫则废。

——《中庸》

季文子三思而后行。子闻之曰："再，斯可矣。"

——《论语·公冶长第五》

2. 体会分享

有志向，有目标，有能力，还要有行动。行动首先要有整体规划和实施计划，谋定而

---

① 季凉. 计利当计天下利——国民党元老于右任的大陆情 [J]. 炎黄春秋，2003（8）：76.

后动，不打无把握之仗。

【锲而不舍，持之以恒】

1. 经典选读

　　不积跬步，无以至千里；不积小流，无以成江海。骐骥一跃，不能十步；驽马十驾，功在不舍。锲而舍之，朽木不折；锲而不舍，金石可镂。

——《荀子·劝学》

　　图难于其易，为大于其细。天下难事必作于易，天下大事必作于细。

——《道德经·第六十三章》

　　合抱之木，生于毫末，九层之台，起于累土，千里之行，始于足下。

——《道德经·第六十四章》

　　天行健，君子以自强不息。

——《周易·象传》

2. 体会分享

　　梦想是靠踏踏实实的行动，一步一个脚印走出来的。千里之行，始于足下，要从当下开始，向着远方的目标，一路往前。只要目标是正确的，就要迎接万难，一往无前，积极进取，自强不息。唯有如此，才能在不断实践中丰富阅历，提高能力，最终获得成功。

【上善若水，灵活应变】

1. 经典选读

　　上善若水。水善利万物而不争，处众人之所恶，故几于道。居善地，心善渊，与善仁，言善信，政善治，事善能，动善时。夫唯不争，故无尤。

——《道德经·第八章》

　　人之生也柔弱，其死也坚强。万物草木之生也柔脆，其死也枯槁。故坚强者死之徒，柔弱者生之徒。是以兵强则不胜，木强则兵，强大处下，柔弱处上。

——《道德经·第七十六章》

　　天下莫柔弱于水，而攻坚强者莫之能胜，以其无以易之也。弱之胜强，柔之胜刚，天下莫不知，莫能行。是以圣人云：受国之垢，是谓社稷主；受国不祥，是为天下王。正言若反。

——《道德经·第七十八章》

　　夫兵形象水，水之行避高而趋下，兵之形避实而击虚；水因地而制流，兵因敌而制胜。故兵无常势，水无常形。能因敌变化而取胜者，谓之神。故五行无常胜，四时无常位，日有短长，月有死生。

——《孙子兵法·虚实篇》

2. 体会分享

做事要学习水的智慧。人之德性，如水润物，柔弱处下，成就天下。水无常形，随遇成形，法无定法，应势而动，柔弱却可胜刚，滴水却可穿石。在工作生活中，我们应懂得依据客观事物的变化而变化，灵活应用，避免教条主义。

【中庸和谐，过犹不及】

1. 经典选读

仲尼曰："君子中庸，小人反中庸。君子之中庸也，君子而时中。小人反之中庸也，小人而无忌惮也。"子曰："中庸其至矣乎！民鲜能久矣！"子曰："道之不行也，我知之矣：知者过之，愚者不及也。道之不明也，我知之矣：贤者过之，不肖者不及也。人莫不饮食也，鲜能知味也。"

——《中庸》

喜怒哀乐之未发谓之中，发而皆中节谓之和。中也者，天下之大本也；和也者，天下之达道也。致中和，天地位焉，万物育焉。

——《中庸》

子贡问："师与商也孰贤？"子曰："师也过，商也不及。"曰："然则师愈与？"子曰："过犹不及。"

——《论语·先进第十一》

天地不仁，以万物为刍狗；圣人不仁，以百姓为刍狗。天地之间，其犹橐龠乎？虚而不屈，动而愈出。多言数穷，不如守中。

——《道德经·第五章》

2. 体会分享

事情不仅仅是一直去做就可以的，把握事情的度也很重要。

中庸不是事不关己，高高挂起，而是合适的法度，恰到好处。如何才能恰到好处？就是要符合客观规律，以客观事物为法度、标准。因此，如果客观事物或者当时形势是极端的，此时的极端就是事物的中庸。

想要把握事物的度，关键在于自身的修养，达到"中和"境界，"致中和，天地位焉，万物育焉"，人也是一样。这个中和，就是客观，以观者之心，审查万事万物，超然物外，正确认识事物，做出正确决定。

▶ 第十章
心身整合健康管理探索

　　当前基于现代体育构建的运动处方体系已经相对成熟，开始应用于健康管理和疾病康复等领域，如采用有氧运动进行心脏康复训练等，但其对中国优秀的传统养生运动，研究还非常不足。传统养生运动是维护和提升人体健康力，发挥人体自组织能力，实现人体系统优化，提升心身整体健康水平的代表性方法，对其进行系统研究，构建中国传统养生运动健康处方体系，具有重要意义。心身整合是传统养生运动的科学化体系，心身整合健康处方就是中国传统运动健康处方。以心身整合健康处方为核心，结合其他健康干预方法，围绕健康力维护和提升，可以构建具有健康医学特色的综合健康管理体系。读者通过本章，可以了解传统养生运动与心身整合的健康效应、健康处方制定以及在健康管理中的应用思路，更好地认识和挖掘传统养生运动，更好地为国人健康服务。

第一节　心身整合健康处方基础——效应因素与作用机制

　　传统养生运动与心身整合通过什么发挥作用？如何认识传统养生运动与心身整合的健康效应？现代医学研究成果为探讨传统养生运动与心身整合的健康效应，提供了客观依据。传统养生运动与心身整合不仅仅是一种运动，其包含了更广的训练元素，主要包括：形体训练、有氧训练、放松训练、正念训练等。不仅有氧运动、放松训练、正念训练、传统养生运动的研究成果可作为其参考，我们还做了部分研究工作，包括部分个案调查研究和小样本临床对照研究[1]，心身整合训练对高血压、糖尿病、心脏病等干预效果是肯定的。我们对传统养生运动与心身整合的健康效应进行了梳理，得出了心身整合的健康效应因素与作用机制，为心身整合健康处方的制定提供了依据。

---

[1] 李伟，吴会东，田军章. 心身整合行为技术对社区高血压患者的干预研究 [J]. 深圳中西医结合杂志，2017，27（10）：194-196.

一、心身整合效应因素

1. 基本效应

传统养生运动与心身整合对心身健康的作用是多因素的结果，不是单一因素的结果，其效应因素包括形体效应、代谢效应、放松效应和觉知效应等（图49）。

（1）形体效应

心身整合包含了优秀的形体训练技术，可以看作是一种立体的综合拉伸训练技术。其中形体训练主要以动态拉伸为主，静态觉知训练主要以静态微拉伸为主，全身"伸筋拔骨"，能够对相关肌肉进行运动、拉伸、按摩，调整肌肉力量平衡，改善组织循环和细胞代谢，修复受损组织，纠正姿势不良等。这一效应对当前久坐少动、电脑综合征、手机综合征等引起的姿势不良、颈肩腰腿痛等形体问题，具有很好的针对性。

（2）代谢效应

从能量代谢角度看，心身整合是一种中低强度的有氧运动。代谢效应是基于心身整合运动产生的能量代谢及其相关效用。代谢效应主要与运动强度和运动时间所决定的运动量有关，其可以加速血液循环，促进新陈代谢，并通过组织对血液氧气等需求增加，进一步引起心血管系统和呼吸系统负荷增加，锻炼心肺功能。这一效应对于久坐少动、肥胖、高血压、糖尿病、高脂血、心脑血管疾病等与代谢有关的疾病具有很好的针对性。

（3）放松效应

放松技术是心身整合核心技术之一。放松效应[①]是基于心身放松而产生的生理效应，可引起交感神经系统兴奋性下降，与应激引起的交感神经系统兴奋性增加的效应相反，因此可以对抗应激反应，对于因应激反应而引起的各类心身疾病有很好的针对性。

（4）觉知效应

觉知技术是心身整合的核心技术之一，觉知效应是基于觉知内在形成心身生物反馈和心身调控生理效应。觉知效应可以根据觉知的部位分为整体效应和局部效应。觉知整体则产生整体效应，促进整体功能调节。觉知局部则产生局部效应，根据每个被关注的局部部位的位置和性质而具有不同的个性特点。局部可能是某个解剖器官（如胃）、某个位置（如腹部）、某条经络（如督脉）、某个穴位（如气海）。心身整合在整体调节身心前提下，结合局部强化训练方法，达到整体身心健康的目的，基本适合所有的健康和疾病人群。心身整合是系统思维，认为某种训练方法对应治疗某种疾病的思路是还原论思维，在此并不适用。除了对身体的觉知外，心身整合觉知心理活动，实际上是一种正念心理技术，对自身心理活动觉知内省，领悟修通，促进心理健康。

---

① 王珊珊，陈晶晶，王磊. 放松训练的研究现状与展望 [J]. 实用医药杂志，2012，29（9）：852-854.

2. 合并效应

以上四个健康效应，其实是密不可分的，我们可以将以上四个健康效应进行合并简化，形成两个主要的合并效应。

（1）运动效应

形体效应和代谢效应都和运动有关，两者联系比较紧密，可以合并简化为"运动效应"。运动效应是大多数运动均具有的基本效应，当前对其研究和应用较多。

（2）整合效应

放松训练与觉知训练两者在实际训练操作上是一体的，不可分割，放松的同时必然带着觉知，因此放松效应和觉知效应两者可以简化合并为"整合效应"。整合效应是传统运动与心身整合所特有的效应。这是我们当前研究所欠缺的内容，应该将其挖掘整理并应用于健康管理、疾病防治领域。

整合效应和运动效应是心身整合的两个主要效应，其中整合效应占主要地位。如果仅有运动效应而没有整合效应，就不能称为心身整合。大家可能听到过关于"太极操"的说法，说的就是打太极拳时仅练习动作，这种情况下，意识运用不到位，就仅只能产生普通运动效应，而没有整合效应。运动效应和整合效应都有整体调节作用，但是原理和作用有所差别，整合效应发挥后，两者结合，对全身的调节作用更广泛、更深入，效果更好。

3. 效应细分

运动效应和整合效应都存在整体效应和局部效应，运动效应和整合效应再根据整体和局部进行划分，共有四种效应因素：整合整体效应、整合局部效应、运动整体效应、运动局部效应（表8）。当然局部和整体也是相对的，整体是局部的整体，局部是整体的局部，因此整体的调整能带来局部的改善，局部的强化会带来整体的改善。

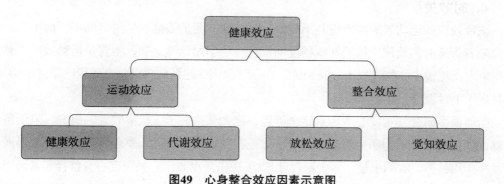

图49　心身整合效应因素示意图

表8　心身整合效应因素简表

	整体	局部
整合	整合整体效应	整合局部效应
运动	运动整体效应	运动局部效应

（1）运动局部效应

每个运动方法，其运动部位有所差异，对于局部作用也有差异，这种因为局部运动所带来局部变化，就是运动局部效应。如散步，主要锻炼下肢，仰卧起坐主要锻炼腹部，俯卧撑主要锻炼上肢。

（2）运动整体效应

每个局部运动方法，也会带来全身变化。无论是散步、仰卧起坐还是俯卧撑等，都会带来血液循环、心肺功能等全身变化，这种运动所带来的整体变化称之为运动整体效应。

（3）整合局部效应

传统养生运动与心身整合训练中，尤其是一些静态姿势训练方法，在静态姿势下，进行一些局部的放松和觉知训练，可以加强局部心身反馈调节功能，强化局部血液循环和细胞代谢，这种因觉知放松局部引起的局部反馈调节效应，就是整合局部效应。比如重点觉知放松腹部，改善消化功能；重点觉知放松脊柱，改善脊柱功能等。

（4）整合整体效应

与运动类似，局部觉知放松的同时，全身也会受到影响，产生全身的放松和调整作用。若局部训练纯熟，可以直接进行觉知放松整体，以产生全身的反馈调整作用。这种觉知放松引起的全身心身反馈调整的作用就是整合整体效应。

4. 时效关系

整合效应和运动效应的比重并不是固定不变的，而是根据训练内容的不同而不同，而且会随着训练时间延续、技能熟练程度而变化。在学习训练之初，主要是运动效应，整合效应所占比重较少，经过一定时间训练，心身整合训练逐渐纯熟，整合效应比重逐步增加，并且居于主导地位，运动效应退居其次。

当前很多研究其实没有考虑到这个问题，例如某些关于太极拳效果的研究，限于条件限制，仅仅以初学者为研究对象，此时个体还在动作学习阶段，整合效应往往并未形成或者发挥作用甚微，实际上是"太极操"，仅仅表现出运动效应。当研究心身整合和普通运动的效果差异时，我们要认识到这一点，可适当延长观察时间，通过对练习者的主观体验进行调查，了解其放松以及觉知感受等，评估其整合效应是否发挥作用以及作用强度。这样才能使太极拳等传统运动的研究更加科学合理，避免只是笼统地研究太极拳，而对其效应因素和时效关系毫无考虑。

5. 风格因素

我们解释了传统养生运动与心身整合的效益因素原理，是对传统养生运动共性本质的把握。各种传统养生运动还有一些个性内容，如运动节奏、动作姿势、运动轨迹、编排顺序等，它们不是影响健康的主要因素，但却是区别不同运动类型或者不同门派、不同风格的重要因素，笔者把它们称为"风格因素"。

在研究太极拳、八卦掌、瑜伽等传统养生运动的健康作用时，我们不能把这些风格因素作为主要研究对象。评价不同传统养生运动的效果差别，如八式太极拳、二十四式太极拳、杨氏、陈氏哪个更有利于健康，这种思路的出发点本身就是错误的，应该着眼于运动部位、运动量、放松程度、觉知程度等因素来评价传统养生运动的作用。从事传统养生运动研究的同道对此应有所认识并重视。

二、心身整合效应机制

总体来说，心身整合运动效应和整合效应，主要通过以下机制发挥作用。

1. 神经调节机制

运动效应与整合效应，均可改善神经调节功能，尤其是整合效应，包含放松作用与觉知产生的心身反馈调节作用，其调节交感神经、副交感神经的兴奋性，并且强化心身生物反馈，影响神经内分泌免疫网络，引起内分泌免疫功能、内环境等的改变，发挥自组织功能，维护和提升人体健康力。

2. 血液循环机制

运动效应与整合效应，均可改善血液循环。运动效应可以引起血流速度加快，整合效应可以改善血管调节功能，改善微循环，两者可共同改善血液循环，进而影响组织液，改善内环境。

3. 细胞代谢机制

心身整合对于神经调节、血液循环、内环境等的作用，最终落实到细胞代谢上，促进细胞新陈代谢。人体细胞本身具有正常代谢功能，我们只需要为细胞代谢提供良好的内环境即可。而营造良好内环境是心身整合的重要作用机制。

第二节　心身整合作用效果理论探讨

心身整合作为一种集形体训练、有氧训练、放松训练、正念训练于一体的训练技术，通过形体效应、代谢效应、放松效应、觉知效应等发挥维护心身健康的作用。传统运动与心身整合确实有特别独到之处，那么其究竟有哪些具体作用呢？在此从多个角度对其健康效果做一个总结。

一、系统科学维度——系统优化

从系统科学角度看，人体是一个信息反馈控制自组织系统，心身是人体系统的两大核心要素，心身整合作为一种心身共同参与的综合训练体系，能够全方位地促进身体整合、心理整合以及心身之间的反馈整合，发挥人体自组织能力，提升人体健康力，实现人体系统的优化发展。人体系统的优化发展，体现为人体系统状态从疾病状态向健康状态转化，或者从低层次的健康状态向高层次健康状态跃迁。因此，心身整合对于心身健康的作用是综合的、全方位的，对于健康、亚健康、疾病人群的健康水平都有良好的促进提升作用。

二、哲学思想维度——自然和谐

从哲学思想角度看，自然和谐是中国传统哲学思想之一，万事万物都有自己的自然位置和运行规律，所谓"天地位焉，万物育焉[1]"，我们人也不例外。身心内部要素各归其位，自然和谐，就是健康，身心内部要素各失其位，自然和谐受到破坏，冲突失衡，就是疾病。心身整合综合训练体系，就是要达到合理形体、心身放松、自然无为的目的，为身心修复创造良好条件，回复身体和谐（最自然的身体结构）、心理和谐（最自然的心理状态）、心身和谐（最自然的心身互动），从而实现心身整体健康水平的提升。

三、健康医学维度——心身健康

从现代医学角度看，心身整合通过形体效应、代谢效应、放松效应和觉知效应等的组合而发挥作用，对人的解剖结构、运动能力、新陈代谢、血液循环、心理健康乃至神经系统重塑等有全方位的改善作用，能提升心身整体健康水平。

具体而言，形体效应可以改善人体解剖结构的宏观问题，纠正姿势不良，缓解疼痛等。代谢效应可以促进血液循环和新陈代谢，提升心肺功能。放松效应可以对抗应激反应，降低交感神经兴奋性，对于高血压、失眠、功能性胃肠疾病等心身疾病以及抑郁、焦虑等心理问题都具有良好的防治作用。觉知效应，其一方面强化心身反馈调节功能，另一方面觉知心理活动，领悟修通，对心身整体健康都有促进作用。

现代学者对传统养生运动做了大量现代研究，提示其对高血压、糖尿病、高血脂、冠心病等具有肯定效果。我们也做了部分研究工作，小样本临床对照研究提示，心身整合对高血压作用效果肯定[2]。另外，我们在社区全面推广心身整合，深受群众欢迎，大量学员报

[1] 朱熹. 四书章句集注 [M]. 北京：中华书局，1983：18.
[2] 李伟，吴会东，田军章. 心身整合行为技术对社区高血压患者的干预研究 [J]. 深圳中西医结合杂志，2017，27（10）：194-196.

告了自身的健康改善情况，如：血压降低，用药量减少；血糖减低，用药量减少；睡眠质量提高，消化功能改善，便秘情况改善，感冒次数减少，中风后患者肢体运动能力提升，肩周炎情况改善，脊柱状况改善等。特别是有一老年心脏心律失常患者，房颤伴频发早搏，24 小时异位搏动达 16000 次左右，练习一年后异位搏动减少至 24 小时 5000 次左右，截止到本书书稿完稿时，练习已经一年半，房颤完全消失，早搏减少到 24 小时 3250 次，整体健康状况全面改善。当然这些属于个案报道，缺乏系统对照，还需进一步研究。

　　将综合形体训练、有氧训练、放松训练、正念训练、传统养生运动等的研究成果与我们的部分研究相结合，可以得出，传统养生运动与心身整合心身并炼，能够防治各种慢性疾病，提升心身整体健康水平。

四、祖国医学维度——形神合一

　　从祖国医学角度看，心身整合训练是《黄帝内经》[①]"恬淡虚无，真气从之，精神内守，病安从来"的具体体现。"恬淡虚无，精神内守"八个字是条件，"真气从之，病安从来"是结果，意思是：如果一个人在恬淡虚无的状态下精神内守，真气就会通畅，疾病怎么可能会产生呢？真气是否从之，是疾病是否发生的关键。这是中医形神医学的最高纲领，是祖国医学气论思想的体现，也正是心身整合的核心。宇宙万物乃至于人都是一气化生，病因病机莫不以气立论。真气不从，就会生病，真气从之，精神内守，病安从来？不过心身整合守于一气，神气相抱，真气从之而已。心身即是一阴一阳，心身整合阴阳合于混元一气。《黄帝内经》还提到"正气存内，邪不可干""邪之所凑，其气必虚"，这两句话，一正一反，说明了同一个道理：正气的重要性。邪正是祖国医学一对重要的概念，邪正相争决定人的健康与否。如果一个人正气旺盛，邪气一般很难侵入，相反，如果邪气侵入了，一般都存在气虚。心身整合合于一气，说的也正是这个正气，也就是前面"真气从之"所提到的真气。因此，从传统医学角度来看，心身整合形神合一，培养人体正气，才能"正气存内，邪不可干"，才能"真气从之"，促进心身整体健康。

五、体育科学维度——素质提升

　　从体育科学角度看，心身整合全面提升身体素质。身体素质主要包括五方面：力量素质，即身体肌肉收缩时产生的力量；耐力素质，即人体长时间进行肌肉活动和抵抗疲劳的能力；速度素质，即人体在单位时间内移动的距离或对外界刺激反应快慢的一种能力；灵敏素质：是指迅速改变体位、转换动作和随机应变的能力；柔韧素质，指人体活动时各关节肌肉和韧带的弹性和伸展度。

---

① 郭霭春. 黄帝内经素问校注语译 [M]. 天津：天津科学技术出版社，1981：2.

1. 力量素质

心身整合虽秉承内家武学"用意不用力"原则，但却可以提升人体力量素质。中国内家武学训练体系异于常人思维，正如道德经所言："反者道之动。""用意不用力"即是其中之一。一般人可能会困惑，不用力何以提升力量素质？然而，用意不用力原则，却为一代代武学大师所实践印证秉持传承，不断重复强调，成为内家武学的修炼原则。人体力量增加，可以由强化肌肉组织而产生，也可由强化脑神经功能而产生。肌肉强化后，其体积增大，力量增加，人们比较容易理解，也是当今健身领域常用的训练方法，而运用脑神经作用，往往被人们所忽视。脑神经对力量的强化，一方面是由神经系统募集更多肌纤维而实现，另一方面，由神经系统协调主动肌、拮抗肌而实现。如何能够更好地强化神经功能？用意不用力是绝佳训练方法。放松不用力，脑神经指挥全身肌肉，实现肌肉与脑神经的协同整合，这种整合形成正向循环，一方面肌肉的配合更加协调，另一方面，脑神经的配合也更加协调，神经与肌肉相配合亦然。另外心身整合强调放松不用力，并培养整体运动模式，调动更多肌肉同时整体参与运动，可形成整体力，用力模式随之发生质变，能够提升人体力量素质。

2. 耐力素质

心身整合训练可以全面提升人体耐力素质，具体包括：①心身整合训练强调单式重复训练，次数比较多，每个动作要求上千次乃至上万次，可以极大提升人体肌肉耐力。②心身整合部分方法，如八卦步之急行步，速度较快，负荷较大，能够有效提升心肺耐力。③心身整合总体可改善全身血液循环，促进细胞新陈代谢，提升身体氧利用能力，从而提升全身有氧能力。

3. 速度素质

心身整合训练可以全面提升人体速度素质，具体包括：①心身整合放松不用力，专注于觉知与注意力的训练，可以有效提升人体反应速度。②心身整合改善人体神经系统和肌肉组织的整体协调程度，提升人体动作速度，尤其是能够在短时间内发出强大力量，提升爆发力。

4. 柔韧素质

心身整合形体训练，可以看作一种动态拉伸训练，静态站桩训练则是一种静态微拉伸训练，其能够提升人体的整体柔韧素质。心身整合对人体柔韧素质的提升是适度合理的，心身整合强调以用为原则，在身体生理活动范围内进行运动拉伸，不追求极限和大幅度，强调适度柔韧的同时保持协调性、灵活性和随时爆发的能力。

5. 灵敏素质

觉知身心始终贯串于心身整合训练始终，能够强化人体本体感觉能力，改善全身协调性和灵活性，提升灵敏素质。

六、主观体验维度——流畅舒适

心身整合训练产生的心身整合的和谐状态，可以让人产生各种舒适的感受。这些感受包括流畅体验、获得气感等，甚至进入更深层次的宁静忘我状态。

1. 流畅状态

流畅状态[①]是一种自然发生的、完全投入到所参与的活动或任务中的、自我享受的特殊状态，在各类活动中（如体育锻炼、艺术创作、学习、工作等）人们都有可能经历这种愉快体验。在这种状态中，人忘我地全身心投入到所从事的活动之中，从活动过程本身体验到乐趣和享受，人似乎表现出不惜代价去从事该活动，所从事的活动过程本身就是目的。传统养生运动如太极拳、气功、瑜伽等，尤其强调全神贯注集中于当下的任务和体验。心身整合技术同样具有此类特点，我们曾经应用流畅状态量表﹣2中文版调查了77名心身整合练习者的流畅状态，结果表明：心身整合训练后，流畅状态的九个维度分量表，所得分数都比较高，平均分均超过4（经常），接近满分5（总是），提示练习者在心身整合训练过程中，经常出现较高的流畅状态。我们认为流畅状态是心身整合技术的重要特征之一。心身整合行为技术，秉承传统养生运动训练精髓，形成简单易学的训练体系，使练习者心身放松，用意不用力，运动强度不大，专注于体会动作的过程和感受，非常容易融入当下，产生舒适愉悦幸福的感受，享受训练全过程，获得较高的流畅体验，令人感到满意，习练者更容易坚持练习而不断获益，不断改善心身健康。

2. 得气效应

心身整合练习者往往能产生得气的体验。针灸疗效关键在得气，得气关键在神意。心身整合技术亦是神意合气，才能全身得气，原理与针灸类似。简单类比，针灸主要是通过对局部的刺激而产生以神经反射为主的调节作用，心身整合训练能够全身产生整体舒适的气感而全身得气，以产生整体的调整作用。这种整体调整作用，可能会优于单个穴位得气的作用。"得气"则必形神初合，可以界定"得气"为"心身合一"的初步判断标准。

3. 其他体验

为了评估心身整合的学习难度、练习感受、学习兴趣、满意度等特性，我们曾经应用主观锻炼体验量表、锻炼情绪诱导问卷、体育情境兴趣量表（PESIS）中文修订量表、训练比赛满意感量表等[②]研究评价运动锻炼刺激的主观体验的测量工具，对心身整合练习者进行现场调查。对研究结果进行总结，我们可以得出：①学习难度：心身整合训练简单易学，

---

① 符明秋，王洪. 运动心理学领域流畅状态的研究进展 [J]. 武汉体育学院学报，2006，40（1）：49-52.

② 张力为，毛志雄. 体育科学常用心理量表评定手册（第二版）[M]. 北京：北京体育大学出版社，2010：52，98，105，133.

难度不大，挑战性不高；②疲劳程度：心身整合训练强度不大，练习过程中一般不会产生生理疲劳；②注意投入：心身整合训练可以使练习者注意力集中，全神贯注投入当下活动中；③主观感受：心身整合训练可以给练习者带来精力恢复、活力激发、身心平静、愉悦幸福、非常享受的正面感受；④兴趣吸引：心身整合训练具有较高的吸引力，能够引起练习者的极大兴趣。⑤满意度：训练比赛满意感量表结果提示，心身整合训练给练习者带来很高的满意度。总体上，心身整合简单易学、感受舒适、吸引力高、满意度高、易于普及。

第三节　心身整合健康处方制定

依据心身整合效应因素以及整体和局部的关系等，可以根据个人情况，设计有针对性的心身整合健康处方。如依据运动效应可以制定一般意义上的运动处方，依据整合效应，可以制定基于心身生物反馈调整的健康处方，整体效应是基础和背景，局部效应则是针对性和个性化的依据。结合以上两者，综合制定运动效应处方和整合效应处方，与一般的运动康复训练和运动处方相比内容更为丰富。当前很多运动康复训练，包括心脏康复，基本上是沿用西方现代体育思路，主要以运动作为处方。因此，挖掘整理传统养生运动，开发基于整合效应的中国传统养生运动处方，实现科学化和标准化，并应用于慢性病防治和健康管理领域，具有重要意义。

一、心身整合健康处方概述

心身整合健康处方，和药物处方、运动处方一样，是根据个人情况设计的有针对性的个性化干预措施。

1. 适合对象
心身整合健康处方适合的对象比较广泛，包括健康、亚健康、疾病人群。

2. 处方依据
药物处方，依据的是药物的药理作用。运动处方，依据的是运动的生理效应。心身整合健康处方，需要依据心身整合的健康效应。制定心身整合健康处方，本质上是对形体效应、代谢效应、放松效应、觉知效应等的合理应用。

3. 处方目的
心身整合是促进人体系统优化，提升人体健康力，发挥人体自组织能力的手段。心身并炼，可以提升人体心身整体健康水平，预防疾病，治疗疾病，促进疾病康复等。

4. 主要手段
运动训练在心身整合中占有相当比重，因此心身整合健康处方需要参考运动处方的一些原则，尤其是在运动强度和风险控制等方面，需要依据运动处方的相关要求来处理。但是心身整合健康处方内容比运动处方更加丰富，包含了放松技术、觉知技术、呼吸技术等的应用，有其自身特点。

总体上，心身整合健康处方，是依据个人的健康状态、个体特点、个人喜好等情况，以提升个人心身整体健康水平，防治疾病等为目标，以形体效应、代谢效应、放松效应、觉知效应等为依据，以形体训练、放松训练、觉知训练、呼吸训练等技术为手段，设计的有针对性的健康训练计划。

二、心身整合健康处方内容

处方内容是心身整合健康处方的具体计划，包括训练目标、训练方法、训练强度、训练时间、训练频率、训练安排、注意事项等内容。

1. 训练目标

训练目标是心身整合健康处方的首要内容，一切手段方法都应围绕目标而展开。目标的设定，基于对个体的全面调查和评估，有增强体质、形体优化、调整代谢、放松心身等不同目标。

2. 训练方法

训练方法是基于训练目标所选取的具体训练方法，将形体训练、放松训练、觉知训练、呼吸训练等技术手段，具体应用到某个训练方法中，例如以脊柱功能改善为目标，具体到设计选用《心身整合正念养生操》形体训练第一套的第二个动作"左右穿掌"。

3. 训练强度

训练强度主要是运动强度，是指心身整合训练在单位时间内的运动量。这个主要属于运动处方范畴，包括在心身整合训练过程中，运动速度多快、摄氧量是多少、心率增加到什么程度、自我感觉疲劳到什么程度等。这些可以直接用来作为运动处方的有关原理和方法的参考，其重要意义在于控制最佳运动强度，监控运动风险，避免运动事故等。

心身整合训练方法属于中低强度的拉伸训练和有氧训练，一般情况下，能量消耗量负荷不大，运动风险也不大。依据美国运动医学会运动指南建议[①]，大多数人（包括心血管风险中低高危险度的所有人群）从事低强度无须医学检查和运动监测，心身整合对大多数人都是安全的。

心身整合可通过姿势选择、速度调整、部位改变等方法来调整运动强度。训练姿势可

---

① 美国运动医学学会. 王正珍主译审. ACSM 运动测试与运动处方指南（第九版）[M]. 北京：北京体育大学出版社，2017：30.

以包括卧、坐、站等，不同姿势强度不同，站姿最大，卧姿最小。病人可以进行卧姿或者坐姿训练。站立姿势高低也可调整强度，如以站桩为例，站得越低，运动强度越大。速度也是影响运动强度的因素，最慢值是静止状态，以"左右穿掌"为例，运动速度越快，运动强度越大。心身整合的重点是整合效应，对运动强度要求不高，一般运动中速或者保持高位站桩即可，更强调放松和训练量的积累。参与部位越多，运动强度也就越大，单纯上肢训练的训练强度与上下肢共同参与的训练强度也不尽相同。

有很多运动处方都有禁忌证，单这并不一定也是传统运动与心身整合的禁忌证。不适合运动的人，并不一定不能进行放松训练、觉知训练、呼吸训练。比如手部觉知训练，以手部微小运动为载体训练放松和觉知，几乎没有强度，并可很好地调整心身功能，促进血液循环，卧床病人都可以练习，可以广泛应用于心脏康复、各类术后等。因此，心身整合扩展了运动处方的适应证。

4. 训练时间

训练时间指的是一次训练持续的时间。这个一般情况下可以参考运动训练的要求，每次训练最好持续20分钟以上，能达到1个小时以上最好。

这里有一个问题有待研究，传统养生领域有"全天训练""闭关训练"的传统，在日常生活中强调"拳不离手，曲不离口"的时刻练习，一次训练时间少则几个小时，多则十几个小时，更有甚者持续几天几夜。我们认为：现代运动处方的一些要求是单纯从运动角度研究得出的成果，心身整合包含运动、放松、觉知等内容，放松和觉知比重更大，不能完全按照运动的研究成果来界定运动时间，具体1次训练持续多长时间效果更好，有待于进一步研究。具体来说。觉知训练、放松训练可以在日常的行、住、坐、卧中练习，每天可以练习十几个小时，这些不是高强度运动，确实可以实施。心身整合专门训练强度也不大，因此我们倾向于在身心放松、不疲劳的情况下适当增加一次训练时间，以达到更佳效果，同时我们也反对时间过长和过于疲劳，一次训练时间如果比较长，训练内容则需要按照动静结合、劳逸结合、不同部位轮换结合等原则设计，避免过劳损伤风险。

5. 训练频率

训练频率是训练次数和频度的量，表达的是密度，常见的频率是有一天训练多少次，一周训练多少次。一般运动处方推荐的是一周频率。

在这里，与运动时间一样，频率多少合适，也有待研究。我们推荐天天练习，一天多次，次数不限，以舒适不疲劳为度，低强度高频率，有条件的可以适当"闭关训练"，提高密度，以增强效果。这里强调说明一个问题：身体活动的目的并不仅仅是能量消耗的问题，更重要的是保持身心良好状态。举个例子，一个人一天中强度运动一个小时，一周五天，我们可能说这个人科学运动，生活方式不错，但是，如果我们知道这个人除了每天运动的一小时之外，都是坐在电脑前一动不动，我们就不这样认为了，静坐少动的危害，可能已经远远地抵消掉了或者超过了每天一个小时运动的获益。我们建议除了专门训练，每隔半个小时到一个小时，都要起来活动一下，让身体流动起来，保持良好状态。

6. 训练安排

训练安排包括每次的训练安排和阶段性的长期训练安排。

一次训练安排，按照一般运动训练，包括热身阶段、正式训练阶段、整理阶段三个环节。一般情况下，先进行形体训练 10 ～ 15 分钟，起到热身效果。正式训练阶段持续时间根据不同训练内容而不同，一般 30 ～ 60 分钟不等。内容根据训练目标而定，比如要强化形体，可以继续形体训练，也可以进行手部动态觉知训练、站桩训练等内容。整理阶段安排 5 ～ 10 分钟，可以练习形体训练。心身整合训练强度不高，三个环节也可不必太拘泥。可以按照：形体训练—静态训练（如站桩）—形体训练—静态训练（如站桩）—全身动态觉知—静态训练（如站桩）—形体训练等多个内容动静结合循环练习。如果一直安排站姿训练，在训练一定时间（比如一个小时、两个小时，根据个人体力来定）后，需要安排坐下来休息，劳逸结合，避免过于疲劳和耗损。

阶段性长期训练安排包括起始阶段、适应阶段、维持阶段，总体原则是根据个人情况科学设计，循序渐进。

7. 注意事项

应为每个人制定个性化的注意事项。心身整合包含运动训练，还是可能存在运动风险，在训练过程中出现全身无力、头晕、气短，运动中或运动后关节疼痛或背痛等就应停止训练，查找原因或者就医。

另外要注意合理膳食、充足睡眠的配合，心身整合再好，若是没有膳食、睡眠等条件的配合，也不会取得最佳效果。心身整合训练后，人比较放松，往往容易感觉疲乏，很想睡觉，此时应该顺应身体的要求，适当增加睡眠时间，这样利于身体修复，促进疾病康复和健康水平提升。

三、心身整合健康处方设计原则

1. 立足整体，兼顾局部

个性化、针对性是健康处方的一个基本要求，个性化、针对性的基础是个体特点。制定个性化、针对性的健康处方，主要是依据个体的整体状况和局部状况特点来设计，遵循"立足整体，兼顾局部"的原则。中医学的两个核心特点：整体观念和辨证论治，其实就是"立足整体，兼顾局部"。

个体存在不同局部组织器官的健康问题，比如有些人消化系统比较弱，有些人呼吸系统比较弱，有些人可能存在颈椎的问题，有些人可能存在腰椎的问题等等。反映在整体上，就是身体结构整体失衡，大循环、微循环障碍，新陈代谢异常，调节功能异常等等。心身整合效应有局部效应和整体效应。局部效应如运动局部效应、整合局部效应，主要是针对性地解决局部问题，整体效应如运动整体效应、整合整体效应，主要是改善整体大环境，解决整体问题。

心身整合整体效应能够激发人体整体自我调控机能，促进新陈代谢，改善全身大循环和微循环，促进人体系统整体优化。如果从中医角度来看，心身整合通过意识的运用和形体的引导，直接培育激发人体正气。这种整体作用是共性的，心身整合的每个训练方法，都将全身放松和觉知贯串始终，产生相似的整体效应。正是因为这种共性整体作用，其对所有疾病的防治都有一定的作用。从理论上讲，只针对整体的调整，也必然引起局部改善。实践上其实也是可行的，很多人都是这么干的，比如通过练习太极拳、八卦掌等具有整体效果但是针对性不强的训练方法，确实同时改善了整体和局部的健康状况。心身整合训练也完全可以依据整体效应来实施，比如按照普及方法，全身整体都能练到，自然也能解决多数问题，这在理论和实践上都是很有价值的，也是我们针对大多数人所推荐和倡导的。而且对于高血压、糖尿病、高血脂、失眠等整体功能性代谢性疾病，我们也主要从整体上设计训练方案，将重点放在心身反馈整体调节上。

但是，我们仍然可以根据个体特点设计个性化处方，进行局部强化，以进一步提高针对性和训练效果。局部强化包括觉知放松的整合效应局部强化和形体运动的运动效应局部强化。整合效应局部强化是意识注意局部的作用，诱导放松和感受，使放松与觉知融为一体，能强化关注部位的心身反馈调节，改善局部血液循环。运动效应局部强化是运动对于局部的血液循环和新陈代谢的改善。依据局部效应原则，可以设计出针对局部的训练方案，如肩周炎运动方案，脊柱保健方案等。

整体和局部是结合在一起的，整体和局部也是相对的，在心身整合进入较深层次后，局部和整体融为一体，不可分割。比如手部动态觉知训练，开始的时候主要是强化手部感受和调节功能，训练日久会产生全身感受和全身调节。

在这里，我们并没有依据医学常用的辨证论治、辨病论治、体质辨识等方法设计处方，这是由心身整合本身的效应原理所决定的。心身整合主要是立足于整体调节基础上的局部强化，除了一些局部形体问题，一般整体性的疾病，不同病种、不同证型、不同体质特异性不大，更多的是着眼于共性的整体调节，训练方法和程序接近。当然我们仍然可以依据整体和局部的原则，对不同疾病、不同证型、不同体质的人设计有针对性的健康处方。在这里主要是让我们对这个问题有一个清晰认识，能够针对不同情况灵活处理。

2. 立足整合，兼顾运动

整合效应和运动效应是心身整合的两个主要效应，两者比重随着训练时间、熟练程度等而变化。运动效应是由形体运动产生的形体拉伸效应和有氧代谢效应的总和，整合效应是由放松和觉知融合操作引起的放松效应和觉知效应的总和。整合效应是传统运动与心身整合区别于一般运动的特点和优势，是心身整合训练的重点，应该遵循"立足整合，兼顾运动"的原则。

运动训练容易为人接受，运动效应直观速效，训练初期可考虑以运动效应发挥为主，设计运用形体训练方法。在形体训练同时，要求保持觉知和放松，培养觉知能力，并且穿插放松训练与觉知训练等有关方法和技术，循序渐进，逐步引导掌握放松觉知训练方法，发挥整合效应。

整合效应和运动效应相互影响，运动强度过大，可能导致精神不集中，整合效应减弱。中低强度、舒适和缓的运动形式是心身整合训练的最佳选择。

3. 立足效果，兼顾安全

有效原则与安全原则是制定健康处方时应考虑的核心问题。健康处方必须有效，能够解决实际问题，才有意义。训练方法非常有效，但是健康风险很高，经常出现训练意外，得不偿失，那也不行。"立足效果，兼顾安全"是心身整合健康处方制定需要遵循的原则。

世界上没有绝对没有风险的训练，只是风险大小不同而已。走路也有摔跤的风险。心身整合包含运动训练方法，风险也不例外。动作要领掌握不到位，过于用力，幅度过大超过自身负荷，过于紧张僵硬，个人本身存在缺陷等原因，都有可能带来训练风险。不训练当然就不会有风险，但却有不训练所带来的其他种种风险。问题的关键在于如何趋利避害，扬长避短，在风险和利益之间寻求平衡。心身整合寻求训练利益最大化，风险最小化。

心身整合继承了传统养生运动精髓——"用意不用力""心身放松"等原则，一方面，其充分发挥了心身整合觉知放松等整合效应，另一方面，不用力与放松也避免了过度用力等可能引起的运动风险，将健康风险降到了最低，集有效性、安全性于一身，融养生保健、武学技击于一体，巧妙地实现了健康效益最大化、健康风险最小化的完美统一，让我们对古人这一养生智慧赞叹不已。

心身整合强调整体，全身参与，训练效率高。以形体训练为例，心身整合动作多数以骨盆脊柱为核心，单位时间内全身多个部位参与训练，力求高效。有些体系的一些训练方法单独训练某个局部，整体参与度不高，与重视整体效应的心身整合不可同日而语。

在动作幅度方面，心身整合以关节自然活动范围为依据，将幅度控制在合理范围内，不妄求大幅度。在运动速度方面，心身整合以低速中速为主，即使快速动作，也要在柔顺基础上自然达到。在训练强度方面，心身整合运动量适中，腿部一般仅轻轻弯曲即可，不追求低桩。在训练次第方面，难度由低到高，循序渐进，避免过激训练。在个体化方面，因人制宜，有健康问题者则调整训练方案。这些都有效地降低了训练风险。

以《心身整合正念养生操》为代表的心身整合普及课程，就是针对大多数人，遵循

"立足效果，兼顾安全"的原则而设计的群众性健康处方，适合大多数人学习练习，适应面广，效果明显，因此深受广大群众欢迎，具备全民普及条件。

四、心身整合健康处方制定方法和程序

1. 信息采集

对个人的健康信息（如身高、体重、血压、血糖、血脂、心电图等）、个人喜好和习惯（如喜欢单独练习还是和他人一起练习？喜欢室内或是户外练习？喜欢白天还是晚上练习？喜欢静态还是动态练习？）等进行详细采集，为评估和干预提供依据。

2. 综合评估

对个人状况进行全面综合评估。评估内容重点包括：①综合健康评估：关于健康、亚健康、疾病状态的评估，涉及疾病的要进行中西医学诊断。②心血管功能及体力情况评估：为心身整合训练强度设计提供依据。③局部问题评估：了解个人哪些局部出现问题，是否有运动功能障碍等，例如是否有肩周炎、腰腿痛、心脏问题、肾脏问题等，为设计针对局部的训练方法提供依据。④个人喜好评估：根据个体的喜好设计心身整合训练流程，例如喜欢安静的，可以从静态训练开始，喜欢运动的，则可以从动态训练开始。只有个体对心身整合产生兴趣才能很好执行。

3. 处方制定

根据综合评估情况，制定详细健康处方，包括前面所讲的训练目的、训练方法、训练强度、训练时间、训练频率、训练安排、注意事项等综合内容。

4. 处方实施

依据健康处方计划，实施执行。在实施过程中不断反馈和评估，根据情况适时调整健康处方（图 50）。

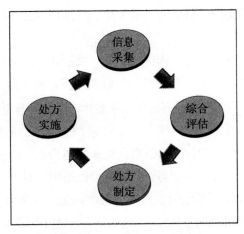

图50　心身整合健康处方制定程序示意图

第四节　360度健康力的综合维护与提升系统

心身整合是维护和提升健康力，实现人体系统优化的核心措施，但它不是全部，需要合理膳食、充足睡眠等其他条件的配合，才能全面维护和提升人体健康力。我们以心身整合为核心，结合营养、运动、心理、理疗等手段构建360度健康力综合维护与提升系统。

一、认识健康干预措施

心身整合是干预的核心措施，前面已经做了详细介绍，这里主要对常见健康干预措施做一个基本介绍。

1. 合理膳食、戒烟限酒、阳光空气

合理膳食、戒烟限酒以及阳光空气，主要是为人体提供良好的物质与能量，并避免有害物质的侵入。人体是一个开放的系统，需要与外界环境不断进行物质能量交换以及自身进行新陈代谢，这样才能维持系统的生存和发展。

2. 科学运动

运动作为一个行为过程，影响着人体生命行为过程本身，包括上述良好物质的摄入、运输、利用、排泄等全过程，具体来说，科学运动对于消化吸收、血液循环、新陈代谢、心肺功能、机能调整、结构塑造等有全方位的作用。

3. 心理平衡

心理作为人体系统涌现的高级机能，可以反过来作用于身体影响心身整体健康。

4. 良好睡眠

人体需要休息调整，睡眠是主要方式。睡眠良好包含两个主要意思，一个是睡眠充足，另一个是睡眠规律，两者相辅相成。

5. 推拿理疗

推拿、理疗、针灸等措施，都是常用的健康干预措施，它们的作用特点有共性，主要是通过外部物理性的刺激手段，如针刺、艾灸、手法、温热，激发人体调节能力，改善血液循环，促进细胞代谢等。

上述方法不是孤立的，而是紧密联系、相互配合的。膳食营养等供给身体所需要的物质材料，运动能够促进这些物质材料的吸收和利用，睡眠则为这些材料的吸收利用提供良好条件，更好地修复身体。另外，运动能够调整身心功能，改善睡眠。运动可强健体魄，陶冶情操，怡情易性，促进心理平衡健康。心理平衡则有助于睡眠，有助于养成良好的饮食、运动习惯。推拿理疗等方法，有助于心身调整，促进健康。总之，要站在整体高度认识各种措施，使其各归其位。

二、认识健康干预属性

认识健康干预的四种属性：整体性、针对性、局限性、核心性。

1. 整体性

所谓整体性，就是从整体上去认识健康干预手段的作用和定位。健康维护并不是只采用某一个方法，不是某个方法包打天下，而是要站在整体角度，全面评估健康相关因素，合理膳食、科学运动、戒烟限酒、充足睡眠、心理平衡、阳光空气等等必须条件缺一不可。借用木桶短板理论做一个说明，以前的桶是用很多条木板围在一起的，如果某一块板比较短，那么能装多少水，取决于那块短板。通过本书学习，我们知道传统养生运动和心身整合是维护和提升人体健康力的核心手段，但是也要认识到，只有心身整合，也是绝对不行的，若是没有合理营养、充足睡眠的配合，健康水平也会大打折扣。心身整合尚且如此定位，膳食营养、理疗设备等又何尝不是？一说养生保健，就是吃吃吃，忘了整体，这是一种极大的错误导向，我们必须有清晰的认识。

2. 针对性

所谓针对性，是整体性基础上的延续，是依据个人情况制订有针对性的健康管理干预方案。既然健康干预的效果取决于短板，那么就需要找到那个短板，那个短板就是我们要找到的针对性。比如，营养失衡的人，调整营养结构，调整膳食结构，补充相关营养素等即可获良效。姿势不良的人纠正姿势，进行推拿理疗，配合心身整合形体训练等，都是针对性手段。睡眠不足的人，补充睡眠，美美地睡上一觉，比多少补品都有用。

3. 局限性

所谓局限性，指的是一般健康干预措施的局限性，其往往在取得一定效果后，对于健康的提升作用就表现得十分有限。先拿学习做一个例子。学习成绩从四十分提升到六十分，比较容易，从六十分提升到八十分，难度大一些，八十到九十，更难，九十到一百，就需要付出更多努力。健康水平的分数也是同样道理，如很多慢性病人通过生活方式调整，从四十分达到六十分，健康状况改善明显，但接下来变化速度就慢下来了。有很多人生活方式已经很不错了，比较注意饮食，每天有 1～2 小时的运动，烟酒也不沾，但是血压、血糖等仍然异常，健康水平维持在七十分，就上不去了。这种现象比较普遍，说明一般的健康干预措施存在局限，仅能维持现状，无法继续有效提升健康水平。知道了这个，我们就知道干预方法的限度，知道能与不能，寻求局限突破也就提上了日程。

4. 核心性

所谓核心性，就是对一般健康干预手段局限性的突破，寻求可以持续提升人体健康力和健康水平的核心手段。健康水平的提升核心是健康力，只有持续提升健康力的手段才能实现健康水平的不断飞跃，从七十分到八十分到九十分向百分迈进。这个核心手段，不言而喻，就是心身整合。在其他方法合理配合的情况下，心身整合能维护和提升人体健康力，发挥人体自组织能力，实现人体系统整合优化，最大限度地提升人体的健康水平。历史上，确实有很多人通过心身锻炼，实现了健康水平的提升，并为我们留下了很多宝贵的经验。

认识四种属性，就能全面理解健康干预手段的定位，为构建以健康医学理念为指导的，以心身整合为核心的，集主动干预和被动干预于一体的综合干预体系奠定理论基础。

三、360 度健康力综合维护与提升系统

以维护提升健康力为目标，以心身整合为核心手段，整合各种有效手段，可以构建 360 度健康力综合维护与提升系统。

1. 指导理论

以健康医学理论为指导。

2. 系统目的

把人看作一个自组织系统，自组织功能发挥、健康力综合维护与提升，是健康干预的核心目的。

3. 核心方法

心身整合是健康力维护与提升的核心方法。

4. 辅助条件

能为人体系统提供能量的营养物质材料，良好的人体系统行为（合理运动、规律起居、劳逸结合、心理平衡），以及合理的外部行为干预（针灸推拿等）等，都可以为健康力维护和提升提供良好的内外部环境，让自组织机制良好运作，提升健康水平。

当前很多健康干预方法实际都具有健康力维护与提升的作用，但人们往往没有从这个角度去研究和思考。合理膳食、科学运动、戒烟限酒、心理平衡、充足睡眠、针灸推拿、自然环境疗法、红外理疗等都是健康力综合维护与提升的手段。可以围绕健康力维护与提升，把这些方法重新进行梳理，合理整合，以心身整合为核心，形成综合干预体系，最大限度地维护和提升健康力，发挥防治疾病、维护健康的作用。

第五节 心身整合健康管理的应用思路与方法

本节介绍心身整合健康处方以及 360 度健康力的维护与提升系统在健康管理中的具体应用思路和方法。下面内容不是按照统一标准进行分类，不同问题之间如心身疾病、代谢疾病等互有交叉，此节内容的目的不在分类，主要是介绍一些重点问题的应用思路，供大

家参考，以举一反三，创新应用。

一、心身整合的重要性

1. 常见慢性病

当前主要由不良生活方式引起的慢性非传染性疾病已经成为困扰人们的主要健康问题。这些慢性病种类非常多，最常见的有以下几大类：①形体疾病：以肩周炎、颈椎病、腰椎间盘突出、关节炎等为代表；②代谢疾病：以高血压、糖尿病、肥胖、高脂血等为主要代表；③心身疾病：以失眠、焦虑、抑郁等为代表。

2. 主要致病原因

这些常见慢性病，主要有三大原因：①姿势不良、慢性劳损：现在很多人都是"坐式生活"，经常坐在电脑前几个小时不动，经常性的姿势不良，导致颈椎、腰椎慢性劳损；②心理应激、心身失调：家庭问题、感情问题、子女教育问题、就业问题等生活工作压力，引起心理应激，导致神经内分泌功能失调，引发高血压、胃溃疡、失眠、焦虑、抑郁等心身疾病。③营养过剩、运动不足：以前多见营养不良，现在多见营养过剩、营养不均衡。一方面是因为人们摄取能量过多，另一方面是因为活动量不足，消耗少，入多出少，导致肥胖、高脂血、脂肪肝、动脉粥样硬化等问题。

3. 共性作用机制

这三大病因导致疾病有一个共同的机制，那就是血液循环障碍。①姿势不良，结构异常，导致脊柱偏歪、颈椎的偏歪，背部肌肉左右不平衡，引起慢性劳损、骨质增生，这都会影响局部的血液循环，从而加重局部的病变，导致各种不适。②心理应激主要是通过神经内分泌系统引起循环障碍。当人长期处于应激状态下，会引起交感神经张力增高，血管处于紧张状态，引起慢性瘀血，血液循环不通畅。③高脂饮食，血液黏稠，容易导致血管硬化。综上所述，血液循环障碍是生活方式疾病的共同病理机制。血液循环出现障碍，进一步可影响内环境稳态，导致细胞代谢异常，产生各种问题。

4. 针对性措施

要想细胞代谢正常，就需要保证细胞生活所需的组织液正常。要想让组织液正常，就要让血液循环正常，包括血液成分正常，血管功能正常。维护良好的血液循环是防治慢性病的关键之一。针对三大病因，相应的有三种针对措施：①形体问题进行形体训练；②心理应激进行放松训练；③营养过剩、运动不足问题，做到合理膳食，进行有氧训练。上述三者，形体训练、放松训练、合理膳食、有氧训练是针对三大病因、对治常见慢性病的核心措施。

通过对这些措施进行分析，我们可以看出，除合理膳食外，形体训练、放松训练、运动训练都与心身整合有关，都是心身整合的核心训练内容。心身整合是传统养生运动的现代科学体系，是优秀的形体训练体系、放松训练体系和有氧训练体系，是解决各类慢性病的核心针对措施。

二、常见慢性病健康管理

1. 形体健康管理

这里说的形体健康管理，主要针对的是颈肩腰腿痛等的管理。肥胖也算是形体问题，放在后面代谢疾病部分介绍。

（1）问题概要

形体问题主要是：①骨、关节、肌肉等解剖结构不良与失衡，尤其是以脊柱骨盆为核心的失衡。如颈椎病，长短腿、弯腰驼背等。②肌肉结构功能不良，缺乏弹性。肌肉弹性是健康美丽的根本。有的人身量苗条，但是像豆芽菜，好像风一吹就要飘走一样，肌肉缺乏弹性，有些健美运动员肌肉体积很大，看上去肌肉非常发达，但是过于笨重，这其实都不是理想状态。究其原因，主要是因为姿势不良、静坐少动、耗损过度。①姿势不良：如经常对着电脑、手机，或者翘二郎腿等，长此以往，肌肉松紧失衡，出现主观疼痛不适和客观形体偏歪等问题，影响功能和美观。②静坐少动：一方面可以导致姿势不良，另一方面因为缺乏运动，肌肉缺乏锻炼，肌肉弹性下降，影响身材美观和功能。③形体问题也是体力劳动者经常遇到的问题。他们身体活动量不少，但是因为体力劳动时姿势不对称，肌肉使用不平衡，部分肌肉过度劳损，也会出现形体问题。

（2）处理措施

针对两大表现，制定两大目标，即纠正形体结构，塑造肌肉弹性。对于形体结构，一方面可以用针灸推拿等外部他组织手段纠正，另一方面需要主动训练，可用形体运动训练纠正和维护。肌肉弹性应采用快慢适中、协调灵活、以松柔为主的运动训练。体力劳动引起的劳损等问题，虽因运动而起，但是这种运动是损耗性的，需要康复性运动对治，可通过全身整体协调的运动训练，纠正不平衡，促进血液循环，协助修复。综上我们可以看出，形体问题因形体而起，需形体训练而治。

心身整合训练技术包含了动态拉伸、静态微拉伸等形体训练技术，以松柔为主、快慢适中，能平衡身体结构，塑造肌肉弹性，对于形体健康与美丽问题非常有针对性，可以作为解决形体问题的核心健康处方。

2. 代谢疾病管理

代谢疾病主要指肥胖、糖尿病、高脂血症、高血压等与代谢相关的疾病。

（1）问题概要

这类问题主要表现为人体物质能量代谢的异常。人类的能源物质，主要包括碳水化合物、脂肪、蛋白质三大类。代谢疾病主要以碳水化合物、脂肪的代谢异常为主，常见的有肥胖、糖尿病、高脂血症等问题以及由此引起的血管循环系统的变化，这些变化进而引起血压异常、心脑血管异常等问题。代谢问题的原因总体上分为两个方面：①能源物质摄入和利用失衡，比如吃得多动得少，就会肥胖，肌肉组织对血糖利用度下降，就会出现血糖异常等，这些都与缺乏运动有关。②人体调节功能障碍。正常情况下，人体自我调节机制正常，自然能知饥饱，可以将体重、血糖等维持在正常稳态，然现代生活方式不良，压力大，睡眠不足，节律紊乱，会干扰人体正常调节功能，导致人们不知饥饱，暴饮暴食，进而超重肥胖，出现代谢问题。

（2）处理措施

针对摄入和利用失衡，入多出少，当以适当节制饮食，增加运动量来维持平衡。针对调节功能失常，当恢复人体调节功能，针对相关原因对治。重点也是改良生活方式，包括合理膳食、适量运动、平衡心理、良好睡眠等措施。中医中药、针灸推拿、放松训练、生物反馈训练等诸多方法均着眼于人体调节功能，也是重要干预措施。

心身整合训练技术，本身就是一种低中强度的有氧训练，可以增加身体能量消耗，另外心身整合包含放松技术和觉知技术，是改善人体调节功能的核心方法，因此心身整合训练技术可以作为解决代谢类问题的核心健康处方。

3. 心因问题管理

这里心因问题特指由心理原因引起的心身健康问题，包括心理问题和躯体问题两部分。

（1）问题概要

心理问题主要是指由心理社会原因引起的认知、情绪等问题，重点包括应激相关障碍、抑郁、焦虑等问题。躯体问题主要指心身疾病，即一组发生发展与心理社会因素密切相关，但以躯体症状表现为主的疾病，这个范围很广，诸如高血压、糖尿病、冠心病、消化溃疡、睡眠障碍等都可以归在这一类。两者原因均与心理有关，一个表现在心理，一个表现在躯体。认知障碍、心理应激等原因可以直接引起心理问题，也可以通过中介机制引起躯体问题，即心理应激通过中枢神经系统影响自主神经系统、内分泌系统和免疫系统，继而影响躯体有关组织器官而导致心身疾病。

（2）处理措施

心理原因从心对治，一方面要从解决认知等心理问题入手，可求助于心理咨询或者进行自我心理管理。另一方面要从消除心理应激对躯体的影响入手。放松训练是对抗心理应激的核心方法。西方心理学有很多放松训练的疗法，比如：渐进性肌肉放松技术、生物反馈技术等。中国传统养生运动也有很好的放松技术，如太极拳、站桩等。

基于心身整合训练技术，我们构建了心理健康训练系统，这是进行自我心理管理的核心方法。心身整合提取了传统养生运动的精髓，对放松身心有良好的效果，能够消除心理应激对躯体的影响，对治心身疾病。心身整合训练技术可以作为解决心因类问题的核心健康处方。

4. 心脏康复管理

心脏康复主要针对冠心病、心律失常等病人。这里以冠心病的康复为例做一个说明。

（1）问题概要

冠心病是冠状动脉血管发生动脉粥样硬化病变而引起血管腔狭窄或阻塞，造成心肌缺血、缺氧或坏死而导致的心脏病。临床中常常分为稳定性冠心病和急性冠状动脉综合征。冠心病冠脉血流不足，包括两个方面：①冠状动脉大循环障碍，即冠状动脉大血管的粥样硬化、痉挛、狭窄和梗死。②冠状动脉微循环障碍：即冠状动脉的微动脉、毛细血管和微静脉构成的微循环系统出现痉挛缺血损伤。一切影响损害冠状动脉的因素都可以引起冠心病，包括高血压、高血脂、高血糖等，重点有几个方面：①代谢异常问题：如血压、血脂、血糖异常等对血管的损害作用，形成动脉粥样硬化。其更基础的原因是饮食、运动等生活方式不良。②心理应激问题：心理应激可以通过神经途径直接引起冠脉痉挛缺血改变。另外可引起交感－肾上腺系统亢进，引起血脂增高，血液黏滞度增加，影响冠脉血流。

（2）处理措施

改善冠脉血流，提升有氧能力是心脏康复的重要目标。①有氧运动是心脏康复的重要措施[①]，有氧运动可引起心肌耗氧量增加，其代谢产物如腺苷、二氧化碳、乳酸、缓激肽和前列腺素 E 等，均可引起冠状动脉舒张，尤其是腺苷具有强烈的舒张小动脉的作用，从而增加局部冠脉血流，保证心肌代谢活动和改善缺氧状况。另外有氧运动还可以改善高血压、高血脂、高血糖等代谢问题，进而改善动脉粥样硬化情况。②冠状动脉受迷走神经和交感神经双重支配[②]，放松训练可降低交感神经兴奋性，增加迷走神经兴奋性，对抗心理应激，扩张冠脉血管，但同时因使心脏活动减弱，心肌耗氧量降低，血压下降，间接使冠脉血流减少。综合以上机理，我们推论，放松训练与有氧训练结合，可以充分发挥迷走兴奋舒张冠脉作用，并通过有氧运动对抗抵消心脏活动减弱效应，取长补短，相辅相成，最大程度地舒张冠脉改善血流，当然这需要进一步研究证实。

同时融合有氧训练与放松训练一体的方法，就是传统养生运动，就是心身整合。当前心脏康复主要是应用现代有氧运动训练，需要在心肺运动试验基础上设计合理的有氧运动处方，相对复杂，不易普及。心身整合融有氧训练与放松训练一体，强度中低，甚至无须做心肺运动试验，易于操作和社区普及，具有很大的实际应用价值。

5. 肿瘤康复管理

肿瘤也是常见慢性病之一，危害很大。中医中药、传统养生运动是肿瘤康复的常用措施。肿瘤类型也有很多，我们在这里以乳腺癌术后康复管理为例做一说明。我们申报的有

---

① 丁荣晶.《冠心病心脏康复／二级预防中国专家共识》解读 [J]. 岭南心血管病杂志，2013，19（2）：123-126.

② 朱大年，王庭槐. 生理学（第八版）[M]. 北京：人民卫生出版社，2013：131.

关乳腺癌术后心身整合应用的研究获得了广东省中医药管理局的课题立项支持，目前研究正在进行中。

（1）问题概要

乳腺癌是全球女性最常见的恶性肿瘤，发病率在女性恶性肿瘤中居于首位，手术是其重要治疗措施。乳腺癌患者术后面对的问题主要包括：患肢功能障碍、乳腺癌相关淋巴水肿、焦虑症状、抑郁症状、创伤后应激障碍、失眠等躯体和心理相关问题，生活质量下降。引起这些问题的原因包括：术后组织损伤、治疗副反应、对复发的担忧等。

（2）处理措施

乳腺癌术后干预需要从心身两个方面共同展开，针对躯体的运动康复训练，针对心理问题的心理干预，是乳腺癌术后的两大核心措施。有研究显示渐进式康复训练能够降低患肢功能障碍和乳腺癌相关淋巴水肿的发生，提高生存质量[1]。心理干预包括认知行为治疗、支持性心理治疗、稳定化技术及正念疗法等，能够改善患者心理状态[2]。另有研究表明，太极拳等属于传统养生运动，心身并重，对乳腺癌术后的上肢功能、生存质量、心理健康等都有很好的作用[3]。但是太极拳等传统养生运动并非为乳腺癌术后而设立，针对性不足，学习难度也大。因此，提取传统养生运动精华，融合形体训练与心理训练于一体，局部训练与整体调整并重，构建有针对性的，贯串术后卧床、坐起、下床等各个阶段的传统养生康复方案，具有重要意义。

设计的方案包括：①术后早期即开始运用意识进行上肢放松训练以及手部觉知训练，通过手部微小动作的开合上下等，训练强化上肢感受及放松程度；②下床后即开始以太极步法等为基础的心身整合全身动态觉知训练，在活动上肢同时，开始全身的放松运动及正念训练；③出院后，进行更大幅度的形体训练，全方位锻炼上肢功能，同时强化放松及正念训练，全方位提升心身整体健康水平。心身整合集形体训练、有氧训练、放松训练、正念训练于一体，简单易学，心身并重，独具特色，可以针对不同疾病、不同人群设计具有针对性的康复训练方案，将其应用于乳腺癌术后康复领域，具有可行性和重要的价值。

健康力无处不在，可以应用在各个专科中去。用以上例子做一个简单说明，抛砖引玉，大家可以依据心身整合有关原理，针对自身问题或者病人问题创新应用，将健康力维护与提升贯彻在疾病防治的始终。

---

[1] 胡爽爽，宋永霞，洪静芳. 乳腺癌患者术后功能锻炼依从性影响因素的研究进展 [J]. 中华护理杂志，2014，49（7）：854-858.

[2] 王雪芹，方莉，严梅. 心理干预对乳腺癌切除术患者心理状态和性生活质量的影响 [J]. 国际护理学杂志，2013，32（10）：2242-2243.

[3] 王运良，孙翔云，王亚斌，等. 太极拳运动对乳腺癌患者术后患肢功能及生活质量的影响 [J]. 中国体育科技，2010，46（5）：125-128.

▶ 后　记
总结与展望

后记部分，对全书内容做一个总结，并对未来做一展望。

一、本书创新成果

本书是系统科学、系统医学、健康医学、心理学、体育学、传统养生学、国学等多学科高度整合的创新产物，具有诸多创新点（图51）。

1. 系统科学与哲学创新

（1）构建了人体系统优化理论与技术体系

系统优化发展是一个普遍现象。人作为一个复杂巨系统，同样存在优化发展的行为过程，人体如何实现自身的优化发展，促进心身健康与心身成长，这是一个重要的研究课题。本书基于系统科学、医学、心理学等研究成果，对人体系统优化问题进行了全面研究，指出：人体是一个信息控制反馈自组织系统，心身是人体系统的两大核心要素，人体系统优化包括身体整合优化、心理整合优化、心身整合优化三个基本过程，并且在心身整合优化总体统领下进行。心身反馈行为是心身整合优化的核心，注意力觉知内在可以强化内在生理病理信息处理，强化心身反馈行为过程，发挥人体自组织能力，促进心身优化发展，维护心身整体健康。在人体系统优化理论的基础上，我们进一步提取传统养生运动训练方法，形成了人体系统优化的具体操作技术——心身整合训练技术，从而构建了完整的人体系统优化理论与技术体系，实现了人体系统科学的创新发展，丰富了系统科学的内涵。

（2）构建了基于系统科学的心身整合哲学思想

心身整合作为人体系统优化的核心方法，其最高指导是系统思想。中国传统文化思想包含着朴素的系统哲学思想，因此心身整合也是对中国传统文化思想的继承发展，将系统哲学与传统文化整合构建一门新的哲学思想具有重要意义。本书将系统哲学思想、传统文化思想进行有机整合，构建了心身整合哲学思想，其核心内容主要有三个：系统思想、觉知方法、经典哲学，倡导通过觉知内省方法和国学经典学习，体悟个人与整体、利己利他利群的辩证统一关系，在奉献社会中实现个人的人生价值。

2. 中西医学创新

（1）完善了健康医学理论与技术体系

健康医学提法已久，但至今尚未形成完整统一的健康医学理论技术体系，对健康医学深入研究，构建有关理论和技术，对于推进健康医学发展和医学模式转变具有重要意义。本书基于系统科学原理，首次对"健康力""健康医学""健康医学理论""健康医学技术""健康医学理念""健康医学模式"等进行了明确定义，指出"健康力"是人体自组织机制或者能力的通俗说法，包括修复机制、防御机制、调节机制三个核心，与中医学"正气"意义接近，并明确提出健康医学就是关于"健康力"的医学，以"健康"为中心就是以"健康力"为中心[①]。基于健康医学，我们进一步对中国传统养生运动进行科学整理，研发了"健康力"维护与提升的核心技术——心身整合[②]，构建了心身整合健康处方体系，提出了以心身整合为中心的360度"健康力"综合维护与提升系统，形成了以"健康"为中心的健康医学特色健康管理服务方案，完善了健康医学理论与技术体系。

（2）构建了中医"形神合一"理论与技术体系

中医学中有药物疗法、针灸疗法，食物疗法等，也有形神疗法。中医典籍中有一些关于形神疗法的文献记载，不过没有形成系统完整的理论和方法，挖掘整理中医学有关形神医学理论和方法，构建"形神合一"理论和技术体系，具有理论和现实意义。我们认为，《黄帝内经》中"恬淡虚无，真气从之，精神内守，病安从来？[③]"讲的就是中医形神疗法。这是一个互文句，"恬淡虚无，精神内守"八个字是条件，"真气从之，病安从来"是结果，意思是：如果一个人在恬淡虚无的状态下精神内守，真气就会通畅，疾病怎么可能会产生呢？这与心身整合理论与技术完全一致。心身整合要求在身心放松的情况下精神内守，觉知内在，培养人体正气，从而达到防治疾病的目的，实际上就是中医学中的形神疗法。"心身整合"就是"形神合一"，从这个角度来说，本书构建了中医"形神合一"的理论和技术体系，填补了中医学的一个空白。

3. 传统文化创新

（1）构建了传统养生运动的科学化体系

太极拳、八卦掌、形意拳等传统养生运动心身并炼，是人体系统优化的代表性方法，但是当前尚未形成统一科学理论和训练技术，也未形成传统运动健康处方体系。因此，对

---

① 吴会东，徐炳珍，田军章，等 . 健康医学是健康管理的未来发展方向 [J]. 医学与哲学，2017，38（3A）：13-17.

② 吴会东，贺京军，王晓庆，等 . 从心身整合到心身健康：心身整合原理、技术及健康效应 [C]. 中华医学会 . 第四届中国健康科技发展论坛论文汇编 . 广州，2013：188-194.

③ 郭霭春 . 黄帝内经素问校注语译 [M]. 天津：天津科学技术出版社，1981.

传统养生运动进行挖掘整理，形成现代科学体系，对于继承发扬传统养生运动，落实国家体医融合战略，均有重要意义。本书基于系统科学对传统养生运动进行系统研究和整理，认为：注意力觉知内在、强化心身生物反馈、发挥人体自组织能力是传统养生运动的共性原理。基于该原理，我们提取传统养生运动精髓，构建了融形体运动技术、放松训练技术、正念觉知技术、呼吸训练技术等于一体的心身整合技术，其普及版本《心身整合正念养生操》[①] 简单易学，深受欢迎，已由中华医学电子音像出版社于 2015 年 11 月出版，被纳入中华医学会健康科普工程、"十二五"国家重点图书、音像、电子出版物出版规划等项目，为传统运动的普及和推广创造了条件。传统养生运动与心身整合是一个综合训练系统，其健康效应因素包括：形体效应、代谢效应、放松效应、觉知效应等，基于这些健康效应，我们构建了心身整合健康处方系统以及指导传统养生运动的健康管理应用。本书完成了对传统养生运动的理论构建和技术创新，实现了对传统养生运动的科学化构建，为传统养生运动的继承发扬和普及传播创造了条件。

（2）集成了一套国学经典学习课程体系

国学经典是中国优秀传统文化的重要载体。国学经典汗牛充栋、浩如烟海，同时也鱼龙混杂，良莠不齐，不加选择地大量读经并不可取。如何选择国学经典，如何解读国学经典，对于继承发扬传统文化意义重大。我们基于系统思想，以促进人的心身健康与全面发展为目标，对国学经典进行合理精选和科学集成，构建了国学经典学习课程体系，成为继承发扬传统文化的重要工具。

4. 心理科学创新

（1）构建了心身并重的正念训练科学体系

正念训练强调正念觉知，活在当下，纯然观照，不做评判，对于很多心理问题都取得了较好效果，是现代心理学发展的新方向，但当前正念训练偏重实践应用，理论体系尚不完备，且偏重心理训练，身体健康方面应用不足。基于系统科学与现代医学、心理学等原理，我们对正念觉知的作用进行了系统研究，指出：人体是一个自组织系统，身体和心理都具有自我维护的自组织机制，正念觉知、关注内在，可以构建心身生物反馈，通过自组织发挥维护心身整体健康。我们应用系统科学原理、自组织机制等科学解释正念训练的作用机制，完善了正念训练的理论体系，并将正念觉知延伸应用到躯体健康领域，以中国传统养生运动优秀的训练方法为载体，将正念觉知贯串到形体训练、放松训练、呼吸训练的始终，形成了心身并重、循序渐进的正念训练科学体系，这是对正念训练的完善和发展。

（2）构建了基于系统科学的系统思维方法体系

学习思维方法、培养思维能力是人的素质的基本要求。当前有很多思维方法可供学习，

---

① 　吴会东 . 心身整合正念养生操 [CD]. 北京：中华医学电子音像出版社 .2015.

有基于语言的、有基于形象的，但多数偏重某一方面，深入但不全面，当前尚缺乏一套简单可行、系统完整的系统思维方法。系统科学是认识事物的根本，以系统科学为基础，构建一套综合的系统思维方法具有重要意义。我们基于系统科学原理，倡导从系统要素、结构、行为、过程、状态、功能、空间、时间、涌现、自组织、他组织等角度，整体全面地去考察和认识事物、分析问题、解决问题，并综合运用逻辑思维、形象思维、直觉思维等形式及其各自的具体思维方法，构建时空关系结构图或逻辑结构图，形成对事物的整体直观认识。本书就是运用系统思维方法进行研究的典型案例，读者可从全书的阅读中进一步学习体会理解这种思维方法。

（3）构建了一套完整的心理健康训练体系

当前心理学知识浩如烟海，心理健康训练方法数不胜数，构建一套简单有效的心理健康训练体系，具有重要意义。我们基于系统科学，初步构建了系统心理学架构，认为心理优化整合是提升心理健康水平的核心，并且综合系统思维方法、心身整合哲学思想、国学经典文化课程、正念训练方法等内容，构建了觉知内省能力、系统思维方法、知识信念行为、情绪情感管理四大训练系统，从根本上全面提升了人的心理健康水平，形成了一套完整的心理健康训练体系。

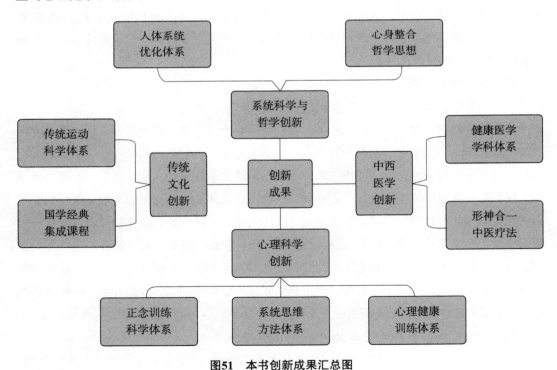

图51 本书创新成果汇总图

二、心身整合评价

大家对健康医学都相对熟悉，而心身整合是本书提出的一个新内容，从不同角度可能有不同认识，大家相对陌生，在此我们从正反两个方面重点对心身整合做一个评价总结，以加深认识和理解。

1. 心身整合是什么

（1）多学科交叉融合的创新成果

心身整合是系统科学、现代医学、中医学、心理学、体育学、国学等多学科交叉融合的创新成果。

（2）中国传统文化与现代科学高度整合的产物

心身整合基于现代科学对中国传统文化进行系统整理和发展创新，是中国传统文化与现代科学高度整合的产物，是对传统文化的继承发扬。

（3）研究人体生命现象与规律的共性学科

心身整合是研究人体内在心身现象、心身互动、系统优化发展规律的一门学问。它的产生是基于对人体系统如何优化发展和传统养生运动共性本质两大科学问题的探索研究。人体系统优化、心身协同整合，是一种客观存在。传统养生运动虽门派众多、体系庞杂，但是它们有共性。这两大科学问题是人类共同面对的共性问题。基于共性问题，产生共性学科。我们的出发点在于构建共性学科，而非构建一个新门派。心身整合是一门不带个人色彩和门派观念的共性学科，与谁提出来没有关系，我们不提出来，也总还会有人提出来。任何人可通过对心身整合的学习练习启动自己的人体系统优化过程。心身整合属于每一个人。我们正在为了心身整合成为每一个人都能掌握的技术而努力。

（4）提升心身健康水平的核心理论和方法

心身整合是人体系统优化的核心理论方法，人体系统优化带来的是心身健康水平的自然提升，心身整合就是提升心身健康水平的核心理论和方法。具体来说，心身整合是实现人体系统优化的核心理论和方法，心身整合是健康医学理论与技术的核心组成部分，心身整合是中医"形神合一"理论与技术体系，心身整合是防治慢性病的核心行为干预技术。

（5）提升道德修养，实现全面发展的重要方法

实现物质财富极大丰富、人民精神境界极大提高、每个人自由而全面发展的共产主义社会，是马克思主义最崇高的社会理想。这和我们古人讲的大同世界异曲同工，本质上都表达了人类精神道德发展到较高阶段，社会和谐安康的社会理想。人的道德发展是决定性条件之一。马克思主义主要有两大方法实现道德提升，一个是基于集体主义的教育，本质上是基于人类理性认识的教育。但事实上，仅仅理性上的知道，并不能解决根本问题，知道和做到是两回事。但如何能够深刻理解，知道并且做到，做到知行合一呢？另一个就是批评与自我批评①的方法。在习近平总书记全面从严治党的方略中，批评和自我批评占有重要地位，被喻为"良药""武器"。习近平总书记非常重视干部的道德修养，把"三严三实"作为干部改进作风的要求，其中摆在首位的就是"严以修身"，也明确阐述了修身立德的方法。"吾日三省吾身""见贤思齐焉，见不贤而内自省也"，强调的就是反躬自省、自我批评。习近平总书记曾指出："自我批评要一日三省，相互批评要随时随地，不要等小毛病发展成大问题再提。要让批评和自我批评成为党内生活的常态，成为每个党员、干部的必修课。"习近平总书记倡导的批评与自我批评、反躬自省的方法，正是中国传统文化提升道德素养的核心。本书对这一核心进行了系统整理，强调通过觉知内省、格物致知的方法，觉察内心的情绪、动机、需要、信念等，形成深刻认识和坚定信念，切实提高道德修养，做到知行合一。为了更好地觉知内省，心身整合还提供了从观察身体动作到观察身体感受、内心想法等提升觉知能力的循序渐进的训练方法，形成了具有可操作性的完整体系，丰富并完善了马克思主义关于人的全面发展途径的内涵。

2. 心身整合不是什么

（1）不是宗教信仰

心身整合是基于现代科学对传统文化研究的创新成果。中国传统文化包括儒家、道家、佛家、武学等思想，因此心身整合研究内容和素材涉及部分宗教内容，但它不是宗教，其角度和目的并不相同。心身整合基于现代科学，提取了传统文化中"觉知内省"方法的合理成分，摒弃了传统文化中封建迷信和不切实际的内容，构建了人体系统优化的理论和技术。心身整合也讲信仰，要形成正确的信念，但是这种信仰，是对真理和科学的信仰。心身整合是一门科学，不是宗教。

（2）不是唯心主义

心身整合对于传统文化的研究，同样会涉及一些唯心主义思想，但是心身整合不是唯心主义。心身整合建立在唯物主义基础之上，并且依据系统科学有关原理，尤其是涌现原理去认识和研究各种心理现象。我们认为，心理意识是人脑的机能，是人体这个物质系统涌现的产物，这一方面与唯心主义划清了界限，另一方面也区别于把心理意识等同于物质的庸俗唯物主义。在这个前提下，心身整合关心的是心理健康、道德素养、人生规划、目标管理、心理减压等具有现实意义的课题，属于现代心理学范畴。心身整合讲求观察自心，通过对动机等的觉察，不断修正自己，提升心理健康水平和道德素养，这是心理学内省方法，与唯心主义没有任何关系。心身整合重视出发点，重视动机，其根本立于系统科学之上，立足于个人与整体的系统关系。强调内心觉知，但不走极端，强调觉知与其他条件的

---

① 孟财. 新时代积极开展批评和自我批评研究 [J]. 实事求是，2018（2）：85-88.

配合，重视形体健康，强调心身并重。总体上心身整合是基于系统科学的一门科学体系，与唯心主义无关。

（3）不是主观臆想

心身整合提出了很多新的观点，如：通过觉知内省可以强化人体内在信息处理，觉知内省是传统养生运动的共性本质，觉知内省是传统文化中提升道德素养的共性方法，传统养生运动与心身整合具有形体效应、代谢效应、觉知效应、放松效应等。虽然有些观点还有待于进一步验证，但这些观点都不是主观臆想的，而是依据已有科学研究成果，应用严格的系统思维方法，通过逻辑推理、归纳总结、实验验证等反复推理和求证得出的，具有完整的解释、指导和预测功能，即能够合理解释人体系统优化与传统养生运动，能够指导人体系统优化的实施，能够指导传统养生运动的训练，并且能够预测传统运动与心身整合训练的效果。

（4）不是简单拼凑

本书涉及内容较广，包括哲学、国学、系统科学、医学、心理学、传统运动等，但本书内容不是这些学科的简单拼凑，而是有主线有灵魂的，这条主线就是系统科学和系统思想。具体来说：人体是一个复杂巨系统，通过自组织机制来维护自身系统状态的正常稳定即健康，健康医学就是关于健康力的医学。健康力维护与提升的本质是人体系统优化，人体系统优化的代表性方法是传统养生运动，传统养生运动的现代化科学体系是心身整合，心身整合的核心方法是觉知内省，觉知内省是中国传统文化中提升心理健康和道德素养的共性方法。这条主线清晰明确。另外，心身整合训练技术提取了太极拳、八卦掌、形意拳、通背拳等众多传统养生运动的训练方法，同样也不是这些方法的简单拼凑，而是基于系统科学原理、心身整合理论等对传统养生运动的科学整理，其以觉知内省为核心，形成了形体训练、觉知训练、放松训练、呼吸训练等训练体系，系统完整，循序渐进。

（5）不是个人学说

前面已经介绍，这里再次强调，心身整合是基于人类共性科学问题的研究形成的一门共性学科，不是某个人或某一小部分人的学说，我们倡导更多专家共同关注、研究这一领域，共同推进健康医学与心身整合事业的发展。

三、可能社会价值

本书是我们研究的初步成果之一，如能得到社会广泛认可和重视，将对社会多个领域产生一定推动作用。如前所述，本书是多学科交叉融合的创新成果，反过来，其也将有助于系统科学、现代医学、中医学、心理学、传统运动学、国学等相关学科的发展。

1. 有助于人体系统科学的建立，助力系统科学发展

健康医学与心身整合是系统科学在人体的具体应用，有助于人体系统科学的建立，可

以说是构建形成了系统科学的一个分支学科，丰富发展了系统科学的内涵。

2. 有助于中西医学完善发展，助力中西医学汇通

将系统科学应用于医学健康领域，形成了系统医学与健康医学新学科，构建了心身整合健康干预技术以及中医"形神合一"理论与技术体系，丰富发展了中西医学，有助于建立基于系统科学，汇通中西医学的统一医学体系，推动中西医学汇通。

3. 有助于健康医学模式落地，助力健康中国战略

本书完善了健康医学理论体系，开发了健康医学特色干预技术——心身整合，明确了健康医学模式的发展目标、历史使命和工作任务，提升国人健康意识、健康素养、自我保健能力和健康水平，降低慢性病发病率和死亡率，降低国家医疗卫生负担，推进疾病医学模式向健康医学模式转变，助力健康中国战略。

4. 有助于传统养生运动发展，助力体医融合战略

中国的传统养生运动，心身并重，在促进心身整体健康方面，无疑是运动中的精品。然而，在国人中能接触学习到的人，所占比例还是很少。为什么这么好的东西不能普及？这正是我们需要思考和解决的一个重大问题。心身整合尝试解决这个问题，其科学地阐释了传统养生运动的共性本质，有助于国人正确认识传统养生运动，并且总结传统运动的共性关键技术，将高深繁杂的传统养生运动系统化、科学化、标准化，化繁为简，使得普及成为可能，接了地气，人人可以快速学习并且从中受益，吸引更多人学习了解传统养生运动，对于解决时代问题，满足社会需求，具有重要的价值和意义。2016 年 8 月 19 日在全国卫生与健康大会①上习近平主席提出："推动全民健身与全民健康深度融合。"2016 年 10 月《"健康中国 2030"规划纲要》②出台，规划指出："加强体医融合和非医疗健康干预。"2017 年 2 月《中国防治慢性病中长期规划（2017—2025 年）》③出台，规划指出："促进体医融合，在有条件的机构开设运动指导门诊，提供运动健康服务。""体医融合"已成为国家战略，而心身整合是对传统养生运动进的系统整理，将其应用于医疗健康领域，是体医融合工作的创新成果，有助于体医融合战略的实施。

5. 有助于中国传统文化传承，助力文化复兴战略

2017 年 1 月，国家出台《关于实施中华优秀传统文化传承发展工程的意见》④，提出传统文化复兴战略。心身整合基于系统科学对国学经典进行了系统研究和整理，指出：觉知

① 把人民健康放在优先发展战略地位 全国卫生与健康大会在京召开 [J]. 中国报道，2016.09：10.
② 国务院. 中共中央 国务院印发《"健康中国 2030"规划纲要》. 国务院公报，2016.32：5-20.
③ 国务院. 国务院办公厅关于印发中国防治慢性病中长期规划（2017—2025 年）的通知（国办发 [2017]12 号）. 国务院公报，2017.7：17-24.
④ 国务院. 中共中央办公厅国务院办公厅印发《关于实施中华优秀传统文化传承发展工程的意见》人民日报 [N]，2017.01.26：006 版.

内省是传统文化提升个人道德素养的共性核心方法，并围绕心理健康与道德修养，构建了一套国学经典课程，有助于传统文化传承，助力文化复兴战略。

四、当前工作任务

既往工作进展已经在绪论部分做了介绍，研究工作、传播推广、商业探索是当前的三大核心任务。

1. 研究工作

健康医学与心身整合涉及多个学科和专业，我们的研究工作刚刚起步，本书也仅仅是一个概要介绍，相关领域都需要进一步深入研究和整理。重点方向包括：

（1）心身整合疾病康复应用研究

我们已经完成心身整合普及技术以及健康处方总体应用原则等研究整理工作，下一步需要面向高血压、糖尿病、心脏康复、肿瘤康复、颈肩腰腿痛、心理睡眠、脑血管疾病等各个专科研发专业康复技术和操作流程，为临床医生提供健康医学操作技术，推进健康医学融入临床环节，促进健康医学模式发展落地。这一方面要重点完成《心身整合心脏康复应用技术规范》《心身整合肿瘤康复应用技术规范》等一系列规范和专著。

（2）系统医学与健康医学研究

将系统科学应用于人体研究，可以构建系统医学、健康医学等新学科。目前系统医学、健康医学等已经有了一些初步成果，但尚未形成广泛共识。本书主要是对健康医学与健康力做了一个宏观介绍，很多细节尚待深入研究，因此进一步深入挖掘完成专门的《系统医学与健康医学》《系统医学与中西汇通》等著作，也是一个重要任务。

（3）传统养生运动深入挖掘整理

传统养生运动博大精深，是优秀的形体训练技术、心身放松技术、正念心理技术等，本书已经完成了传统养生运动共性本质的阐释，构建了共性训练技术以及健康处方应用方案，下一步需要在多个方面扩展深入，重点完成《中国传统养生运动健康处方原理与应用》《中国传统运动立体拉伸训练体系》《中国内家武学统一训练系统》等研究及专著。

（4）系统心理学理论与技术研究

心理学发展到今天，形成了各种流派和学说，各具特点，百家争鸣。如何整合心理百家学说，形成一个共性学科，构建起统一的心理学大厦呢？我们认为，系统科学能够而且必须担此重任。在本书心理健康训练部分我们对做了一个初步介绍，需要在此基础上扩展深入，完善构建系统心理学学科体系，重点完成《系统心理学理论与技术体系研究》《系统思维方法理论与实践》《正念心理学系统原理与应用》等研究及专著。

（5）国学经典系统整理与科学解读

国学经典是中华优秀传统文化的载体，挖掘整理服务当代，具有重要意义。本书已经介绍了基于系统思想与觉知方法，以心身健康和心身成长为目标，对国学经典进行合理选择和科学解读形成经典哲学的思路，并且展示了部分国学经典精选内容，下一步需要扩展深入，研究整理并撰写专门的《国学经典与心身健康》著作。

2. 传播推广

（1）社会传播

健康医学与心身整合，传播以"健康"为中心、健康靠自己的养生理念以及自我维护提升"健康力"的核心方法——心身整合，全面提升国人健康意识、健康能力和健康水平。健康医学与心身整合应该成为每个国人掌握的基本健康素养，应该通过各种可能途径大力推广传播，这也正是本书"心身整合教育工程"的奋斗目标。

（2）模式复制

如前所述，健康医学与心身整合面向大众的普及技术已经成熟，"健康医学海珠模式"也已经基本成型。应将"健康医学海珠模式"进行深化总结，进一步扩大影响，争取面向全国复制推广，取得社会广泛认同，使利益造福更大范围，也是当前一个重要的工作任务。

（3）专业推广

从疾病医学模式向健康医学模式转变，关键是医学专业工作者的转变。通过学术活动、继续教育、专项培训等措施，与同行交流协作，传播健康医学理念与技术，营造良好的健康医学学术氛围，吸引和影响一大批专家及骨干关注、从事、支持健康医学事业，群策群力，转变医学工作者的工作思维和工作方法，实现健康医学各个专业的创新突破，也是一个重要的工作任务。

3. 商业探索

健康医学与心身整合的传播推广，单纯依靠单位力量、科研基金、公益传播是远远不够的。健康医学任重道远，一方面需要更多人力、物力、财力的投入支持，另一方面健康医学专业服务如慢病管理、心脏康复、肿瘤康复等需要以有偿服务形式开展，这些均对商业模式探索提出了客观要求。健康医学商业模式的探索成功，有三个方面的重要意义：①商业模式成熟，实现项目盈利，说明健康医学技术服务体系的完善成熟，以及公众健康意识、消费意识的变化，能够切实服务社会，创造价值；②项目创造盈利，反过来为健康医学与心身整合的深入研究和传播推广提供了资金支持；③健康医学与心身整合的社会影响力将进一步扩大，形成示范模式，吸引更多同道投入这一领域、支持健康医学与心身整合的快速发展，推进健康医学模式落地。构想中的健康医学商业模式可能包括：健康医学特色健康管理中心、疗养院、康复医院、健身中心、养生会所、旅居康养基地、养老院等，将健康医学与心身整合渗透到医疗健康服务全程，全方位推进健康医学模式的发展落地。

五、发起呼吁倡议

健康医学与心身整合的事业，不是某个人、某一小部分人就能够完成的，需要更多人的支持和参与。我们呼吁更多人一起加入到健康医学与心身整合的队伍中来，在自己的位置上尽自己的一份力量，为实现中国健康梦而努力！

无论您是谁，只要您明白"健康靠自己"的健康医学理念，从自身做起，建立良好的生活方式，维护自身心身健康，您就已经是在为健康医学做贡献，为家庭、为社会、为国家做贡献。您的健康行为将降低自身疾病的发病风险，提升您及家庭的幸福程度，减少国家医疗卫生负担，同时您的良好健康行为将成为身边人的榜样，潜移默化地影响他人，营造良好的健康生活方式氛围，利益自己、利益他人、利益社会。

当然，您还可以进一步把您对本书、对健康力、健康医学、心身整合等的感悟在工作生活中分享给别人，让更多人能够接触和学习健康医学与心身整合，从中受益。更进一步，您还可以把健康医学与心身整合的事业当成一种人生使命，就像我们很多群众志愿骨干们一样，在学习传播中自利、利他，活出自己生命的价值和风采。尤其如果您已经退休，健康医学事业提升个人健康，利益他人，造福社会，绝对可以成为您退休生活的重要内容之一。

如果您是一个医学、心理学、体育学、国学等专业工作者，您可以考虑如何结合自身专业研究和落实健康医学，做出自己的创新。我们期待更多专业同道关注、研究、支持这一领域，共同研发健康医学技术，开发健康医学服务，营造健康医学氛围，推进健康医学落地。

如果您是一个政府领导、单位领导或企业领袖，拥有一定能力和资源，可以考虑在自身工作范围内，引入健康医学与心身整合，开展健康医学文化建设，打造健康医学特色社区、健康医学特色单位、健康医学特色企业，造福一方。

如果您是一个媒体工作者，或者拥有自己的自媒体，您也可以考虑为传播健康医学与心身整合贡献自己的一份力量，把健康医学理念和心身整合技术传播出去，让更多人知道，让更多人受益。

总之，无论您是谁，如果您有所触动和认识，您一定可以通过某种方式，从自己做起，为推进健康医学与心身整合事业的发展，为健康中国的建设，贡献自己的一份力量。我们一直坚信，帮助别人就是帮助自己，改变世界从改变自己入手，星星之火，可以燎原，我们虽然人单力孤、微不足道，但只要我们每个人从自己的转变入手，集腋成裘、众志成城，我们相信，健康医学的春天终将会到来！让我们一起努力！

致谢

从本书诞生到得以出版，非一人之力所能及，有赖于多方关爱支持，在此表示感谢。

感谢我的小学老师马日忠先生，是他教会我如何思考和解决问题，奠定了我一生思维的基础，让我终生受益。

感谢赵常亮、张煦旸、郭健等老师以及王奇导师的教导，是他们点燃了我探求生命奥秘的梦想，促使我开始思索和构建心身整合。

感谢师父荣华丰，带我登堂入室，得窥传统武学宝藏，推动心身整合体系不断走向成熟。

感谢广东省中医院的欧爱华老师，是她在我前路茫茫之际，鼓励我坚守梦想，督促我撰写论文，让我终生难忘。

感谢中医专家姬长锁老师，其中西汇通、医术精湛，常向其请益学习，受益匪浅。

感谢田军章、吉琳、赵一俏、黎程、贺京军、张晓莉、杨哲、陈睿、曾润贤、张玲、高龙、朱健、王晓庆、张胜明、徐炳珍、宁会芳等领导同事的关怀帮助，心身整合才得以在省二医平台落地生根，不断发展。

感谢俞梦孙院士，您的健康医学思想，开拓了我的视野，带我走向新的学术天地。

感谢耿庆山教授，谢谢您多次带我参加国家以及省级学术会议，帮助我推进心身整合学术传播。

感谢海珠区疾控中心甘标、郭钜旋、潘捷云、张弛、黄佩贞、肖青等的支持，使心身整合得以在社区不断发展壮大。

感谢社区心身整合的志愿者们，是你们的坚持和付出，让心身整合得以广泛传播、生生不息。

感谢中国中医药出版社，认同本书主题和内容，使本书得以顺利出版。

感谢我的父母、弟弟、妻子等家人，谢谢你们对我的理解以及所做的牺牲。

感谢李洪亮叔叔、萧百佑先生等多年来对我工作生活上的指导和帮助。

最后尤其要特别感谢同创科鑫智库的陈同柱、吴乐山、王松俊等老一辈专家，他们学识渊博、治学严谨、心系国家、关爱后辈，几年来全程指导，把健康医学与心身整合当作自己的事情在推进，令人感动。

还有很多默默的支持者，在此不一一列举，一并表示感谢，感恩你们！

吴会东

2018年7月